国立感染研は安全か

バイオハザード裁判の予見するもの

国立感染症研究所の安全性を考える会　編著

緑風出版

国立感染症研究所周辺

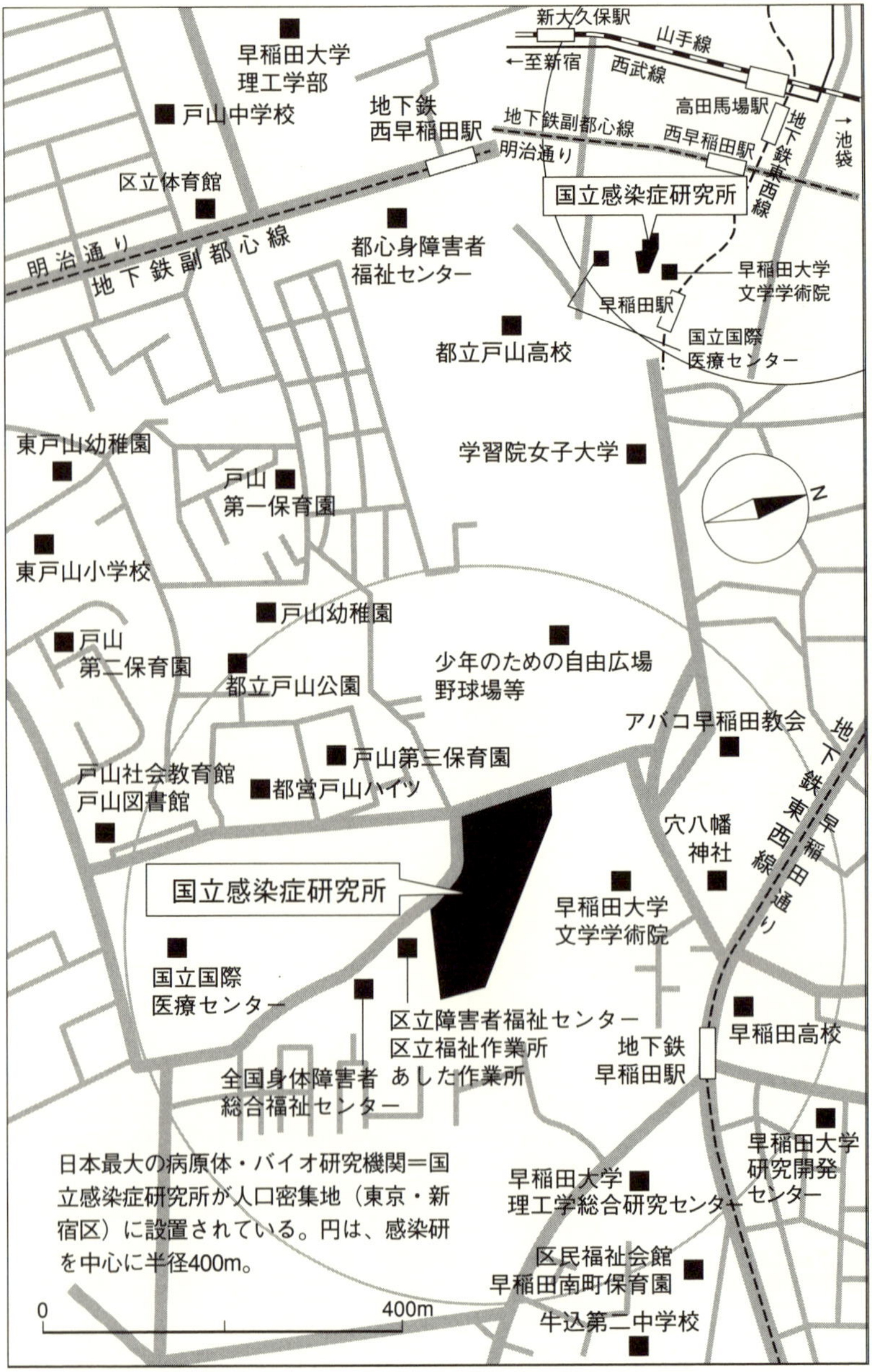
新大久保駅
山手線
←至新宿
西武線
高田馬場駅
地下鉄東西線
→池袋
地下鉄副都心線
西早稲田駅
明治通り
地下鉄
西早稲田駅
国立感染症研究所
早稲田大学
理工学部
戸山中学校
区立体育館
明治通り
地下鉄副都心線
都心身障害者
福祉センター
早稲田大学
文学学術院
早稲田駅
国立国際
医療センター
都立戸山高校
東戸山幼稚園
学習院女子大学
戸山
第一保育園
N
東戸山小学校
戸山幼稚園
戸山
第二保育園
都立戸山公園
少年のための自由広場
野球場等
アバコ早稲田教会
戸山第三保育園
地下鉄東西線
早稲田通り
戸山社会教育館
戸山図書館
都営戸山ハイツ
穴八幡
神社
国立感染症研究所
早稲田大学
文学学術院
国立国際
医療センター
区立障害者福祉センター
区立福祉作業所
あした作業所
早稲田高校
地下鉄
早稲田駅
全国身体障害者
総合福祉センター
早稲田大学
研究開発
センター
早稲田大学
理工学総合研究センター
区民福祉会館
早稲田南町保育園
牛込第二中学校
0
400m

日本最大の病原体・バイオ研究機関＝国立感染症研究所が人口密集地（東京・新宿区）に設置されている。円は、感染研を中心に半径400m。

目次

国立感染研は安全か――バイオハザード裁判の予見するもの

はじめに

国立感染症研究所の安全性を問うた、わたしたちの闘いは終わったわけではありません。

わたしたちの裁判闘争は、一六年に及ぶ長いものでした。そしてわたしたちの主張は退けられました。

しかし、それにもかかわらず闘いは続行され、追撃の手をやすめはしないでしょう。

なぜでしょうか。それは地上の法廷を超えて、世界史の法廷、真理の法廷に立つことを期待しているからです。

病原体を「物理的封じ込め」という安全キャビネットに閉じ込め、実験をしているから、安全は疑う余地もないし、「安全でない」という主張は杞憂(きゆう)ではないか、と言う人々もいます。なんという無知か、傲慢か、と思わざるを得ません。人間が作った安全の枠がいかに脆弱なものなのか、人が知らないはずはないからです。

この大自然のメカニズムがどれだけ解明されていると考えているのでしょうか。

科学万能の思考がどれだけむなしいものか、多くの人は知っているはずです。

地震のメカニズムにしてもどれだけ分かっているというのでしょうか。安全と思っていた断層が突然亀裂を生じ、地上に建てた建築物を粉砕していくのを多くの人は知っています。偽りの預言者は、「安全だ、安全だ」と叫びます、しかし真の預言者はたとえ憎まれても、嫌がられても、真実を語るのです。人が言うような安全はどこにもないのです。だからこそ、文教地区、住宅地区、病院・障害者施設地区の人口密集地に建てた病原体の研究施設の立地がいかに不適切であるかを訴えるのです。

宇宙ロケットの打ち上げ基地をどこにするのか、おそらく人口密集地を誰も選定はしないでしょう。過疎の島や人里離れた場所を考えるのでありましょう。原子力発電所を建設するにしても、それなりの立地を考えるでしょう。なのに、国立感染症研究所の立地は十分に考えて決定したものとは思われません。この病原体の研究所の立地条件は、最悪だからです。

テロに対する防衛、感染事故に対する防衛、この両面からみても十分な対応があるとは決して思われません。わたしたちの主張は、この高裁の審理の際に主張した陳述記録を見ても明らかです。裁判所は、この案件を「科学裁判」と位置づけていながら、科学裁判らしからぬ科学的根拠を欠いた判決をいたしました。この時代、危険はますます増えていきます。人間を取り巻く地球環境が複雑化し、原因と結果を明確に予測することすら困難となっています。顕在化しないうちにいかに予防の手を打つのか。これが「予防原則」と呼ぶものです。

すべての人に「安心」を与えることは科学の範疇ではないかもしれません。しかし、「安全」は環境に対する物理的な措置であり、科学的対処の問題でありましょう。ゆえに、できることはしなければならないわけです。感染症研究所と、同じ下水管を使用している住民にとって、いつ滅菌されていない病原体が流れてくるか不安であることは言うまでもありません。安全というなら、それを実証しなければならないからです。しかもすべての汚水を滅菌しているわけではありません。よほどの危険な病原体を扱った場合だけです。施設から排出する空気にしても安全ではありません。真実、安全ならば、内部に還流してもいいはずです。さらに、事前の疫学調査、近隣に住む人々、勤務する人々で疾患した人々の病因調査をしているのか、といえば皆無といえます。当然、保障などありません。

したがって、未来の予測が不透明である限り、安全サイドに立って物事は考えるというのが大事なのです。人権には最大限配慮し、人間と環境への危害を避けることを目的に、わたしたちはバイオハザード（生物災害）からの回避を志向していく住民サイドの理念を構築していきたいと思います。

いまや全国津々浦々に病原体や遺伝子組み換えの実験施設が建設され、あるいは計画されています。この危険性を予見し、住民サイドの視点に立って闘った、わたしたちの高裁以降の裁判の記録を提供します（これまでの経緯については、芝田進午編『バイオ裁判―バイオ時代の人権と予研裁判―』（晩聲社、一九九三年）、および予研＝感染研裁判原告の会、予研＝感染研裁判弁護団編『バイオハザード裁判―予研＝感染研実験差し止めの法理―』（緑風出版、二〇〇一年）を参照下さい）。安全、安心の街づくりに、何らかの参考となれば幸いです。

なお、本書の表記にある現在の国立感染症研究所は一九八九年移転以前、国立予防衛生研究所と称していました。私たちの裁判は旧国立予防衛生研究所時代に提起されました。私たちは当時この裁判を「予研裁判」という略称で呼び、早稲田大学の裁判支援団体も「予研裁判を支援する会」、私たち「国立感染症研究所の安全性を考える会」の旧称も感染症研究所の移転に伴い「予研＝感染研裁判の会」となりました。この関係で本書での表記も年代によりばらつきが生まれています。「予研」「予防衛生研究所」「国立感染症研究所」「感染研」等はすべて現「国立感染症研究所」及びその旧称「国立予防衛生研究所」を指すものであることをあらかじめご了承願いたく思います。

二〇一〇年二月

国立感染症研究所の安全性を考える会
会長　鈴木　武仁

第一章　バイオハザード裁判とは？

一　国立感染症研究所とは何か？

一　国立感染症研究所とは何か？

最近ニュースなどで、はしかや新型インフルエンザなどの感染症が話題にのぼるとき、きまってマスコミに登場するのが国立感染症研究所の感染症情報センターのコメントです。ですからその名前だけは聞いた方が少なくないと思います。しかしこの国立感染症研究所はいったい何をどのように研究している施設でどこにあるのでしょうか？

国立感染症研究所のホームページを開いてみましょう。ホームページの「国立感染症研究所　概要」にはⅠ沿革、Ⅱ業務の概要、Ⅲ施設について記されています。

沿革については一九四七年に東京大学附属伝染病研究所の庁舎内に国立感染症研究所が設立されたこと、当初三部庶務課で開始されたが一九五〇年代に厚生省組織規定により、その組織が一二研究部に拡大されたこと、一九五五年に品川区上大崎の旧海軍大学校跡地に移転したことが記されています。この国立感染症研究所は、現在の新宿区戸山地区に移転した当初まで国立予防衛生研究所という名称でした。

さて現在の新宿区戸山地区に移転してきた経緯については、次のように記されています。

「国立予防衛生研究所のあり方に対する答申（一九八四）等に基づき、研究部門と品質管理部門（ワクチン、血液製剤）の分離等を考慮の上、組織の全面的見直しが行われ、一九九二年には品川庁舎から現在の新宿区戸山（戸山研究庁舎）に移転した」

ここには、立地条件などは全く考慮されないまま、新宿区戸山地区が、新しい庁舎の場所として選ばれたらしいことが窺えますが、これは驚くべきことと言わねばなりません。というのも感染研のホームページ自らが明らかにしているように、感染研の業務内容として危険度の高い病原体を用いた実験・研究が日常的に行われているからです。

感染研のホームページは自らの業務を次の四つに分類しています。

一　感染症に関わる基礎・応用研究
二　感染症のレファレンス業務
三　感染症のサーベイランス業務と感染症情報の収集・解析・提供
四　国家検定・検査業務と生物学的製剤、抗生物質等の品質管理に関する研究
五　国際協力関係業務
六　研修業務

これらの業務のうちで我々が関心を抱かざるを得ないのは一の研究業務です。たとえば感染研の組織はホームページによれば二四の部局に分かれていますが、その中の「ウイルス第一部」では、「エボラ出血熱、マールブルグ病、ラッサ熱、クリミアコンゴ出血熱等のウイルス性出血熱の実験室診断法の開発及びウイルス学的研究」が行われています。ホームページには記されていませんが、これらの感染症がきわめて危険度の高いものであること、こうした研究が、感染症の病原体を直接扱って行われていることを考えると、我々は現在の感染症研究所の立地条件を問題にせざるをえないのです。

二　国立感染症研究所がどこにあるか御存知ですか？

ではこのような業務を行っている国立感染症研究所がどこにあるか、みなさんは具体的に御存知ですか？　感染症研

究所のホームページには次のようなアクセス・マップが掲載されています。

これを見ると研究所の最寄り駅は東京メトロの「早稲田」駅と都営地下鉄大江戸線「若松河田」であり、早稲田大学文学学術院、休日も開館している早稲田大学学生会館、障害者福祉センター、身障者総合福祉センターや早稲田中学・高校、戸山公園、学習院女子大などがすぐ近くにあることがわかりますが、実際にはその他の研究所を取り巻く周辺地域の大部分は住宅密集地なのです。

このような危険度の高い研究業務を行っている研究施設が、住宅密集地・文教地区、身障者が集まる地区のど真ん中にあるという例は、外国において皆無です。このような立地条件を全く無視した場所にこの国立感染症研究所が立っていることを周辺の住民以外は殆ど誰も知らないのが現状です。

三　ではなぜ国立感染症研究所がこんなところに立っているのでしょうか?

実は国立感染症研究所はこの場所に立ったというより別の場所からわざわざ移転してきたのです。ホームページには一九九二年にこの場所に移転してきた、という事実しか記されていませんが、その際に周辺住民と早稲田大学教職員の強い異議申し立てがありました。早稲田大学文学部は教授会決議まで出して、有無を言わさぬ移転に反対しました。このような近隣住民、大学教職員の意思が無視されたために、一九八九年に実験差し止めを求める裁判が東京地裁に起こされ、最終的に施設の実験差し止め・再移転要求に対する最高裁の判断をめざしました。その結果二〇〇五年に上告は棄却されましたが、高裁判決においては感染研は安全遵守を厳しく言い渡されています。

移転請求が却下された原因には、予想される危険の事前の防止を認める判例が過去にないこと、このような施設の立地についていまだ法的規制がなされていないことなどがあげられますが、感染研が事故を起こした場合の被害の甚大さについては、高裁も認めたのです。

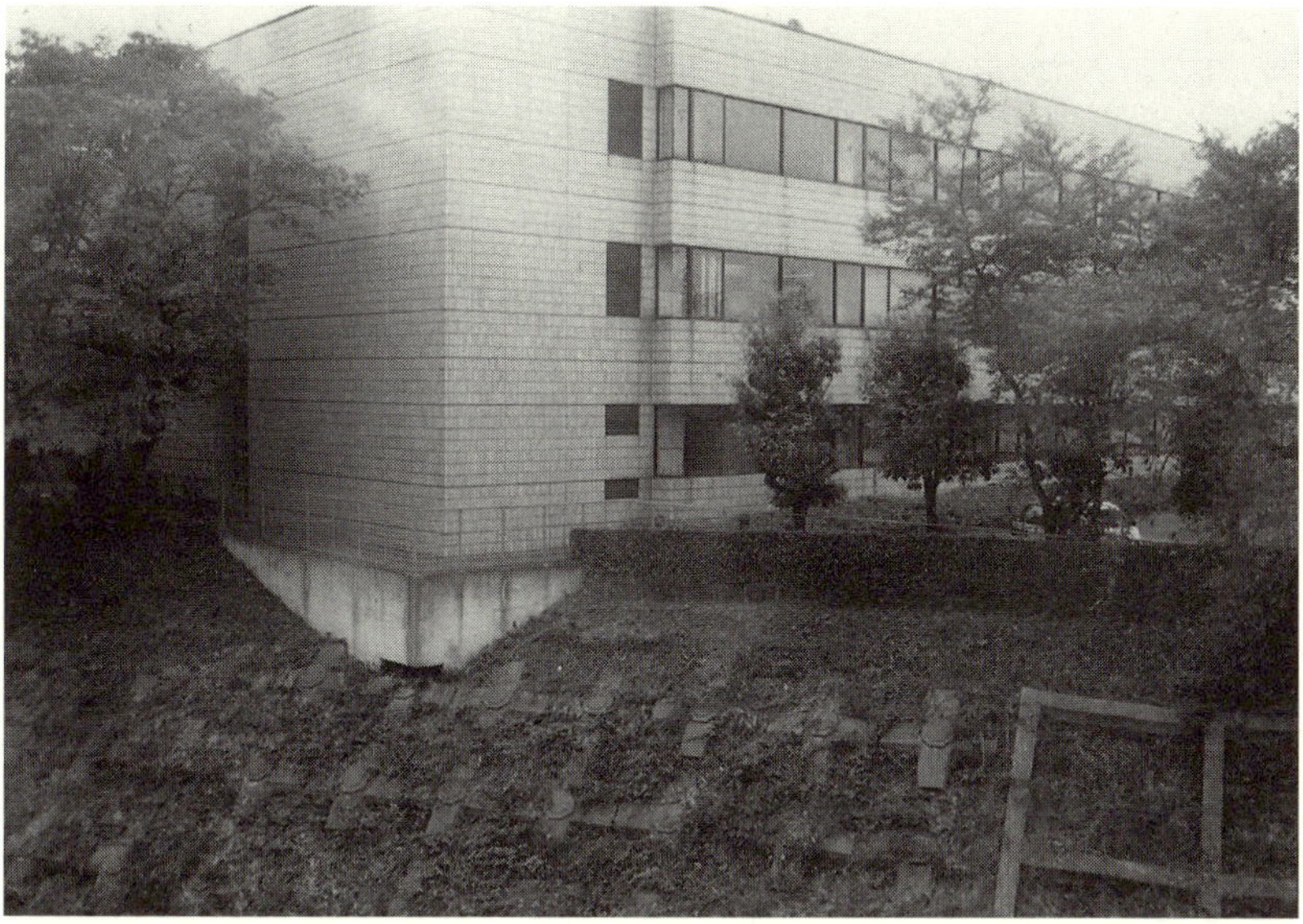

早大キャンパスとの境界に張り出すように建つ国立感染症研究所（大倉義胤撮影）

四　国立感染症研究所が語らないこと

感染症研究所について まず知るためには既にご紹介したようにそのホームページが拠りどころとなりますが、実はそこに語られていないことが沢山あります。ホームページで沿革について見ると、現在の戸山庁舎にはそれ以前の品川庁舎から一九九二年に移転したことが記されていますが、この移転の際に放射性物質等の危険物を多数、旧庁舎に放置したまま、ずさんな移転を行ったことが当時大きな問題となり、テレビ等でも取り上げられました。このことはホームページでは全く触れられていません。

そして放射性物質は、移転後の感染症研究所においても取り扱われており、それが所定の場所に置かれていなかったために、処分を受けていますが、このこともホームページでは語られていません。

また研究所の排気が高性能のフィルターを通してとはいえ、常時、研究棟外の隣接住宅地、早稲田大学文学部との境界地域に排出されていること、耐震強度を確認していないこと、菌をどのようにどれだけ保有・保管しているか、といったことがらです。昨今バイオテロの危険性が増大しているといっていい情況ですが、そのような現代だからこそ、このような研究所が必要である、というのは頷けるにしても、その立地条件が全く考慮されていないのは許されることなのでしょうか。感染研は周辺住民からの度重なる要請にもかかわらず全く環境影響調査を行っていないのです。

感染研の庁舎は阪神淡路大震災以前に建てられていますが、一九九六年に定められた新しい建設省耐震基準を満たす耐震強度があるかの確認を行っていません。このような状態にある研究所がそこで研究業務に携わる職員にとっても安全な環境と言えるのでしょうか。これらの懸念について上記裁判は一六年の長きにわたって争われたのですが、もちろんそのことについて感染研のホームページは何も語っていません。

五　もし大地震により現在の感染研が今の場所で事故を起こしたらどうなるでしょうか？

感染研のホームページが語らないことに、過去の人為的ミスの存在があります。これは情報開示請求によってはじめて明らかになったことですが、一九九五年から一九九九年までに感染研では六件の実験室内感染事故が起きています。戸山庁舎に限って言うと一九九九年に原因不明の死亡患者の臨床材料からウイルスを分離する最中、注射針による針刺し事故が発生しました。また、同一九九九年にインフルエンザウイルスに対するモノクローナル抗体を作成するため、マウスの尾の静脈に注射しようとした際、マウスが急に動いたため、ウイルス液が針から噴出し、実験者の右の裸眼に入る事故が発生しました。さらに二〇〇〇年には、マウスにペスト菌を投与した注射針を誤って指に刺す事故がありました。

これらの事故はいずれも初歩的なミスによる事故であり、たとえ実験室内感染事故であったとしても看過できることではありません。初歩的なミスが大事故に繋がることは過去の多くの事例が示しています。

関東において大震災の危険が確実に高まっているなか、大地震が起きて建物が破損し、フィルターが破損したり、外

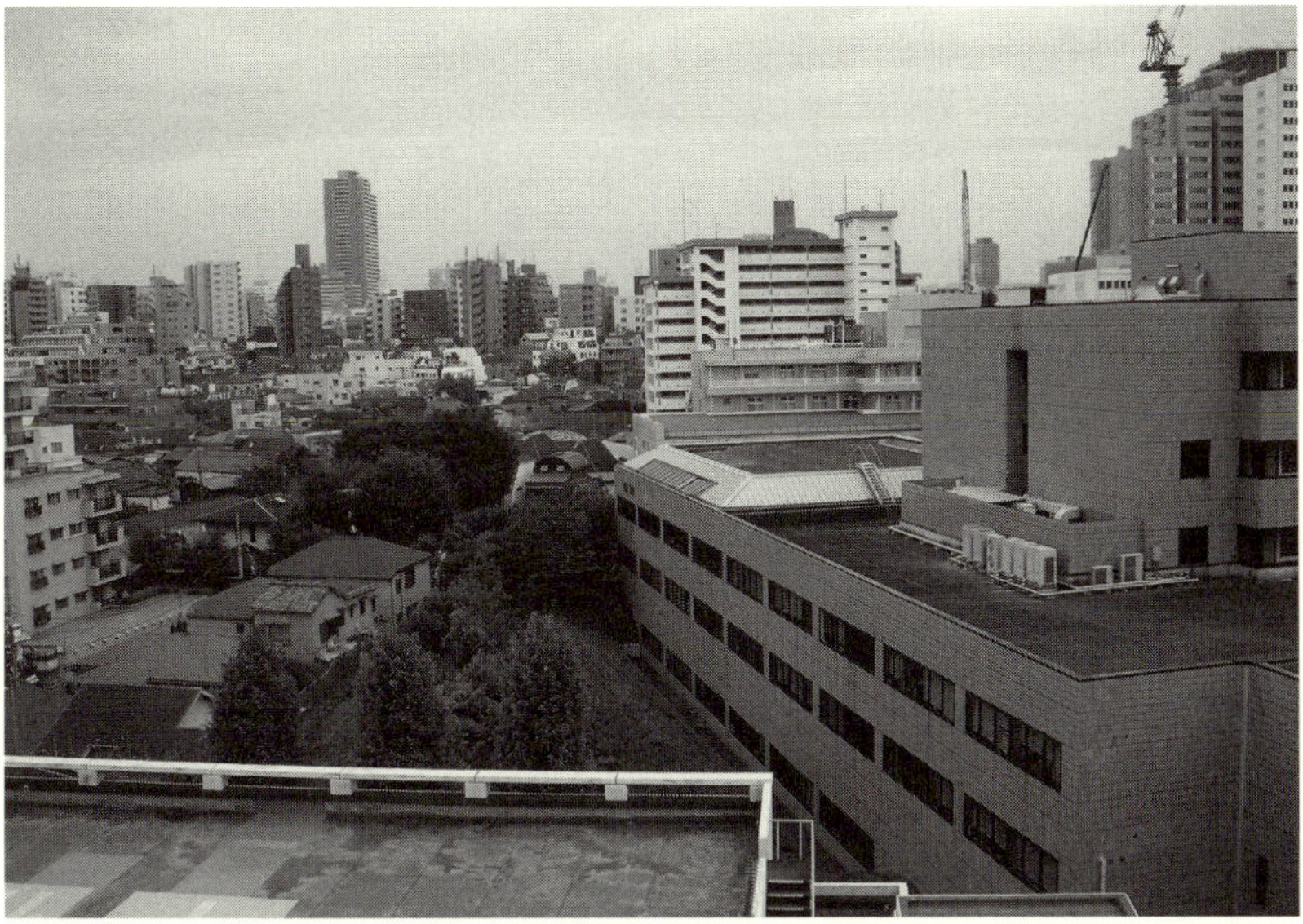

民家に突っ込むような形で建つ国立感染症研究所。すぐ隣りには新宿区立障害者福祉センター、同福祉作業所、国立国際医療センターが軒を連ねる。さらに同看護士寮をはさんで都営戸山ハイツ大団地が広がる（早大側から大倉義胤撮影）。

れたりして病原微生物や有毒物質が外に漏出したらどうなるでしょう。配水管が破損して実験後の排水が漏水したらどうなるでしょう。破壊された建物から感染実験動物や感染昆虫が逃走したらどうなるでしょう。混乱に乗じて病原微生物や有害物質が盗まれたらどうなるでしょう。阪神淡路大震災以前に立てられた現在の研究所の建物はこの地震を契機に改定された耐震基準を満たしていない可能性があります。

最近の新潟県中越沖事件の際の柏崎原発の例を思い出してみましょう。「想定以上のゆれだった」と原発当局者は語っていましたが、感染研においても同じ事態が起こることはおおいに予想されます。病原体は放射能と違い、ガイガーカウンターなどの計器ですぐに感知することができず、目にも見えません。知らないうちに感染が広がり、拡散していく可能性があります。その取り返しのつかない被害は原発の被害をはるかに上回るものとなることが想像できます。

また、もし感染研で火災が起きても燃えるにまかせるしかない、と言われています。柏崎原発の火災のように消火活動はできないのです。火災と共に病原体も

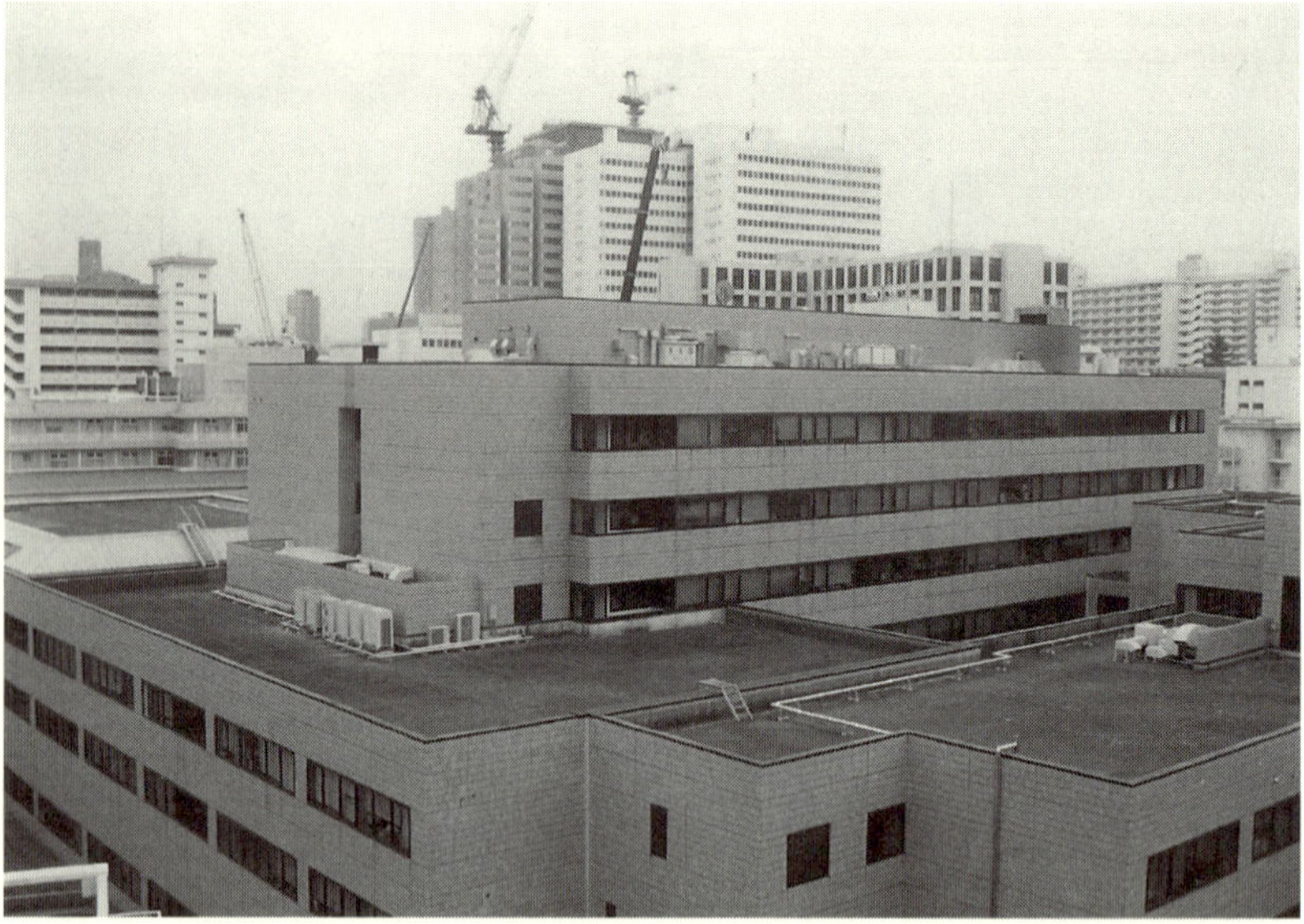

国際医療センター、同看護士寮、都営戸山ハイツ団地、新宿区障害者福祉センター、民家、早大校舎が至近距離で隣接する。通勤には便利だ（大倉義胤撮影）。

漏出にまかされるのでしょうか。新潟県中越沖地震は休日に起きましたが、夜間・休日に同じような地震が起きたときを想定した職員の実地訓練は行われているのでしょうか？　そのためのマニュアルは徹底しているのでしょうか。実際に過去に起きた実験室内感染事故の事例はそれを疑わせます。火災が発生した場合を想定した緊急対応マニュアルを是非示してもらいたいものです。

感染研に隣接した戸山公園は大規模災害の際の広域避難場所として新宿区が指定している場所です。しかし病原体が直接流出する可能性のある場所です。過去の事例を見てみますと旧ソ連邦時代のモスクワやスヴェルドロフスク市では細菌漏出事故によって死者まで出しています（一六三ページ参照）。周辺住宅地・文教地区と密接に関わっている感染研の安全を守ることは、区の安全を、東京都の安全を、さらには日本の安全を守ることでもあります。国立感染症研究所が以前の国立予防衛生研究所の名称を国立感染症研究所に改めたのは「予防」が不要と考えたからではないでしょうが、実際に「予防原則」を無視した立地条件で、業務を続けていることは事実です。

六　大地震が起きてもこのような都市災害をおこさないために何が必要か

起こってしまってからでは遅いのです。私たち一人一人が自分自身のこととして考え、関心を持ち続け、情報を共有することが大事です。バイオセーフティーの見地から、どのような病原体、危険物質等が保有されているかを私たちが把握し、耐震対策について情報を開示させることが必要です。事故が起きないことを前提に考えるのではなく、もし事故が起きたらどうなるかを前提に考えるべきだからです。これは感染研だけの問題ではなく、新宿区、東京都といった地域全体、さらには日本全体の問題なのです。

（伊東一郎）

二　環境を守るために市民はどう立ち上がったか

国立感染症研究所と影の戦中史

まず『日本の黒い霧』とも言える、日本の戦前戦後の歴史の闇、国立感染研の前身である国立予防衛生研究所誕生のいきさつを記しておきましょう。現在感染研が建っている東京都新宿区戸山一丁目二三号には、戦前、陸軍軍医学校がありました。その防疫部こそ、後に七三一部隊として知られることになる細菌戦部隊でした。もっとも、現在地は天皇や満州国皇帝も訪れたことのある展示場があったところで、実験室は現在の野球場があるところにありました。ここは江戸時代、尾張藩の下屋敷があったところでその排水は神田川に流されていました。

昭和初年の神田川は清流でした。当時早稲田辺りには染物工場があり、この清流を利用して、友禅染をしていました。工場の物干しの染物が風になびく風情は、この辺りの風物詩ともなっていたものです。

その下流の芭蕉庵の辺りには堰があって、夏場には、子供たちが水遊びをしていました。そんなある時期、その子供たちの間に伝染病が発生したことが報ぜられています。当時は、衛生状況が悪かったため、またいつもの通りとばかり、特別の話題にはなりませんでした。

しかし、陸軍軍医学校防疫部では、この報道を衝撃をもって受け止めたようです。その一人、石井四郎は、一九三二年一月に「石井式細菌培養缶」を開発しています。細菌戦の研究を行っていたのでした。その過程で、排水が神田川に流れ込んだ可能性が考えられたからです。

もちろんこの研究は極秘であり、子供たちの発病との関係を疑う声などは聞かれるはずもありませんでしたが、当事者にとっては、一大事です。彼らがハルビン市郊外に細菌兵器防衛研究所を設立したのは、同年八月のことです。戸山地区では、実験を続行することができないと考えたのでしょう。この部隊は、当時、東郷部隊という暗号名で呼ばれていました。東郷は石井のペンネームです。

この七三一部隊が歴史の表面に登場するのは、日本の敗戦後のことです。日本は、米英に戦いを宣し、広島、長崎の原爆投下を契機として無条件降伏を受諾しました。原爆投下が日本を敗戦に追い込み、米軍一〇〇万の生命を救ったという説がありますが、これは明らかに詭弁です。ドイツは五月八日に無条件降伏し、三ヶ月後の八月八日以前に、ソ連が対日参戦することが決まっていました。事実、ソ連は約束通り、八月八日に参戦しています。

連合軍最高司令官であったマッカーサー元帥は、「このような核兵器が開発されていることは、広島攻撃直前まで、知らされていなかった」「私は原子爆弾の使用について相談を受けなかった。若し相談を受けていたら、それは不要である。日本は既に降伏の準備をしている、との見解を表明していたであろう」「ソ連の参戦は必要でなかった」とのべています。マッカーサーの幕僚であったフェラーズ准将は、「天皇が降伏を決意して終戦を図ろうとしたのは四五年二月から」と書いています（『リーダーズダイジェスト』四七年九月号）。これは、近衛文麿が二月一四日に「敗戦は必至」と上奏したことが、アメリカに筒抜けになっていたことを意味していると思います（意図的に、アメリカ側に流した可能性も否定できません）。

この項の筆者武藤徹は、一九四四（昭和一九）年の暮れ、何人かの大学生と話し合ったとき、動員先の工場では、繊維とかジュラルミンを戦後に備えて隠匿を始めているという話を聞きました。

武藤は四五年の新年を親元の大阪市で迎え、東海道本線で帰京する道すがら、佐々木と名乗る航空兵と親しく話をしました。彼は、B29の上から急降下して攻撃し、主翼と尾翼の間をすり抜けて急上昇し、また攻撃するのだと話しました。そのとき、良質のジュラルミンが隠匿され、粗悪なものが用いられているらしく、翼が折損する事故が多発している、と話しました。武藤は，話があまりにも符合するので驚きましたが、明日をも知れぬ佐々木に、自分の聞いた話を伝える気にはなりませんでした。

日本の敗戦は時間の問題と分かっていながら、なぜ原爆が投下されたのでしょうか。一つの可能性は、ソ連参戦までに、アメリカの主導で日本を降伏させたという実績を示したかったということでしょう。しかし、それでは、ソ連参戦後の八月九日に長崎に原爆を投下した理由を説明することができません。事実は、新たに開発された二種類の新兵器ウラニューム型原子爆弾とプルトニウム型原子爆弾の人体への影響を実験によって確かめるところに目的があったと考えるのが、当を得ていると思われます。

それを裏付けるように、「マンハッタン（原爆開発）計画」関係者は、いちはやく調査団を派遣し、日本側からも九〇名の医師が参加して、「日米合同調査団」が結成されています。この中には、後に知の巨人として知られる加藤周一もいました。調査は一九四五年九月八日から行われています。マッカーサーが厚木に降り立ったのは八月三〇日のことですから、いかに素早かったかがわかります。

この調査団の報告を受けたトルーマン大統領は、四六年一一月にアメリカ学士院・学術会議に対し傷害調査を指示し、四七年三月にＡＢＣＣ（原爆傷害調査委員会）が設立されました。この調査には、どうしても日本側の協力が欠かせません。わが国には、北里柴三郎が始め、後に東京帝国大学に付置されることとなった伝染病研究所（伝研）が存在していました。ＡＢＣＣは、伝研に協力を要請しましたが、拒否されています。「調査が強権的である」「調査だけで治療をしない」などの批判があったことも事実です。そこで、占領軍が目をつけたのは、七三一部隊の残党です。彼らは戦争犯罪で裁判に掛けられるのではないかと恐れていました。責任者の石井は、自分たちの研究成果をアメリカに提供することで、戦争犯罪を免れようとしていました。そこで、占領軍は、これら残党と、協力を承諾した伝研の所員とで、厚生省予防衛生研究所（予研）を設立したのでした。一九四七年五月二一日、米軍命令で設立されました。第二代予研所長は、予研設立から一三日後に、ＡＢＣＣから協力の依頼があったと記していますが、両者が密接な関係にあったことを物語っています。因みに七三一部隊の小林六造（初代）を始め、柳沢謙（第五代）、福見秀雄（第六代）、一六四四部隊の小島三郎（第二代）、村田良介（第七代）、宍戸亮（第八代）など歴代予研の所長に就任した人たちは、戦前から防疫研究に従事していた軍事関連研究者です。

ＡＢＣＣの後身である「放射線影響研究所」の労組執行委員長である森原ゆう子は、当時の研究者が「原爆で何が起こったのか、風呂敷をかぶせたような状態のままで終わらせてはいけない。日本人自身が、みずからの身の上に起きたことを知るべきだ。その一心で研究を続けた」と述べたことを、紹介しています。これは「放射線影響研究所」の所員の話ですが、予研の所員にも、同じ思いで苦労の多い仕事を引き受けた研究者がいたことを、見落としてはならないと思います。予研とＡＢＣＣとの協力関係は、七五年三月まで、続きます。芝田進午は、予研が八〇年代まで米軍四〇六部隊（細菌戦部隊）と協力していたと指摘しています（『バイオハザード裁判』（緑風出版））。

まさに国立感染症研究所は明らかにされない日本の影の戦後史を背負った研究所なのです。

それは一通の手紙から始まった

予研は当初、伝染病研究所庁舎内に置かれていましたが、五五年に旧海軍大学校跡（品川区上大崎）に移転しました。一九六七年九月の閣議決定で、国立研究所、国立大学などをつくば学園都市に移転させることが決まりましたが、七一年に厚生省は予研の移転を覆しています。労働組合の強い反対があったためといいます。しかし、予研では庁舎が老朽化したこともあり、七九年六月に新庁舎建設検討委員会を発足させ、複数の候補地について検討したようです、ところが、七九年一〇月になって、厚生省は、戸山地区にあった手持ちの国立障害者リハビリセンター跡地を確保しようと、ここに予研を移転させる計画を提起しています。いわば、頭越しに決められた格好です。皮肉なことに、この場所こそ、その前身であった陸軍軍医学校防疫部の所在地であったのです。

八〇年八月には、全厚生職員労働組合予研支部（当時）の移転対策委員会が所長に公開質問状を提出しています。少し後になりますが、組合の機関紙にも、主任研究官山本紀一の意見が掲載されました。「私自身は今回の戸山案には全く反対している。得体の知れない病原体を扱う研究所が住宅地に建つことにたいし後になってトラブルが出ないか」と心配を表明しています（八四年一二月二四日号）。にもかかわらず、八一年一二月には、部長会において戸山への移転が了承されています。

八三年には、地域住民が、跡地を管理する関東財務局に同跡地利用で要請を行っていますが、予研の移転計画が既に決まっていたことは、住民には知らされませんでした。移転計画が住民に知らされるのは、それから三年後の八六年七月のことです。前年には、基本計画が決定され、発注されていました。

第一回の建設説明会は、翌八月に開かれますが、業務内容の説明はありませんでした。九月の第二回の説明会では住民が日照権などで設計変更を求めましたが、一〇月には整地工事が強行されました。そこで、住民たちは一一月に、

「戸山町民の会」（代表芝田進午、二四世帯）を結成し、設計変更を求めていくことにしました。

ところが一二月末になって、芝田宅に、「移転後は、P3と言う実験室で、非常に危険な実験を行う」という内部告発の文書が届きました（『毎日新聞』八七年一月九日）。驚いた住民たちは、八七年一月に移転反対の方針を確認し、「予研新宿移転問題協議会」を結成しました。

早稲田大学の教員組合、職員組合も、同一月三〇日、連名で、予研の事業が公衆衛生の発展に不可欠であると認めつつ、この度の「移転計画」が関係住民の充分な理解を得るには甚だ不十分な内容と手続きの下に進められていることに憂慮と危惧を抱くと述べ、理に欠ける建設強行を許さぬ決意を表明しています。

公開質問状

予研新宿移転問題協議会は、数次に亘り、公開質問状を送っています。第一回は、一九八七年二月九日です。その内容は、次の通りです。

第一は、感染の危険性です。予研では、一九四七年から一九七二年までの間に、八〇件の実験室感染事故が発生したとしています。その具体的状況を公開するように求めています。さらに、七二年以後の資料の公開も求めています。関連して、周辺住民への疫学調査を実施しているかどうかを、質問しています。

第二に、P3施設の安全性について、質問しています。高性能フィルターの規格（±はプラス・マイナス誤差範囲）は、粒径〇・三±〇・〇三マイクロメートルのエーロゾル（四五頁注参照）を九九・九七％以上捕捉するとなっていますが、それは規格であって、現物がそうなっている保障はありません。規格外品も見られるという専門家の証言も、引用しています。

第三は、人為ミスの問題です。米国の統計でも、実験室内事故で原因の分かっているものは二〇％とされています。

この公開質問状への回答は、三月六日に、学友会から寄せられました。学友会は研究者の自主的な団体で、研究の円滑な推進と研究者の社会的責任の達成に寄与することを目的とし、当事者的権限を持たないと断っています。第一の質問には、施設の貧弱な時代に事故が多発したが、現在は改善されている、というものでした。八〇件の事故の具体的内容は、示されませんでした。疫学調査は、行っていないとの回答でした。第二の質問には、不良品はありうる。規格検査に合格したものだけを使用している。設置後、性能試験をするように定めている、と回答してきました。検査方法や、検査結果は示されませんでした。第三の質問には、研究者も人の子であり、過ちもあればミスもあると認めた上で、実験の安全確保は、それを十分考えたものでなければならない、と述べるだけでした。

公開質問状では、「事故発生時には、研究者の人命を優先するため、『封じ込め』は不可能ではないか」と指摘してきましたが、このことは認めざるを得ませんでした。

第二回の公開質問状は、八七年五月一七日に送られ、同年八月一〇日に回答が寄せられました。ここで、初めて、八〇件の事故の内容や、原因が明らかにされました。撹拌時等一四件、接触一四件、動物実験一一件、容器破損二件ですが、不明が三九件で最大となっています。半数は、原因不明です。動物実験では、排泄物からのエーロゾルによるもの、原因不明もエーロゾルによるものと推定されています。

なお、八七年七月一〇日に、新宿区議会は、P３実験室建設中止の請願を、全会一致で採択しました。

このころはまだ、話し合いが行われていて、目黒区の国立予防衛生研究所庁舎の見学が実現しました。白衣の所員が、なにやら計器を用いて、実験室内はこのように汚れているが、廊下は清浄だといいながら、赤い文字で表された検査結果を示しました。確かに、前者はかなりの大きさでしたが、後者の示度は「ゼロ」となっていました。

この見学会には筆者も参加していましたが、当然ながら細菌の数を示す計器など存在しないことを熟知していました。そのため、これらの計器の示度は、塵埃あるいはエーロゾルの数ではないかと考えました。それなら、たとえ廊下が清浄であっても、塵埃が「ゼロ」であることはありえません。ならば、何かの作為で示度を「ゼロ」にしたに違いありません。この時、研究所の体質を垣間見た思いがしたのです。「住民は素人だから、どうせわかるまい」といい加減な説明をしたに相違ないと感じたのです。このとき以降、研究所に対して強い不信の念を持つようになったのです。

公開質問状は、計一四回出されましたが、回答は四回でした。ただし、四回目の回答は、第八回の公開質問状への回答となっています。

そのような中で行われた住民説明会は混乱を極めました。予研側の説明は建築確認を得るための通り一遍のものばかりです。住民側の切実な疑問点に関して的確な回答をすることができず、住民の不信を深めることになったのです。当時住民側の立場で説明会に参加した遠藤光雄は、説明会を終えて帰路につき予研関係者の「大変なことになった」「どうしたらいいのだろう」という困り果てた様子を耳にしています。

「予研安全対策期成同盟」

こうした最中に、驚くべき事件が起こりました。一九八七年九月二八日に、「予研安全対策期成同盟」の池内絹枝代表と予研の林滋生所長が、予研の戸山への移転を承認する「協定書」の調印を行ったのです。その場所は、何と新宿区長の応接室でした。「予研安全対策期成同盟」は、「移転問題協議会」とは政治的立場はちがっても、「住民の理解を得ないまま現計画の予研建設の新宿区移転計画が行われることに絶対反対する」との声明文を発表していたからです。期成同盟は、一万を越す反対署名を集めていたのですが、署名者に諮ることなく、調印を行ったのでした。この代表なる人物は、一体誰を代表するのでしょうか。

更に驚いたことには、調印式の前々日の二六日に、予研ではメタノールの爆発によって火災が発生し、一人が火傷で入院するという事故が起こっていたのです。予研は、この事故をひた隠しにして、調印に臨んだのでした。期成同盟も期成同盟なら、予研も予研であるといわざるを得ません。

このような強引なやり方は住民の間に深いしこりを残すことになったのです。

怪電話

「協定書」調印の報道を聞いた七名の町会長は、予研所長に対して請願署名は移転反対、P３施設設置反対であり、正反対の「協定書」支持に利用されたことに署名者が驚いているという事実を挙げ、関係するすべての団体、個人との合意が成立しない限り建設を一方的に強行されないことを強く要請しました。

ところが、これら要請書が予研に到着した翌日あたりから、何者かから、それら町会長に怪電話がかかったといいます。町会のものだが、あなたは予研の移転に反対のようだが、町会の役員会に諮ったのかなどなどで、相手によっては「今から四、五人でおしかけていくからな」とおどしたといいます（有田芳生『政界往来』一九八八年三月号）。このような対応に対して町会長たちは、ひるむどころかかんかんに怒ったといいます。完全に逆効果だったようです。

戸山ハイツ南地区自治会長小池治一（故人）は、一九八八年一月七日、予研所長林滋生に対し、「貴職が言う『住民』とは、『予研安全対策期成同盟』代表・池内絹枝氏を指すようですが、当自治会は、この人に『住民代表』としての権限を委任したことはなく、また事後の報告を受けたこともありません。そのような人による『協定書』締結は、当自治会が全く関知しないことであり、そのような『協定書』によって『住民の合意が得られた』と主張されることは、非常識であり、また反民主的であります。」と厳しく批判しています。

一九八八年二月二二日に、早稲田大学は、人口密集地での病原体等研究業務の必然性はなく、医療センターとの連携も必要不可欠とは考えられない、災害対策も不十分であるとして、話し合い進行中の工事開始の再考を求める要望書を提出しました。ところが、予研は、三月に、栄養研管理棟撤去の工事を強行しました。同じく三月には、「期成同盟」の多数が、新たに「早稲田住民の会（代表・村里忠之）」を結成し、「協定書」は無効であると、当局に申し入れています。

住民たちの怒りは頂点に達します。

四月には、現地で弥生時代の遺跡が発見され、工事は延期されることになりました。しかし、八月には再開すると通告してきました。

座り込み開始

このような中、八八年八月二四日に、予研による住民への説明会がひらかれましたが、結局、物別れに終わりました。住民たちの怒りは収まらず、翌日から、天野新一郎を中心とした住民は、抗議の座り込みを開始しました。予研が、この日に強制着工すると予告していたからです。この座り込みには、早稲田住民の会も参加し、にぎやかでした。自分の描いた絵を持ってきたり、横笛を披露したり、文化的交流もありました。

あるときは、桐生に住むという服部と名乗る男性が通りかかって、「何ですか」と声をかけました。この人は、少年兵として陸軍軍医学校防疫部に勤務していたそうです。工事現場は、当時は天皇や満州国皇帝も見学に来たところで、この一角は、服部によれば「きれいな場所」で展示場になっていました。昭和天皇の手植えの松が、現在も区立障害者福祉センター内に残されています。満州国皇帝が来日したのは、一九三五年のことでした。戦後運動場となった一段低いところは「きれいな場所」ではなく、死体が並べられてあったと、当時のことを話してくれました。

やがて、早稲田大学の「P３研究会」と名乗る学生のグループが、参加するようになりました。そのころから、見慣れない車が、かなり離れたところで、気付かれないように座り込みを監視しているのが分かりました。よくよく見ると、警視庁の車でした。

多くの関係者を巻き込み予研当局と住民側の争いはさらに進むことになります。

八八年一二月一三日、予研は、機動隊を導入して工事を強行しました。前もって連絡があったのでしょう。報道陣が多数動員されましたから、多くの国民が、テレビの画像を目にしたことでしょう。機動隊は住民には目もくれず、もっぱら学生を逮捕しました。住民は翌日からも座り込みを続けましたが、気がつくと警視庁の車は消えていました。

因みに、天野、甲斐、芝田、中山、松野、武藤ら六名による座り込みは、途中で逝去した甲斐、松野を除き、二〇〇〇年七月二五日結審まで、続けられました。

裁判提起

このような予見当局の横暴に対し住民側は裁判によって真意を問おうという動きを見せることになったのです。予研による工事の強制着工をうけて、住民および早稲田大学教職員有志は、裁判に訴えて移転を阻止する決意を固めました。一九八九年三月五日に、新宿区立障害者福祉センターで、「予研移転差し止め裁判の会（略称、予研裁判の会）」の創立総会が開かれました。雨天にかかわらず、八〇名が参加しました。

会長に芝田進午（戸山二丁目）、事務局長に内海弘（若松町）、世話人に井口要（障害者代表、戸山ハイツ東地区）、伊東一郎（早大）、遠藤光雄（ハイツ南地区）、甲斐三太（弁天町）、上林順一郎（西早稲田）、小池治一（ハイツ南地区）、須賀長市（戸山一丁目）、狭間善政（ハイツ西地区）、藤本三郎（戸山三丁目）、武藤徹（喜久井町）、山我仁（ハイツ東地区）、山根操（若松町）を選びました。早稲田大学から、二名を追加選出の予定でした。会計監査には、神田玄一（早稲田南町）が選ばれました。

三月一〇日には、早くも「予研裁判の会ニュース」第一号が発行されています。このニュースは題名を変えながら、また、発行者も「裁判の会」から「国立感染症研究所の安全性を考える会」にかわりましたが、現在も刊行され続けています。

東京地裁への訴状の提出は、三月二二日に行われました。原告は当初一二八名でしたが、その後三一二名となり、移転、逝去などにより、地裁における結審時には二八一名でした。いま現在、当初の世話人の半数が、故人となっています。裁判が、如何に長かったかが分かります。

「予研裁判を支援する会」が結成される

早稲田大学法学部教授浦田賢治の肝煎りで、一九八九年六月五日に、「予研裁判を支援する会」の創立総会が開かれました。会長は早稲田大学文学部教授藤平春男が引き受けました。予研が文学部と目と鼻の先に移転して来ることは、大勢の学生を預かる大学としても看過できないとして、多くの先生方が参加して、結成されました。会長は、山田広明、日下力と交代しましたが、一三年の長きにわたり、活動しました。

支援する会では、毎月会費を徴収し、定期的に機関紙『はこねやま』を発行する傍ら、多額の裁判費用を、援助しました。『はこねやま』発行は、五二号を数えました。

山田広明はまた、『バイオ時代の人権擁護基金』を設立しその基金の銀行利子で裁判を援助することを計画しました。当初は金利も高く成功するかに思われましたが、例のゼロ金利政策によって計画通りに運営できなくなりました。しかし、退職される方も多くなり、そのまま寄付される方も相次いだお陰で、多くの援助を受けることができました。予研=感染研裁判の会・予研=感染研裁判弁護団編著『バイオハザード裁判』の発行も、これらの経済的援助がなければ、到底、実現できませんでした。

人骨が発見された

一九八九年七月二二日に、建設現場（国立栄養研究所跡地）から、三五体の人骨が発見されました。ここは先ほども述べたように、旧陸軍軍医学校の敷地であり、防疫部の標本室のあったところですから、七三一部隊関係の人骨ではないかとの疑いが浮上しました。厚生省は自分の管理地であるのに調査を拒否しましたが，新宿区は、調査することを決定しました（『予研裁判の会ニュース』四号、八九年一一月一一日付）。その陰には、調査を要求する多くの区民の運動がありました。

鑑定の人選は難航しましたが九一年九月に、札幌学院大学佐倉朔教授（形質人類学）に依頼、翌九二年四月鑑定結果が公表されています。人骨はモンゴロイドのものとわかりましたが、日本人かどうかは不明でした。頭蓋骨に人為的にあけた穴が確認されています。

二〇〇一年六月になって、厚生省は由来調査の報告書を出し、人骨の保管を決定しました。この課題を引き継いだ厚生労働省は、二〇〇二年三月に、人骨発見現場近くの国立感染研敷地内に納骨堂をつくり、現状のまま保管することとしました。

同年八月三〇日には、納骨堂前に八〇人の人垣ができました。七三一部隊の被害者国家賠償請求裁判の判決が二七日に行われ、中国から関係者が来日した機会に、献花を行ったのでした。また、区立障害者福祉センターで交流会を行いました。

「支援コンサート」と「キャロリングデモ」

二〇〇〇年四月二二日に、第一回の「支援コンサート」が開かれています。二〇〇三年の第四回まで開かれ、多額の寄付が寄せられました。以後は、「平和コンサート」に引き継がれています。

二〇〇一年一二月二四日、クリスマスイヴにあわせて、東京信愛教会牧師鈴木武仁の提唱で、教会から感染研まで、キャロリングデモを行いました。以来、このデモは恒例となっています。

芝田進午という人

予研＝感染研裁判は、芝田進午なくしては考えられません。その厚い人脈が、この裁判を支え続けたからです。芝田進午は、一九三〇年三月二六日、金沢市では知られている菓子舗の長男として生まれました。当時としてはお定まりの軍国少年として育ち、仙台の陸軍幼年学校で敗戦を迎えます。

裁判の最初の担当弁護士「旬報法律事務所」の中田直人は、幼年学校の同期ですし、国立感染研の名誉所員で、裁判の原告側証人に立った本庄重男も、同じく同期です。

敗戦後、金沢一中に復学、四六年に旧制四高に入学します。この頃から、マルクス主義に関心を持ち、アリストテレス、マルクス、エンゲルスの著作を読み始めたようです。四八年に戸坂潤を読み、生涯の師と考えるようになったといいます。一九四九年に東京大学文学部哲学科に進学しています。結核で一年休学したため五三年に東京大学を卒業し、法政大学助手となっています。

一九六一年に『人間性と人格の理論』を著し、世の注目を集めました。特に青年に大きな影響を与えました。予研＝感染研裁判の原告の中には、この本によって開眼したという人が、多数います。

一九六七年に、アメリカの戦争犯罪調査のため、ベトナムに行き、東京法廷、ラッセル法廷に参加しました。戦う哲学者といわれました。一九七六年に、広島大学教授となりました。一九八〇年から、「ノーモア・ヒロシマ・コンサート」を開始しています。いまでは美空ひばりといえば、『一本の鉛筆があれば』か『川の流れのように』か、といわれるようになっていますが、一時期は、ひばりに『鉛筆』があることさえ、知らせまいとする雰囲気がありました。熱心に『鉛筆』を紹介し続けたのが芝田でした。芝田は、元号を「核時代何年」と表すことを提唱し、自分の著作で実行していま す。核の問題でも、ベトナム侵略でも、バイオ時代の人権の問題でも、常に、時代に先駆けて、問題を提起しています。

予研＝感染研裁判に関して言えば、「支援する会」で裁判を支え続けた浦田賢治は、芝田とともに東京唯物論研究会の再建に奔走した間柄であり、日本共産党副委員長として一貫してこの裁判にかかわってきた上田耕一郎もその一人です。

裁判の会副会長伊東一郎も、教員組合の予研問題担当執行委員であった関係で、芝田に要請されて裁判に携わるようになったのでした。

現在、「ストップ・ザ・バイオハザード国立感染研の安全性を考える会」会長として活躍中の東京信愛教会牧師鈴木武仁も、偶然手にした芝田の著書『人間の権利』を読んで感銘を受け、その直後、偶然にも二〇年ぶりに再会した大学同級生で裁判の会事務局長（当時）内海弘と、その案内で訪問した芝田の誘いで、裁判の原告となったのでした。現在、生協の父・賀川豊彦の創設した「イエズス会」会長、若松地域センター管理運営委員会副委員長でもあります。

予研の主任研究官でありながら、予研の危険性を歯に衣着せずに語った新井秀雄も、芝田の謙虚で温和な人柄にうたれたといっています。戦う哲学者と、温顔とをつなぐものは何でしょうか。その秘密は、実は福沢諭吉の『学問のすゝめ』にありました。福沢は、その中で「顔色容貌を快くして、一見、直ちに人に厭わる、こと無きを要す。……」と書いています。「以来、つとめて笑顔をたもち、ジョークを交えながら論争するようにしている。笑顔をたもつだけで、心に余裕がうまれ、頭の回転が速くなる」と芝田は書いています（『人生と思想』）。

芝田は、予研＝感染研裁判をライフワークと言い続けてきましたが、ライフワークには、生涯をかける大仕事と言う意味のほかに、畢生の仕事、最後の仕事と言う意味があります。それを覚悟してか、この間、『生命を守る方法』（晩聲社、核時代四三年）、『論争生物災害を防ぐ方法』（晩聲社、核時代四四年）、『バイオ裁判』（晩聲社、核時代四八年）、『バイオハザード裁判』（緑風出版、二〇〇一年）を、精力的に執筆しています。総ページ数一六四五ページになります。

残念ながら、芝田は、胆管がんのため、二〇〇一年三月一四日、地裁の判決を前に亡くなりました。奇しくも、マルクスの命日でした。

裁判を支えた人々

　ついでに、この裁判を支えた人々を紹介しておきましょう。まず真っ先に、芝田進午夫人、貞子をあげなければなりません。「ノーモア・ヒロシマ・コンサート」も、「裁判を支援するコンサート」も、声楽家の夫人の協力無しでは、実現できませんでした。次に、弁護士の島田修一。主任弁護士中田直人が茨城大教授となったため、必ずしも専門とはいえない「科学裁判」を、最後の最後まで、一六年にわたって引き受けました。この間に、日本民主法律家協会理事長、自由法曹団幹事長の要職を、歴任しています。裁判の会のスタッフは、会長武藤徹、副会長天野新一郎、伊東一郎、鈴木武仁、中山英太郎、事務局長腰塚雄壽、事務局次長田頭盛生、大倉義胤、会計河原田安啓、芝田貞子、滝波秀子、世話人内海弘、枝松正行、中川作一、長島功、渡辺登、橘英実、嶋田美佐子、渡辺素子、会計監査遠藤光雄、林世志江でした。最初からのメンバーは、伊東、内海、遠藤、武藤だけで、それだけ、運動が広がったことを示しています。

　武藤は、芝田のいた法政大学時代の教え子長谷川真知子が連れてきて世話人となりました。天野は、新宿区議として、区民の先頭に立っての参加です。座り込みも天野の提案でした。中山は「南日本新聞社」の政治記者という経歴も持ちますが早稲田大学鋳物研究所勤務の途次、座り込みを見たのがきっかけで、原告となりました。腰塚は、裁判の会のチラシを見て芝田宅を訪問し、芝田の人柄に惹かれて原告となっています。田頭は法政大学出身ですが、芝田の主催する「社会科学ゼミ」との関わりが大きいようです。大倉はハイツ南地区自治会長です。河原田は会津出身の俳優で、協同組合日本俳優連合（西田敏行理事長）の総代の一人で、現在、若松地区協議会会長です。ハイツ住民として、内海に誘われ最初から関わっています。滝波は、六〇年安保の後、「唯物論研究会」に関心を持ち、芝田宅を訪問して以来の付き合いです。枝松は、『人間性と人格の理論』の洗礼を受けた一人です。中川は法政大学の同僚、長島は、「マルクス主義研究セミナー」の受講生で、広島大学大学院でも、指導を受けています。渡辺登はハイツ住民で、厚生省出身です。橘も、「マルクス主義研究セミナー」の同人です。嶋田は声楽家で芝田貞子の友人、渡辺素子は「人骨問題を研究する会」で芝田進午にあって以来会に参加しています。遠藤はハイツ南地区住民として予研の移転に疑問を持ち、最初の建築説明会から参加しています。林は、新宿母親連絡会の関係で、芝田と知り合っています。いまさらながら、芝田人脈に驚かされます。スタッフではありませんが、毎回『予研裁判の会ニュース』に俳句や短歌を寄せた滝上蒔絵を忘れることはできません。九七年五月の三六号から二〇〇四年七月一一日に逝去するまで、一四九首が寄せられています。享年九〇歳でした。

秋小雨　行き来の傘の　薄紫　（逝去前年秋）
秋晴れや　予研集会　知らせ来る
濃みどりの　風に押されて　車椅子（最終回）

また、映画『科学者として――笑顔と告発』を制作して予研＝感染研裁判を広く世に訴えた本田孝義も、忘れることはできません。本田に映画監督の資質を認め、映画監督と呼んだのも芝田でした。いまでは、押しも押されもせぬ映画監督となっています。

（武藤徹）

三　早稲田大学教職員はいかに立ち上がったか

早稲田大学と予研移転問題

「国立感染症研究所の安全性を考える会」の母胎となった予研＝感染研裁判の原告団には近隣住民だけでなく多くの

早稲田大学の教職員が参加していました。戸山の住宅地と共に研究所の隣接地となった早稲田大学、特にすぐ近くの立地にある文学部（現文学学術院）がこの予研の移転に強い危惧の念を抱いたのは当然のことと言えます。

早稲田大学そのものも厚生省が国立予防衛生研究所（現国立感染症研究所）が文学部裏に直接隣接する土地に品川から移転することを決定してから、一貫して移転反対の立場を表明してきました。厚生省はこの予研移転計画について一九八五年度に既に予算措置を取っていたにもかかわらず。大学には翌一九八六年度の夏まで何の連絡もとらなかったのです。厚生省が近隣住民ならびに大学への説明会を開始したのは一九八七年八月でしたが、それ以前は危険を伴う予防衛生研究所の研究内容・研究施設の説明は殆どなされていませんでした。

教職員組合の運動と大学と予研との質問書・回答書のやりとり

この移転計画に対して早稲田大学教員・職員組合は一九八七年一月三〇日にすぐに建設中止を要求する共同声明を出し、早稲田大学もこの厚生省の計画に対して一九八七年二月に、「予研の研究業務の安全性に関する具体的内容について現在まで何らの説明を受けていない」との申し入れを行う等して、予研の研究業務の「安全性」が確認されるまで工事の着工を見合わせるように強く要望しました。この予研移転問題の検討のために早稲田大学国立予防衛生研究所対策委員会（以下「対策委」と略記）が設けられ、一九八七年一二月九日に第一回質問状を提出して以来、五回の質問状を提出し、回答を求めてきました。対策委側の質問の中心は①立地条件が最悪である新宿区戸山地区に予研がわざわざ移転を行わなければならない必然性は何か、②大規模災害時における安全対策はどのように整備されているか、という点でした。

大学という施設は住宅地とは異なる特殊な状況をかかえています。まずそこに通う教職員が感染研の何らかの事故により病原体に感染した場合、その感染がそれらの教職員の居住地に拡大する可能性があります。さらにそこに通う学生は最短四年で大学を去りますが、同じように彼らがもし病原体に感染したならば、彼らの出身地である全国各地にそれが拡大する可能性があります。ここにこのような施設が文教地区に隣接して存在することの大きな危険性があるのです。

早稲田大学からの第一回の質問書に対しては一九八七年一二月一五日に予研からの回答書が、一九八八年一月二七日付けの第二回質問書に対しては同年二月一八日付けの第二回回答書が、一九八八年三月二二日付けの第三回質問書には同年六月二十日付けで第三回回答書が、一九八八年八月二五日付けの第四回質問書には同年一一月一四日付けで第四回回答書が寄せられました。しかし、質問点に関しては納得しうる回答を受け取ることはできず、第五回質問書を一九八九年三月二三日に提出しましたが、原告団が組織され提訴が行われてからは、このやりとりも凍結されてしまいました。

建設工事の強行と抗議活動

一九八八年三月には予研の準備工事が強行され、早稲田大学はこれに抗議し、移転反対を申し入れました。

一方このような質問書と回答書のやりとりのさなかの一九八八年三月には予研移転のための準備工事が強行され、同年八月一八日には対策委に対し本工事再開の一方的通告がありました。これに対して総長は即日工事着工の再検討を求める「要望書」を送り、同日付けで対策委もまた工事を見合わせるよう求める要望書を送りました。一方、第一・第二文学部では八月二四日に夏期休暇中にもかかわらず臨時教授会・教員会が招集され、「工事計画の即時撤回を求める」旨の文学部創設以来異例の決議を行い、その声明を厚生省・予研当局に手渡しました。このような経緯で建設工事説明会は開けなくなってしまったのです。その後、第一文学部長富永厚と芝田進午との連携によって、早稲田大学と住民の運動は密接に協力し合い、展開してゆきます。早稲田大学文学部は本部とは別に独自に移転計画撤回を要求しました。そのような経過の中で厚生省・予研当局は一二月一三日に機動隊を導入して工事を強行着手し、学生三十余人が逮捕される、という異常事態を迎えたのでした。早稲田大学はこのような事態に強く抗議しました。

予研裁判への教職員の参加と「予研裁判を支援する会」の設立

一九八九年に入り、三月二二日に東京地裁に予研裁判の訴状が提出され、状況は大きく変わってゆきます。この第一次原告団には直接利害関係を持つ近隣住民の資格で一二八名が参加、早稲田大学の教職員としては、当時高田馬場に居住していたこの項の筆者、伊東一郎一人が参加していました。これは私が早稲田大学教員組合の予研問題担当の執行委員であることを聞きつけた芝田進午が直々に大学に見えられて私を口説き落とされたのでした。「教員の立場で予研裁判の原告になって下さいませんか、どうしてもそれが必要なんです」という言葉がまだ耳に残っています。第二次原告団には、近隣住民のみならず職場を早稲田に持つものをも原告資格のある者として広く募り、多くの早稲田大学の教職員が原告団に参加したのでした。これは従来のこの種の住民運動には見られなかった大きな特徴といえるでしょう。さらに早稲田大学教職員組合を母胎として同年六月五日に「予研裁判を支援する会」が設立され、機関紙として『はこねやま』が七月二八日に創刊されました。歴代の会長は早稲田大学の教授から選ばれ、初代会長は九五年に亡くなられた文学部日本文学の藤平春男、二代会長は文学部ドイツ文学の山田宏明、三代は法学部教授浦田賢治、四代は文学部日本文学の日下力でした。「支援する会」は定期的に総会・講演会を開催し、物心両面で裁判を支え続けてくれました。

九月五日の予研裁判第二回の口頭弁論で、伊東一郎は「早稲田大学はなぜ予研移転に反対するのか」と題して早稲田大学教員の立場から意見陳述を行いました。

「今、再び予研移転に反対する署名」運動と早稲田大学

一九九一年三月九日には早大文学部長、教職組委員長、二六町会長、住民団体代表らが賛同し、「今、再び予研移転

に反対する署名」運動の発足集会が開催され、広範な署名運動を展開しました。これは翌一九九二年五月二八日に約二万五千人の署名簿に結実し、厚相・予研所長に提出されたのです。この署名簿には早稲田大学の全学部の学部長が名を連ねました。同時に早稲田大学第一・第二文学部長、住民代表等は、衆参両院環境問題委員長にバイオ施設の法的規制の必要について陳情しました。

その間一九九二年一月に早稲田大学総長は予研所長に「抗議書」を送付し、早稲田大学の「懸念と不安が一層強まっている」と建設工事の続行に抗議しました。さらに署名簿の提出を踏まえて六月二五日には第一・第二文学部長は予研所長に「猛省を促す」との同教授会声明を手交しました。一九九二年八月二〇日には予研の移転開始通知に対して早稲田大学総長は「抗議書」を予研所長に提出しました。

予研の移転と実験の強行

一九九二年九月には予研の戸山への移転が強行されました。建物が完成し、その屋上から排気が排出されるようになると、文学部三九号研究棟のすぐ裏、目と鼻の先の高台という最悪の立地であることが今更ながら痛感されました。これを受けて一〇月一七日には早大文学部教授会を始めとする六団体が予研再移転要求集会「予研の強行移転に抗議する住民と早稲田大学人のつどい」を開催し、その後で予研に数百名の抗議デモを行いました。一二月にはP3実験が強行され、二四日にはこれに対する「抗議書」を早大総長は予研に提出しました。この後、予研は裁判中であることを理由に情報の公開を拒むようになってきます。

一九九三年六月一一日に早大総務部庶務担当課長が予研宛文書で排気についての情報公開を要求しますが、拒否されます。

一九九四年九月二〇日には早大第一・第二文学部連合教授会・教員会の声明が移転強行・P3実験室の全面稼動強行

の一方的措置に強く抗議しました。

このような状況の中で一九九五年一月一七日に阪神淡路大震災が勃発しました。関西のバイオ施設でＰ３施設の壁がひび割れ、ダクト破壊その他の事故が起き、関東大震災級の地震でも大丈夫、という当初の予研の説明に大きな疑問を抱かせることになったのです。

一九九五年の二月二八日には山田宏明早稲田大学文学部教授が「予研の排気を直接吸わされる者からの意見書」を裁判所に提出しました。そこでは予研由来と思われる悪臭被害、早大文学部教授らの死因その他について述べられています。この意見書は大きな反響を呼び『週刊文春』一九九五年八月一〇日号に「早大文学部研究室ガン死亡多発の怪」という記事が掲載されました。

一九九七年四月一日には予研が感染研に改称されました。同四月一一日に早大感染研対策本部長が予研宛文書で情報の提供を求めますが、拒否が続きます。同七月一七日には早大総長と早大教職組委員長の確認書で、早大は感染研の再移転を求めることを確認しました。同年九月二五日には、富永厚早大教授、自治会長、原告らが新宿区長に「国立感染症研究所の焼却炉稼動停止を求めることについての要請書」を提出しました。

一九九八年三月一三日に富永厚・早大文学部教授・文学部予研対策委代表が被告による早大の権利への侵害について証言しました。

第一審の結審、二審さらに上告への運動

一九九九年四月に東京地裁での第一審が結審することとなり、年末にも判決が出されるという状況となり、早稲田大学教員組合・職員組合は「予研（感染研）での公正判決を求める署名」運動を同年一月に開始します。しかし二〇〇一年三月二七日に東京地裁は実験差し止め訴訟について、請求を棄却しました。

原告団は直ちに控訴し、この第二審には一三名の教職員が参加しましたが、二〇〇三年九月二九日に東京高等裁判所での第二審の控訴棄却という判決が出されました。これを受けてただちに一〇月になされた上告審にも多くの早稲田大学教職員が参加しました。

二〇〇五年四月二六日に最高裁判所第三小法廷は上告の棄却および上告審不受理を決定しました。これを受けて早稲田大学文学学術院教授会は直ちに五月一七日に「危険な実験施設が近隣に与える不安は、今回の決定にもかかわらず、到底解消されるものではない。本教授会は今後も厳しい監視を継続するとともに、当施設の移転を要求するものである」という声明を出したのでした。こうして早稲田大学の教職員は裁判の最後まで闘い続けたのです。「予研裁判を支援する会」は裁判の終結とともに解散しましたが、早稲田大学の教職員は今も感染研に厳しい監視の目を光らせていることに変わりはありません。

（伊東一郎）

注　エーロゾル（aerosol）は、液体、または固体の微粒子を含む気体を指します。煙霧質ともいいます。この気体を分散媒、微粒子を分散相、エーロゾルを分散系と呼んでいます。国は分散相をエーロゾルと略称していますので、本書もそれに準じています。

第二章　法廷においてバイオハザード裁判はどう闘われたのか

一　一審の総括

一　バイオハザード裁判

感染研は日本最大の病原体実験、遺伝子組み換え実験の施設ですが、一九八八年一二月一三日、政府は数百名の機動隊を導入して地元住民や早稲田大学学生を実力で排除し、新宿戸山に感染研の新庁舎建設を強制着工しました。そして完成後の九二年一二月から病原体等の実験を開始しましたが、強制着工後の八九年三月、周辺住民と隣接する早稲田大学の教職員一二八名は、新庁舎の周辺は人口密集地であり、感染研から病原体等が漏出して周辺住民の生命・健康を害する感染被害（バイオハザード）を発生させる危険がある、戸山庁舎は病原体等実験施設の立地条件としては最悪だとして、国を相手に移転禁止および実験差止めを求める訴訟を提起しました（その後の追加提訴により判決時の原告数は二八四名）。

しかし平成一三（二〇〇一）年三月二七日、東京地裁（民事第二五部藤村啓裁判長）は、住民側の主張は病原体に対する「主観的な恐怖に基づいたもの」で、「感染研が危険であることを証明する科学的な根拠に欠けている」として住民側の請求を棄却しました。

住民側はこの裁判を科学裁判と位置づけ、わが国最初の本格的なバイオハザード裁判として、一一年四ヶ月もの時間を費やし徹底的な安全論争を展開しました。住民側は科学者証人三名と五〇〇点を超える証拠を提出して安全性に関する問題点を科学的に立証する活動を展開し、感染研の安全対策はきわめて不十分であることを明らかにすることができました。しかし、地裁は国（感染研）の主張を鵜呑みにし、安全対策は十分に講じられているから病原体が周辺に漏出する危険はないとして請求を退けたのです。安全か否かが対立点となっている場合、国民の生命・健康の保護は裁判所に課せられた重大な使命ですから、「安全」だと認定するためには、安全でないと主張する者に対し、明確かつ合理的な根拠を示さなければなりません。これが呈示できなければ、安全性は極めて疑わしいものとなります。それにもかかわらず判決は科学的合理的な根拠を何ら示さないまま、病原体漏出の危険は証明されていないと決めつけたのでした。以下、この裁判における主要な争点を整理してみましょう。

二　エーロゾル対策

今日における感染症研究は「物理的封じ込め施設」を用いて行われています。病原体の危険度をレベル１から４の四段階に分類し、段階に応じた実験設備を利用するのですが、感染研の戸山庁舎にはＰ３実験室が七施設、Ｐ２実験室が約三〇施設もあり、Ｐ３実験動物室も揃えられています。アメリカのＮＩＨ（国立衛生研究所）ですらＰ３実験室は二施設しかありませんから、感染研がいかに大規模な病原体実験施設であるかが分かります（研究者は三〇〇名以上）。その数多くの実験室において病原体等を利用した実験がされていますが、その際に大量のエーロゾル（煙霧質）が発生します。エーロゾルは病原体に汚染されているため実験者が感染する危険があるので、このエーロゾルから実験室内感染を防ぐため、エーロゾルをＨＥＰＡフィルター(注)で濾過したうえ外部に強制排出する方法を導入しています。

このように、エーロゾル対策のために利用する「物理的封じ込め施設」は実験者を感染から防護する役割は果たしますが、逆に周辺住民が強制排出されたエーロゾルの感染を受ける危険な立場に置かれることとなります。現に感染研の北村敬室長は八二年五月、エーロゾルは「研究機関からの外界への漏出を通して地域社会に汚染が拡大することもあり得る」と生物災害発生の危険性を警告していました。そこで、住民側は「物理的封じ込め施設」は正確には「致死性病原体、ＤＮＡ、有害化学物質等の強制排出装置」と呼ばれるべきだと主張したのです。

では、外部にどの位の量のエーロゾルが排出されるのでしょうか。感染研はＨＥＰＡフィルターの捕捉性能は九九・九九％以上と主張しましたが、住民側が情報公開法にもとづいて入手した感染研のデータによると九九・九三％であることが明らかとなりました。これは、病原体一〇万個の内七個が外部に排出されることを意味します。しかし、この意味は重大です。証人に立たれた市川定夫埼玉大学教授によると、たとえば大腸菌を培養した場合、一〇時間後には一〇〇万倍、二〇時間後には一〇〇万倍の一〇〇万倍の一兆個ということですから、外部に排出される大腸菌は二〇時間後は七〇〇〇個となります。感染研は大腸菌に限らず数多くの細菌やウイルスを取り扱っていますから、膨大な病原体が外部に漏出されていることが判明したのでした。

こうして、ＨＥＰＡフィルターは病原体を完全に捕捉できないことが明白となったにもかかわらず、判決は、「感染研のＨＥＰＡフィルターは九九・九九％以上捕捉する性能を有していることが認められるから、ほぼ完全捕集が期待できるものといって差し支えない。したがって病原体が実際に漏出し、または漏出する具体的危険があるものと認めることは非現実的であり、著しく合理性を欠くものであって是認できない」と感染研の言い分を全面的に採用しました。それだけでなく、「住民側らがＨＥＰＡフィルターの捕集性能に疑問を呈する点は、疑問ありとの口上を主観的に述べるばかりで、何ら合理的な裏付けを伴うものではない」と住民側を批判までしたのでした。ＨＥＰＡフィルターを利用しても大量の病原体が外部に排出される事実が情報公開によるデータで明らかとなったにもかかわらず、住民側の主張と立証活動を一顧だにしなかったのです。

判決は、ＷＨＯ（世界保健機関）の基準までも無視しました。ＷＨＯは八三年に『病原体実験施設安全対策必携』を発表し、実験室の排気が人のいる建物に「流れないようにすべきである」（should be）と規制しましたが、九三年には「流れないようにしなければならない」（must be）と規制を強化しました。実験室の排気には、人の健康に有害な物質、すなわち有害化学物質、放射性物質、発ガン物質、感染症を引き起こす細菌やウイルス等の感染性微生物が含まれていますから、人間の生命・健康を守るため規制を強化したのです。

また、WHOは九七年に『保健関係実験施設の安全性』を発表し、「実験施設はできる限り患者のいる地域、住居地域、公共施設の地域から離れて立地されなければならない」と立地条件の重要性を明確にしました。HEPAフィルターではエーロゾルに含まれる病原体の漏出を完全に排除できないから、実験施設は人間が住む地域から「離れて立地」することを要求したものです。捕捉性能が九九・九九%であっても一〇〇%でないから「離れて立地」を要求したことに対し、判決は「ほぼ完全捕集が期待できるものといって差し支えない」との非科学的な論理でWHO基準を無視したのでした。

三 WHO基準違反

排気だけではありません。それ以外のWHO基準に違反している数多くの実態が裁判の中で明らかとなりました。日本国内では病原体実験施設を規制する法律がないため、住民側はWHOの安全基準にもとづいて感染研の安全対策を検証しましたが、その結果、おびただしい基準違反が判明したのです。

たとえば、①WHOは実験作業を安全に行うため実験室には十分な空間を与えなければならないとしていますが、遺伝子資源室は五人分のスペースで一〇人以上が働くなど、感染研の実態は手狭で超過密状態にあること、②P2実験室の扉は閉めることを要求しているのに、感染研では扉の下に隙間があること、③野生のネズミ族その他の動物、昆虫等の侵入を予防することを要求しているのに、ゴキブリがいる等々。実に数十項目の基準違反が明らかとなり、この実態は後に述べる国際査察でも再確認されました。

どうしてWHOの基準を守らないのか。北村敬部長はWHO基準は「考慮に入れません。参考にしております」と証言しました。しかし、WHO基準の総括編者であるコリンズ博士が指摘されたように、WHO基準は世界各国のバイオ専門家による作業グループが築きあげた科学的知見の集大成であり、最低基準の遵守を世界の病原体等実験施設に求めたものです。日本の条件に合わせて独自に対策を講じればすむというものではありません。感染研の実態を知った岩垂寿喜男環境庁長官が「自分で解釈して自分で適用して自分で安全だと主張することは問題だ」（九六年二月二八日参院環境特別委員会）と戒めたように、感染研はWHO基準を無視ないし軽視した独善的な態度を取り続けていたのでした。

ところが、判決は「指針を満たさないことから直ちに病原体の漏出の危険はない」と、WHO基準違反の事実に目をつぶりました。WHO基準は最低の基準を定めたものですから、それに違反している感染研の実態は安全性が確保されていないことを物語りますが、沢山の基準違反があるのにどうして病原体は漏出しないと言えるのか。判決はその科学的理由を何も示さなかったのです。これでは、安全性が確保されているかどうかの判断基準がないこととなります。基準違反は安全性が確保されていない重要な事実を意味することは明らかなことです。北陸スモン判決（七八年三月一日金沢地裁）は、医薬品の製造承認はその潜在的危険性のゆえに世界最高の学問水準に基づく審査によることが必要と判示しましたが、原子炉も病原体施設もその潜在的危険性において医薬品に劣りません。感染研施設の安全審査も、世界最高の学問水準によるべきではないでしょうか。しかし、判決は「最低限の基準」に違反しても安全だといい、ここにおいてもその科学的な理由は示さなかったのでした。

四　人為的ミス

住民側は、感染研の業務の危険性の一つとして、人為的ミスは防ぎようがないことを確率論を駆使して主張し、実験室内感染に起因する二次感染、三次感染の恐れを指摘しました。これに対し、感染研は、昭和四七年までは実験室内感染の報告例はあるものの、安全キャビネットを導入した以降は室内感染はないといい、判決も人為的ミス発生論の「その論理は難解であり、計算上の論旨にすぎない」として、人為的ミスによる危険性の内容に立ち入りませんでした。しかし、確率論はパスカルに始まった数理統計学、誤差論など科学の方法として応用されてきた「可能性の度合い」を探る学問です。判決は「難解」「机上の計算」と言いましたが、人為的ミスを犯す確率についての住民側の理論は別に難解なものではなく、中学校程度の数学的素養があれば十分に理解できるものです。科学的反論ができないから、判決は「難解」の一言で逃げたのでした。

また、感染研では実験室内感染が現実に発生しており、所長に報告されただけでも、平成七（一九九五）年から同一三（二〇〇一）年六月までに少なくとも九件の実験室内感染事故が発生していることが判明しました。これは人為的ミスの危険性についての住民側の指摘を裏づけるものです。そのミスも、針刺し事故、ウイルス液が誤って注射針から目に入った等の初歩的ミスがほとんどでした。しかし、判決は「安全キャビネットを導入した以降は実験室内感染はない」と、ここでも実態に目をつぶったのでした。

こうして、住民側は、学問と実際において人為的ミスは防ぎようがないことを明らかにしました。そして、新宿戸山界隈は病原体に対する抵抗力が弱い住民（乳幼児、高齢者、障害者）が多く生活していますから、二次感染、三次感染の危険性は高い地域です。実験室感染を防止することが二次感染を防ぐ最大の要請であるのに、判決は人為的ミス論に正面から向き合わなかったのでした。

五　耐震性能

一九九五年一月一七日発生した阪神淡路大震災では、震源の規模を示すマグニチュードが七・二という「中規模の強」の地震が引き起こした一〇秒程度の揺れにより、六四〇〇人もの尊い人命が奪われました。九四年開通の阪神高速湾岸線の西宮大橋の落下、神戸市営地下鉄の天井や柱が損壊するなど、多くのコンクリート構造物が破壊されました。多くの大学や研究施設も火災その他の被害を受け、神戸市環境保健研究所ではＰ３施設の壁に亀裂、ダクト破損などの被害が発生しました。建築基準法にもとづいて八一年に施行された「新耐震基準」による建築物や建築設備が多数被害を被ったのです。

この教訓から九六年、政府は官庁施設に対する耐震基準を強化し、その基準は既存施設に対しても適用することとしました。強化された基準は、①大地震後も補修することなく継続して使用できるようにするため耐震性能に余裕を持たせる、②放射性物質や病原菌は危険物だからそれらを取り扱う施設に対しては最も厳しい耐震安全性を要求する、③耐震診断を実施し目標の達成が困難な施設は他への移転を検討する、以上の三点です。

感染研の戸山庁舎は、当時の建設省が八七年に制定した『官庁施設の総合耐震計画標準』にもとづいて設計された建物と設備でしたので、九六年基準は満たしていません。したがって、阪神淡路級の大震災が東京を襲えば、戸山庁舎が大きな被害を被ることは十分に予測できることです。

しかし、裁判の中で明らかになったことは、阪神淡路大震災や関東大震災の教訓から、戸山庁舎は六〇〇ガルから八〇〇ガルの揺れに対し地震後も気密性が維持され、継続利用できる施設でなければなりませんが、建築構造体の耐震性は四〇〇ガルから五〇〇ガルの揺れに対する建物倒壊防止の設計でしかないことが判明しました。また、天井や壁に亀裂が入ったり扉が破損したりすると、気密性の確保は困難となり、危険物の外部への漏洩の可能性が生じますが、戸山庁舎が設計基準とした八七年耐震基準では、建築非構造部材に対する耐震安全性の目標は「人命の安全確保」のみで、気密性を保障するものでないことも明らかとなりました。設備機器の耐震性も同様でした。

さらには、情報公開法にもとづく情報公開の結果、感染研の戸山庁舎は耐震診断を実施していないことも明らかとなりました。日本最大の病原体・遺伝子組み換え実験施設であり、人口密集地に位置するにもかかわらず、阪神淡路大震災から教訓を何一つ学ぼうとしない感染研の姿が明らかとなったのです。

ところが、判決は「本件耐震基準に合致していないとしても、そのことから直ちに戸山庁舎から病原体が漏出する具体的危険性があると認められるわけではない」と、WHO基準違反に対して見た態度をここでも見せたのでした。耐震基準に合致していないのに、どうして具体的危険がないといえるのか。そこに科学的な理由は何もありません。耐震性能は大規模地震に備えた安全対策の根幹ですから、基準を満たしていなければ危険であることは常識です。建築物の安全性は法律の基準あるいは技術基準を満足しているか否かで判断されるべきですが、判決はそうではありませんでした。

六　国際査察と偽造

訴訟係属中の一九九七年六月一八日、感染研の戸山庁舎に対し四名の外国人科学者による査察が実施されました。その経過は次のとおりです。

住民側がコリンズ博士の「感染研は人口密集地から十分離れて立地すべきである」との意見書を提出したところ、国は感染研の現場を査察していないのにそのような意見を受ける筋合いはないと反論してきました。そうであればと、住民側は感染研の実験室等がWHO基準に違反している実態を立証するため感染研を検証すべきだとして、九七年二月七日、コリンズ博士を立会人とする検証申立を行いました。三月二一日には同じくWHOのケネディ博士の追加申立もしました。これに対し、国もリッチモンド博士（アメリカ疾病予防センター）とオビアット氏（アメリカ国立衛生研究所）の二名を申し立ててきたので、裁判所は四名による査察を決定しました。

査察は、戸山庁舎の地下三階から地上四階および屋上、時間は午前九時から午後五時まで、感染研の安全対策が十分に講じられているか否か、説明員は住民側から本庄重男感染研名誉所員、国側から倉田毅感染研感染病理部長とされたうえ査察が実施されました。

査察報告書は九七年八月二九日までに提出することとされたので、八月二八日、住民側はコリンズ、ケネディ両博士が共同で作成された『国立感染症研究所の査察鑑定書』および『国立感染症研究所の立地条件：公衆の健康と安全にとっての危険についての補論』（巻末資料参照）を地裁に提出しました。しかし国は期限までに提出せず、九七年九月一〇日にいたってオビアット、リッチモンド両名の作成名義にかかる『国立感染症研究所のバイオセーフティに関する評価報告書』をようやく提出してきました。

コリンズ、ケネディ両博士の査察結果は次のとおりでした。①ヨーロッパでは危険度三とされているウイルス等のうち、少なくとも一四種類が感染研では危険度二と低く分類されている、②実験室は狭く乱雑であるなど、WHO基準に違反する多数の欠陥箇所と杜撰な管理体制を指摘、③屋上にある空調冷却装置が微生物で汚染されており、レジオネラ菌発生の危険を警告、④感染研からの排気の危険性を警告しました。

以上の指摘と警告から次の結論を導き出されました。①感染研は公衆に危険を及ぼす大きな可能性が存続する、②住民がいない土地に再移転することを真剣に検討すべきである、と。

他方、オビアット、リッチモンド両名の作成名義にかかる『報告書』は長期的改善事項、中期的改善事項、短期的改善事項の多くを指摘しながら、結論は「感染研は感染症に関する業務の結果として、外部の隣接区域にバイオセーフティに係わる脅威を与えることはない」と断定し、その理由も安全キャビネット、ドラフトチェンバー、HEPAフィルター等があるからとだけで、科学的・客観的論証は何もなされていませんでした。

ところが、ここで予期せぬ事件が起こりました。オビアット、リッチモンド両名の『報告書』に作成日付がなかったのです。芝田進午原告団長がこのことに気づかれましたが、欧米人は重要文書には必ず日付を記入するところ、その日付が記入されていないことから、両名が本当に作成した文書なのか疑問が生まれたのです。そこで、住民側は、オビアット、リッチモンド両名が山崎所長に宛てた別の文書が証拠として提出されていたので、専門家に筆跡鑑定を依頼しました。その結果、報告書の両名のサインは別人のもので、その別人とは感染研側の説明員であった倉田毅部長であることが分かったのです。

報告書の結論は「外部の隣接区域に脅威を与えることはない」としていました。しかし、感染研が周辺外部に病原性微生物や発ガン物質を排出するか否か、周辺住民の生命や健康が被害を受ける危険があるか否かは裁判の分水嶺ですが、倉田毅部長がサインした事実は、査察を受けた感染研自らが報告書を作成した疑いが濃厚となったのです。そこで、九八年六月一九日、住民側は東京地検に倉田毅部長を私文書偽造罪の容疑で告発しました。

こうして外国人専門家による国際査察がなされ、感染研の再移転を求める勧告が出されるに至りましたが、しかし地裁は勧告に正面から向き合うことを拒否しました。その理由は次のとおりです。

(1) 欧州と日本で病原体の分類に差違があったとしても、それ自体を直ちに不合理なものということはできない。

(2) 屋上の空調システムのための冷却装置にゼリー状の沈着物があり、それが微生物の集落であったとの点については、それからレジオネラ菌が発生する可能性は定かではない上、レジオネラ菌は空調冷却装置の不衛生な管理によって発生するものであって、感染研の業務や取り扱っている病原体等とは関係しないものであるから、病原体等の漏出の具体的な危険性があるとは認められない。

(3) コリンズ・ケネディ報告書には数多くのWHO指針違反が指摘されているが、右報告者らがWHO指針違反とするものは同人らの推測及び可能性を述べたものにすぎない。

(4) オビアット・リッチモンド報告書では、長期的改善事項一点、中期的改善事項五点及び数多くの短期的改善事項を指摘しながらもバイオセーフティにおける重要な違反は認められず、外部の隣接区域にバイオセーフティに係わる脅威を与えることはないと結論付けている。

(5) 報告書の署名は、倉田毅部長がオビアット、リッチモンド両名の許可を得て署名を代行したものである。

こうして、感染研において病原体等の漏出する具体的な危険性を認めることはできないといい、倉田毅部長の偽造も「格別の不正義は認められない」と容認したのでした。

驚くべき理由ではありませんか。コリンズ、ケネディ両博士はこの部分を次のように厳しく批判されました。①について、情報開示でもボルナ病ウイルス実験がP2で行われていることが明らかとなりましたが、「病原体の分類に関してこのような決定を行えば、世界的に一般に認められている見解を無視するものだ。感染研が取り扱っている病原体を

ＷＨＯ勧告が示している危険度より低いグループに分類しているとすれば、当該病原体の封じ込めレベルを下げたもので、このことは当該病原体の地域社会への漏出の可能性が増大していることを示している」

(2)について、「レジオネラ菌を冷却装置で発見したことは、感染研の基本設備の保守管理が杜撰であることを示している。病原体の確実な封じ込めは、設備や装置の適切な保守管理に注意を払うことによって初めて達成できるものだ。感染研が冷却装置を十分に保守管理することができなければ、感染研がその微生物学的安全キャビネットや遠心分離機を適切に保守管理し、汚染廃棄物を安全に処分していることを保証する十分な品質管理システムが感染研にはないことを示すものだ」。感染研にはレジオネラの検査や研究を行う任務を持つ室が存在し（日和見感染細菌室）、そこではレジオネラ菌の培養、増殖作業が行われています。レジオネラ菌は感染研の業務や取り扱い菌とは無関係どころか、大いに関係があるのです。感染研では、施設内部で取り扱われるレジオネラによって空調装置の汚染が進行するとみるのが相当だといえます。

(3)は推測や可能性を述べたものでは当然なく、(4)について、「オビアット、リッチモンドは感染研がバイオセーフティについて主張したことを裏付ける証拠を捜し求めることもなく、当局者から言われたことを疑いも持たずに受け入れているようだった。感染研はバイオセーフティに関して何ら脅威を与えないとの彼らの結論は、短期的・中期的改善の必要に関する勧告と矛盾している」。

(5)について、「ほとんどの科学者はこのような行為は最も職業倫理に反したことであり、周囲の人々の信用を損なう結果となるとみなしている」。

感染研に対して実施された国際査察につき、判決は、感染研推奨の安全対策は十分に講じられているとの報告書は評価できるが、住民側推奨の報告書は、安全対策が著しく不十分だとして「再移転」を要求した厳しいものであったのに、「推測」「可能性」を述べたものでしかないと切り捨てたのでした。しかし、「ほとんどの科学者はこのような行為は最も職業倫理に反したことであり、周囲の人々の信用を損なう結果となるとみなしている」との批判にみるように、査察を受けた感染研の部長が署名をした事実だけでも報告書の信用性はないものです。「格別の不正義は認められない」との判決は、驚くべき正義感の欠如だといわなければなりません。

七　立証責任

判決は「住民側らにおいて感染研の業務の危険性を具体的裏付けをもって主張し、立証する必要があり、その点の責任は果たされていない」と、病原体漏出の危険性があることの立証責任は住民側にあるとしました。しかし、感染研が新宿戸山の生活領域に一方的に進出してきたうえ、病原体実験業務に関する資料はすべて感染研が保持しているのですから、感染研こそ安全性について欠ける点のないことを立証すべきです。その立証を尽くさない場合は、感染研の実験業務に安全性が欠けるとみるべきです。これは立証責任の転換ですが、この転換は原発訴訟においてすでに確立された法理となっていました。

しかし、判決はその法理を無視し、本件は公害型訴訟でないことを理由に、資料を何も持ち合わせていない住民側に立証責任を転嫁したのです。しかし、大量の病原体が漏れて周辺住民の生命や健康を侵害し、侵害の危険を与えることを生物災害というのですから、まさに公害にほかなりません。一九九二年にブラジルで開かれた地球サミットが採択した「生物多様性条約」は、遺伝子組み換え生物による生態系や生態系の一部である人の健康への悪影響が憂慮され、それらを未然に防止するための施策を講じることを締約国の役割だとしました。国際社会は病原体による生態系や人体への悪影響を懸念してきたのに、判決は生物災害を不法行為法理の範疇に属するものと決めつけ、本裁判の新しい公害裁判としての意義を理解しようとしなかったのです。人類を恐怖に陥れる生物災害を事前に防止しようとする姿勢はそこにはなく、公害の教訓として導き出されてきた「予防の科学」に対する取り組みも完全に欠落させています。本裁判がバイオハザード裁判であることを隠蔽する行政追随の判決というべきでしょう。

八　さいごに

住民側は、裁判において、生物災害から人間の生命・健康を未然に防ぐべく、住宅密集地における感染研の危険性を訴え、感染研が採るべき万全の安全対策も極めて不十分であることを論証しました。しかし、東京地裁は病原体等が外部に漏出する可能性の具体的な証拠はないとか、危険だとの住民側の主張は主観的・漠然的な不安でしかないとか、このような論法や言い回しでもって、ことごとく住民側の主張を排斥したのです。バイオハザードの危険性を強調する最新の科学的文献も提出したにもかかわらず、判決は科学的文献さえ無視しました。これまでの公害・薬害・原発訴訟と同様、科学裁判としてのもっとも大事な原則である「異なる主張のうち一方を採用する場合には、明確かつ合理的な根拠が必要である」の原則にも違反し、すべての論争点で「明確、合理的な根拠」を示しませんでした。つまり、感染研の主張には何の疑いをも入れなかったということです。地裁判決に対し、コリンズ、ケネディ両博士が次のような厳しい批判を加えられたことは当然のことでした。最後に紹介しておきます（東京高等裁判所に証拠として提出）。（島田修一）

記

裁判所が「主観的な恐怖」という言葉を用いたことは不合理である。なぜなら、ＨＩＶウイルス、結核菌及びサルモネラ菌をはじめとする感染研が扱っている病原体の多くは、封じ込めを逃れて漏洩すれば人間への感染により被害が発生する可能性があるので、疑いもなく恐怖心を抱かせるに十分足るものである。我々の査察報告書は、封じ込め対策が有効であるという感染研の主張を裏づける証拠が欠けていることを指摘している。これらの事実に照らして、芝田教授のグループによって表明された恐れは「主観的」であるどころか、むしろ「客観的」であったとここで新たに主張したい。封じ込めについての感染研の主張のほうこそ「主観的」であるとみなしても、あながち不当ではない。

次に、感染研が危険であることを証明する科学的証拠が我々の側には欠けていると指摘したと報じられている裁判所の主張について考察する。感染研が危険であることを科学者に確信させるためにはどのような証拠が必要とされるか。このような証拠は二種類に分けられる。

第一の種類は、感染研が周辺地域の住民に偏在する感染症群あるいは疾病群の発生源であることを指摘する疫学的な証拠であろう。しかし、我々は東京ではこれに関連した調査計画が全く実施されていなかったと了解している。さらに、査察当日、感染研所員に医療カードが支給されていないことがわれわれの目を引いた。このカードがなければ、地域の医師が検診中の感染性の病気の発生源が職業に関連したものである可能性があることに十分に警戒することがどうしてできるだろうか。この類の証拠が欠けている以上、真に科学的な証拠の提出要求に応じることは不可能である。

第二の種類の科学的な証拠は、病原体の漏洩が起きる可能性が非常に低いと確実に推測できるだけの品質管理された一連の封じ込め対策の存在であろう。だが、このような証拠は九七年六月の査察の当日には確認されなかった。事故による病原体漏洩、あるいは凍結乾燥した病原体の入った瓶の破損に対処するための対策がなされていなかった。このような対策こそ必要不可欠なものであり、これが見当たらなかったのである。

次に、我々は、感染研の実験施設は地震や他の災害に際しても「絶対に安全である」という報道で伝えられた被告の主張の検討に移る。このような大風呂敷を広げた自信たっぷりの保証がそれを裏付ける証拠なしに行われたのは今回が初めてではない。我々は九八年に雑誌『サイエンス』にこの件について寄稿したとき、以下のように述べた。「もし感染研が、その立地と実験が公衆の健康と安全にとって危険でないこと、あるいはより現実的な言い方をすれば、その立地と実験は周辺地域住民のグループに受忍できる程度の危険であるということを実際に保証されたという確信を地元住民に抱かせたいのならば、感染研は確固とした必要な証拠を提供する用意をしなければならないだろう」。我々の見解はその後も変わっていない。

WHOの指針は国際的に尊重されており、科学界の内部ではこの指針固有の完璧さのゆえにそれを遵守しようとする当然の傾向があるということをここで主張したい。特に実験施設は公衆のいる地域から離れて立地されるべきであるというWHOの勧告は反駁しえないものである。病原体の漏洩の可能性が決して排除できない以上、そのような立地が行われることにより、宿主として作用する人の数はより少なくなり、全体として感染の拡大する危険が減少することになるからである。

最後に、我々は住民側が控訴するつもりであることを知り、非常にうれしく思っている。彼らの闘いが実を結ぶことを切に願っている。

C・H・コリンズ、D・A・ケネディ（『ジャパンタイムズ』二〇〇一年三月二八日　訳・長島功）

二　二審以降の展開

一　高裁の審理

二〇〇一年四月一〇日、一六二人が東京高裁に控訴しました。

高裁段階で地裁段階と異なった点は、二〇〇一年四月一日に情報公開法が施行されたことです。国土交通省、文部科学省、国立感染症研究所戸山庁舎などから法に基づく情報開示手続きにより、施設の設計図書、安全管理関係書類など入手できる限りの文書を入手し詳細に検討しました。その結果、一審段階での被告の主張の誤りと私たちの主張の正しさが裏付けられるとともに、施設の耐震性やＨＥＰＡフィルター性能、実験室内感染、施設管理の実態などについて重大な事実が明らかになりました。

こうした事実に基づき、生物学、建築構造学、原子力など各分野の専門家の意見書も提出しました。
また、感染研戸山庁舎の実験排気の拡散状況について、感染研は何の調査研究を行っていませんでしたので、私たちが㈱環境総合研究所に調査委託して実施しました。

一―一　情報公開文書により判明した事実で安全性を質す

(1)　入手した文書

米国の連邦情報自由法に遅れること三五年余り、情報公開法施行三日後の〇一年四月四日、厚生労働省、文部科学省、国立感染症研究所戸山庁舎を巡り、一六件の行政文書の開示を請求しました。開示請求手数料は一件三〇〇円、コピー代はA四サイズで二〇円／枚でした。

この日以降、戸山庁舎の設計図書、構造計算図書、地盤関係図書を保管している埼玉新都心にある国土交通省関東地方整備事務所も含め、何度も足を運びました。

請求の結果、以下の文書が開示されました。

●文部科学省

・組換えDNA実験について、実験を実施している研究機関名称、所在地及び各機関毎の実験レベルと件数

・旧科学技術庁「組換えDNA実験指針」様式に従い、各研究機関から提出された書類

●国立感染症研究所戸山庁舎

・旧科学技術庁「組換えDNA実験指針」及び所内規程に基づくすべての安全キャビネット及びHEPAフィルター検査書類

・年間の動物、昆虫、寄生虫の種類、それぞれの数、目的

・有害化学物質（毒物及び劇物取締法関係）、危険物質（消防法及び高圧ガス取締法関係）の種類毎の保有量と年間の使

用量
・保有するすべての病原体リスト
・保有するすべての放射性同位元素の種類と量、及び年間の使用量
・国立感染症研究所安全連絡協議会関係書類一式
・種類毎の年間廃棄物の排出量
・水質汚濁防止法等に基づく排水調査結果及び各系統の平均排水量
・大気汚染防止法等に基づく排気調査結果
・私企業よりの寄贈品リストとその提供元
・中央監視設備管理日誌
・冷却塔設備レジオネラ検査結果
・ドラフトチャンバー性能試験報告書
・P3廃液処理設備点検日誌
・排水処理設備保守請負契約書
・排水処理施設管理報告書
・実験室内事故報告書
・病原体等管理区域定期査察報告書
・修理修繕契約書

●国土交通省関東地方整備事務所
・国立感染症研究所戸山庁舎実施設計完成図書
・同構造計算書

・同地質調査報告書

(2) 総合的な耐震安全性が不足し、大地震動時、病原体等の漏出が危惧される

当該施設に求められる耐震安全性

「地震国日本においては、施設の耐震安全性が最大の目安となる。すなわち、大地震の再来が懸念される東京においては、少なくとも過去の関東大震災に匹敵する地震に対しても耐えうる耐震性が要求される。また、施設内部の諸設備についても、耐震保持の設計がなされなければならない」（被告準備書面）と国も認める通り、施設の構造面、非構造面、設備面において厳密な耐震設計がなされなければなりません。

当該施設のように病原体等を大量に扱う施設の場合、大地震動時及び地震後においてこうした病原体等が外部に絶対に漏出しないよう万全の対策が確保されていなければなりません。

発展途上にある地震工学――建築基準法で定める耐震基準では病原体等の漏出防止を保障しない

建物の耐震基準は建築基準法で定めていますが、この規定はあくまでも内部の人命の安全確保を目標としており、構造材や内装材などの少々の破損を前提としたもので、施設が地震後に使えることを保障するものでもありません。

一九九五年の阪神淡路大震災をもたらした兵庫県南部地震で、神戸市環境保健研究所のP３施設の壁、ドア、ダクト、配管などが破壊され、冷蔵庫に保管していた結核菌が床に散乱するなど多数の被害が報告されましたが（別件訴訟甲二七六「阪神・淡路大震災の記録」、『神戸市環境保健研究所報』二三巻所収）、こうした被害の程度は建築基準法で定める耐震基準の許容範囲です。ですから、大地震動時及びその後において病原体等が漏出しないような耐震性を施設に備えるためには、建築基準法上の耐震基準にさらに上乗せした耐震性を考慮しなければなりません。

ところで、建物の耐震基準は、新潟地震（一九六四年）、十勝沖地震（一九六八年）、宮城県沖地震（一九七八年）などの地震の度にそれらの被害の教訓から改定されてきました。もともと耐震基準は関東大震災の東京・本郷の揺れを目安としてつくられましたが、そもそも関東大震災の真相はまだ完全には解明されてはいません（別件訴訟甲一二六）。したがって、現在制定されている耐震基準も関東大震災の実際に即したものとは言いがたいものです。

このように、施設の耐震安全性を考える前提として、建築基準法上の耐震基準は、病原体等の漏出を防止することは最初から考慮外にしていること、地震工学は未解明の部分が多数ある発展途上の分野であることを肝に銘ずる必要があります。

当該施設は総合的な耐震安全性が確保されていない

①「官庁施設の総合耐震計画基準」を満足しない

一九九五年の阪神淡路大震災での多数の官公庁施設の被災の教訓から、当時の建設省は「官公庁施設の建設等に関する法律」に基づく「官庁施設の総合耐震計画基準」（別件訴訟甲五〇五　建設大臣官房官庁営繕部監修『官庁施設の総合耐震計画基準及び同解説』、以下、「九六基準」と言う）を制定しました。

この「九六基準」の特徴は、

・当該施設のような「放射性物質若しくは病原菌類を貯蔵又は使用する施設及びこれらに関する試験研究施設」を「危険物を貯蔵又は使用する施設」に分類し、建築基準法の耐震基準にさらに付加したもっとも高い耐震安全性を求めたこと。

・建築設備の耐震安全性確保の基本事項として、ライフラインの長期の途絶時の対応として、電力の確保、給水機能の確保、排水機能の確保、空調機能の確保などを求めたこと

・病原体研究施設や室の立地や配置について、「過去の災害記録または事前の地盤調査等をもとに、地震、津波による災害危険度の判定を行うことが重要である」、「特に、周辺への危険が及ばないような配置計画とする」、「大

地震動後に発生する災害及びそれに引き続いて発生する可能性のある二次災害に対して、施設及び周辺の安全性を確保する」などと繰り返し配慮を求めていること。

・既存施設を含むすべての官庁施設に「九六基準」を適用するとし、施設の災害時の機能、社会的影響度、地域的条件等を考慮して、緊急度の高い施設から優先的に耐震診断を実施し、改修等の必要な措置を講じるとし、また、所要の耐震安全性の確保が困難と判断された場合は、施設の用途の変更や移転、建替えについても検討するとしていること。

の四点が挙げられます。

この「九六基準」に従って開示請求により入手した構造計算書を含む設計図書を検討した結果、当該施設は少なくとも以下の点で「九六基準」を満足していないことが明らかになりました。

ア　周辺への災害防止に配慮した立地、配置計画

イ　保有水平耐力などの構造耐力

ウ　非構造部材の耐震性

「九六基準」では、大地震動後も「危険物の管理のうえで、支障となる建築構造部材の損傷、移動等が発生しないことを目標として、人命の安全確保に加えて十分な機能確保が図られていること」を目標とし、設計用標準水平震度を詳細に定めています。しかし、当該施設については、そうした設計用水平震度に応じた設計が行われていません。

エ　設備面で、水槽や設備機器類の耐震性

「九六基準」は、大地震動後「大きな補修をすることなく、必要な設備機能を相当期間継続できること」を目標とし、それまでの基準より相当アップした設計用標準震度を詳細に定めています。当該施設の「完成図書」に記載の設計用標準震度と比較すると、水槽類をはじめ設備機器類の耐震性が明らかに不足しています。

オ　ライフライン途絶対策

「完成図書」によれば電力や水の対応ができていません。

カ　耐震診断

構造面、非構造面、設備面において耐震性が不足するにもかかわらず、耐震診断や耐震改修を実施してはいません。国内で最大の病原体等を扱い国内最大の人口密集地に存在するという施設機能と地域的条件を考慮すれば、最も優先して耐震診断等を及び改修を実施すべき施設といえます。

キ　塑性率の過大な設定

塑性率を根拠もなく過大に設定しており、実際には大地震動時、多くの主要部材（梁・柱）が完全に破壊され修復不可能となる可能性が大きいといえます。

ク　大地震動を受けると構造耐震性が低下する

震災を受けた鉄筋コンクリート造建築物の残存耐震性能の評価によれば、被災後、構造物の耐震性能を相当低減して考える必要のあることが示されています。関東大震災に関する最新の知見では、M七級の大余震が六回発生したことが明らかになっています（毎日新聞二〇〇三年八月二三日朝刊）。最初の大地震動に耐えても、大きな余震で崩壊する可能性も考えねばなりません。

ケ　耐震ではなく、免震、制震が求められる

構造や非構造部材、設備類が大地震動に対して踏ん張って耐えることができたとしても、たとえば作業台に置いた病原体の入った容器は、地震動により容易に転倒移動し、容器内の病原体が室内に拡散する可能性があります。その点で「耐震」ではなく、「免震」により建物に伝わる地震動を低減したり、「制震」により地震エネルギーを吸収する構造が当該施設には相応しいと言えます。前項で指摘した大地震動による構造耐力性の低下も防止できます。

「九六基準」でも、当該施設のような災害応急対策活動に必要な施設、あるいは危険物を貯蔵または使用する施設などで、大地震動に対して機能保持および収容物の保全が特に必要な施設については免震構造などを適用するものとして

います。

国・感染研は私たちの指摘に対し、構造面での耐震検討結果を提出してきましたが、それによっても「九六基準」を満足しないことが明らかになりました。ライフライン途絶対策がないことについては「バイオハザードと直接結びつくものではない。大地震動後は業務を行わない」などと強弁し、耐震診断の実施についても拒否しました。

このように、当該施設は「九六基準」違反とともに総合的な耐震性が不足する施設であり、大地震動時及びその後において、病原体等が周辺環境に漏出する危険性がある施設といえます。

(3) バイオハザード対策キャビネットのＨＥＰＡフィルターは現場性能未確認

実験排気の除菌用に設置されるＨＥＰＡフィルターは、〇・三ミクロンのＤＯＰ粒子（試験用エーロゾル）九九・九七％以上の捕集率を持つものが使われます。感染研は、バイオハザード対策キャビネットでは、〇・三ミクロン付近のＤＯＰ粒子の透過率が〇・〇一％を超えないことを現場で走査試験により確認したＨＥＰＡフィルターを使用しているので、排気中の病原体を一〇〇％除菌できると主張しました。

その根拠としてＨＥＰＡフィルターの現場性能試験を規定した文部科学省「組換えＤＮＡ実験指針」及び（社団法人）空気清浄協会「クラスⅡ生物学用安全キャビネット」を遵守していると主張していました。

ところが、私たちが入手したＰ３施設に設置したバイオハザード対策キャビネットの現場試験データから、長年、ＤＯＰ粒子を使わず、また走査試験もおこなわず「合格」としていたことが判明しました。実際は、フィルターは工場出荷時の検査で性能確認されただけで、その後現場においては指針や協会規定に反してまともな性能試験を行ってはいませんでした。周辺住民は性能が確認されていないＨＥＰＡフィルターを通過した膨大なＰ３施設からの排気を吸わされていたことになります。私たちの指摘に対し、感染研はＤＯＰ粒子を負荷して性能試験するという規定はないという虚偽の主張を繰り返したものの、ＤＯＰ粒子を負荷した試験を実施せざるを得なくなりました。ところが、その試験結果報告書を見ると、規定された検査要領に従って実施したのかどうか判断不能なずさんな内容でした。

フィルターの性能問題で重要なのは実際に病原体が透過するかしないかであり、捕集率や透過率はその指標に過ぎません。感染研は、透過率の確認すら怠ってきました。

(4) ＨＥＰＡフィルターの不確かな性能

第五章四節「エーロゾルについて」（武藤徹執筆、一四〇～一四七ページ）参照

(5) 病原体漏出につながる杜撰な施設安全管理

戸山庁舎の設備管理日誌によると、日常の管理に伴うトラブルは、一九九九年度二一四件、二〇〇〇年度一八二件発生しています。病原体等を扱うに相応しい管理が行われてこなかったことが施設トラブル事例より推察できます。こうしたトラブルによりいつ周辺環境に災害が及んでもおかしくない状態といえます。

日常の設備管理の問題

次に紹介する事例は、日常の安全管理のルーズさを表しています。

① 消防法に基づく消防用設備の点検報告書で指摘されていた不具合箇所（四箇所）を改善せず放置し、防災対応を軽視していること。

② 即火災に直結する可能性のある電気関係のトラブルが竣工後七年経過するにもかかわらず全体の四分の一を占めていること。

③「Ｂ三Ｆ東階段下に積んであった塩素が漏れて異臭発生」は塩素を漏れが生じるような管理をしていたこと、階

段室内に置いていた可能性もあることから非常時対応の点でも問題があります。

④「P3管理室の依頼でB三FのISS内設置のP3関係の防煙防火ダンパーをチェックしたところ、閉止状態のダンパーが一三個あることが判明」とは、適正なエアーバランスの確保がP3施設の安全確保の基本であることを考えれば、本来はダンパーの閉止状態を感知するシステムが必要な箇所です。

⑤「NO四冷却塔の薬液濃度の低下が水質検査で判明し、薬液注入量を調整した」「B三F主機械室、害虫駆除のため、側溝に殺虫剤を散布」「排液処理設備受入槽に貝が発生したため、除去作業を行う」は日常の衛生管理が不十分であることを示しています。

外部作業員や研究員のミスによる施設トラブル

「定期点検中の作業員のミスによる瞬時停電発生」「排水処理設備塩素タンクへの給水蛇口の閉め忘れで漏水し、ブレーカー、ケーブルが地絡焼損」「機器点検後のダンパーの復旧し忘れで、安全キャビネット排気不良」「B三F排煙口が作動し、排煙ファンが起動した。原因は研究員が誤って排煙口のボタンを押したことによる」などが報告されています。施設管理面において、日常的に起こしている人間のミスや過誤が大災害に直結する可能性があることを示しています。

(6) P2施設からの実験排水について――病原体等を含む可能性が常に存在する

実験室からの排水には、①実験で使用した廃液や実験器具の洗浄水、②手洗い、緊急時の洗眼水があります。①の廃液や洗浄水の内の濃厚洗浄水については、高圧滅菌器や消毒液で処理するとしていますが、②の排水と①の希釈された洗浄水は実験室内で処理されず実験室外に排水されます。

この時、手や目、実験器具についた病原体等が排水中に含まれる可能性があります。人為的ミスや過誤により実験済み廃液や濃厚洗浄水を処理せずに流してしまうことも考えられます。

「完成図書」には、P2排水の滅菌又は消毒設備はない

排水処理の考え方は施設を建設する場合の基本的な項目の一つですから、最初から設計内容に反映され、「完成図書」に記載されていなければなりません。ところが「完成図書」を見ると、P2実験室からの排水については、中和処理が行われるだけで滅菌されずに施設外に放流されることになっています。したがって少なくとも施設完成直後においてP2排水を滅菌又は消毒せずに病原体等をそのまま施設外に排出していた可能性が高いといえます。

P2排水を処理槽で滅菌していなかったことを認める

事実、感染研は、私たちの指摘に対して「完成図書」ではP2排水は処理槽で滅菌するようにはなっていないことを認め、竣工後しばらくしてから滅菌処理装置を設置したと主張しました。

しかし、被告が「実験室からの廃水もまた、管理の重要な対象となる。我が国でも、病院の廃水に含まれていたコレラ菌が河川に流入して検出された事例がある。廃水は、これをそのまま下水道等へ流すことをしてはならない。実験室からの廃水は、必ず処理槽を設けて、いったんその中で滅菌処理を行った後に放出することが必要である」（第一審準備書面）と、P2排水（コレラ菌はP2レベル）の処理槽による滅菌処理の必要性を主張していたことを考えれば、竣工時に設置して当然であり、当初の設計の不十分さが指摘されます。

滅菌処理装置を設置した証拠がない

ところで感染研が設置したとするP2排水滅菌処理装置なるものについて、実際に設置したことを証明する詳細図面や仕様書などの証拠が提出されず、私たちが公開請求して受領した文書の中にも見当たりませんでした。保守管理契約書類もないことから、専門業者により保守管理されている実態もないのです。また、たとえ処理装置を設置したとして

も、被告が主張する仕様で確実にＰ２排水が滅菌されているかどうか検証されねばなりませんが、それもわかりません。したがって、Ｐ２排水処理装置により確実に滅菌処理が行われている保障はなく、実際はＰ２排水を通じて病原体等が漏出している可能性は現状でも否定できません。

(7)　実験室内感染がおきていた

感染研の業務の危険性の一つとして、実験室内感染に起因する二次感染、三次感染があります。感染研は、七二年までは実験室内感染の報告例はあるものの、バイオハザード対策キャビネットを導入した以降は実験室内感染はないと主張してきました。

しかし、所長に報告されただけでも、平成七年（一九九五年）から一三年（二〇〇一年）六月までに少なくとも九件の実験室内感染事故が発生しています。事故の内容を戸山庁舎においてみると、Ｐ２実験室で、原因不明の死亡患者の臨床材料からウイルスを分離する最中、注射針による針刺し事故が発生（九九年一月）、動物管理区域のＰ２実験室でインフルエンザウイルス液が実験者の裸眼に入る事故が発生（九九年九月）、Ｐ３実験動物室でペスト菌をマウスに注射して後に左手中指への針刺し事故が発生（二〇〇〇年九月）、の三件です。いずれも初歩的なミスであり、人為的なミスは防ぎようがないことを示しています。感染研の規模と人数から考える限り、所長に報告された事故は氷山の一角とみるべきです。

一―二　感染研周辺地域排気拡散調査を実施

設計図書によれば、感染研戸山庁舎からは最大でＰ３実験排気三万八〇〇〇㎥／時、ＲＩ系排気（Ｐ３系除く）六万三〇〇〇㎥／時、動物室系排気二万六〇〇〇㎥／時が周辺に放出されています。

原告住民の皆さんが協力して調査資金を集め、感染研戸山庁舎からの実験排気のコンピュータシュミレーションによる拡散調査を㈱環境総合研究所に依頼して実施しました。国・感染研は法廷で排気は瞬時に拡散して問題なしと主張していましたが、二〇〇二年一〇月の報告書によれば、感染研に近い地域ほど、かつ風下方向ほど濃度が高くなる結果となり、確実に実験排気を周辺住民の人々が「再利用」していることが示され、生物災害が発生する危険性が極めて高いことが明白となりました。

一分間に一〇〇〇個の漏出を前提にシュミレーションすると近隣の成人男子は一年間で約二九個の病原体を摂取することになり、戸山庁舎の近傍に居住する住民ほどその摂取量は高いことが示されました。

実験排気が人体の健康に及ぼす影響について定量的に明らかにするための疫学調査の実施が求められます。

二 高槻JTバイオ施設情報公開訴訟の控訴審判決で情報公開を命ずる

二〇〇二年一二月、大阪高裁は大阪府高槻市の公文書非公開決定を違法として住民が取り消しを求めた訴訟で、大阪地裁判決を覆して非公開決定を違法とする判決を下しました。その後、最高裁に事業者により上告受理申し立てが行われましたが、二〇〇五年三月に「民訴法三一八条一項により受理すべきものとは認められない」との決定が下され、大阪高裁判決が確定しました。

二―一 経過

この訴訟は、日本たばこ産業株式会社（JT）が高槻市内に「医薬総合研究所」を建設した際、周辺住民へ十分な説明や情報公開せず、住民合意のないまま着工し開所を強行したことから、住民が一九九五年、高槻市情報公開条例に基づき、高槻市が保有する「JT医薬研究所の建築確認申請における設備に関する各階平面図及び仕様書」の公開を求めたことに端を発しています。しかし、市は非公開決定をしたため、高槻市情報公開審査会に異議申し立てを行いましたが、九六年に審査会は実質的に申し立てを棄却する決定を下しました。そこで、住民は市の非公開決定の取り消し、図面等の公開を求める裁判を九六年一〇月に大阪地裁に提訴しました。被告は、高槻市長ですが、提訴してすぐにＪＴとＪＴ不動産㈱が訴訟参加人として申し立てを行い、大阪地裁もそれを認めたため、事実上、ＪＴとの争いとなりました。

第一審は〇一年六月に原告請求を棄却しましたが、第二審大阪高裁は〇二年一二月、原告逆転勝訴の判決を下しました。

なお、一審結審直後の二〇〇〇年一二月にＪＴ研究所職員が放射性物質をもちだし、ＪＲ高槻駅改札口付近にばらまくという重大事故を起こし、一審判決後の〇一年九月には、今度は下水道法の排水基準を上回る有機塩素系有害物質ジクロロエタンを公共下水道に垂れ流していたことが発覚していました。

二―二　争点

高槻市情報公開条例は、その前文で「知る権利」を明記しており、公開が原則となっています。しかし、原則公開の適用除外項目として同条例第六条に次の規定があります。

「第六条第一項第二号『法人に関する情報』

法人その他の団体に関する情報又は事業を営む個人の該当事業に関する情報であって、公開することにより、当該法人等又は当該個人の競争上の地位その他正当な利益を害すると認められるもの。

但し、次に揚げる情報を除く。

ア　人の生命、身体又は健康を害するおそれのある事業活動に関する情報

第六条第二項

実施機関は、法令又は条例の規定により公開することができない情報については、公開しないものとする。」

争点はこの規定をめぐるもので、当該設計図書が、①第六条第一項第二号の本文に該当する不開示情報にあたるのか、②その不開示情報に該当しても「但書ア」に該当し不開示情報から除外されるのか、③「但書ア」に該当しても著作権（複製権）あるいは著作者人格権（公表権）の法による権利を条例により制限することとなり第六条第二項に照らして許されるか、というものでした。

二―三　控訴審判決（大阪高裁判決）の主旨

争点について判決の主旨は以下の通りです。

(1) 本件文書に記載された情報の公開は、第六条第一項第二号で規定した「競争上の地位その他正当な利益を害すると認められる」ものである。

(2) 一方、JT「医薬総合研究所」が行っている組み換えDNA実験等の事業活動は、「人の生命、身体又は健康に害するおそれのある事業活動」であり、「但書ア」に該当する。

判決では「『害するおそれ』とは、その活動により人の生命、身体又は健康を害する可能性があれば一応は足りる」とし、「『事業活動』とは、その活動によって人の生命、身体又は健康を害する可能性があり、特別な安全対策なしには社会的に存立が許されない事業活動をいうと解するのが相当である」とした。そして、「日本たばこ産業が本件施設で行っている組換えDNA実験等の事業活動は、特別の安全対策なしに、無条件に『許された危険』として社会の認知を得たものとは認められない」とし、前述の二件の事故をふまえ、「本件施設において安全対策が存在しているにもかかわらず、本件施設における事業活動は、当該地域の通常人から見て、当該事業活動により人の生命、身体又は健康を害する現実的な可能性があると認められるものに該当する」と認定した。

(3) 「本件文書が公開されることは、ジクロロエタン排出事件の対策の当否を検討するに当たっては、有用な資料となることが期待される」とし、参加人JTらが主張していた著作権および公表権などの著作者人格権を認めた上で、公開によりJTらが被る不利益の程度は、公開によって回避し得る被害に比べはるかに小さいと認めるのが相当であるとして、JTらの著作権、著作者人格権を根拠に本件文書の公開を拒むことは権利の濫用であり、条例第六条第二項は適用されない。

二―四　判決の意義

控訴審判決の意義として次の三点が挙げらます。

まず、病原微生物や遺伝子組み換え微生物などを扱うバイオ施設の潜在的な危険性を認めたことです。二点目に、「人の生命、身体又は健康を害するおそれのある事業活動」の「害するおそれ」とは事業活動が行われる周囲の状況の評価ではなく、特別の安全対策なしには社会的に存立が許されない事業活動そのものの評価であるとしたことです。三点目に、バイオテクノロジーがもてはやされる風潮の中で、バイオ施設について「無条件に『許された危険』として社会の認知を得たものとは認められない」として、バイオ施設からのバイオハザードの危険性について警鐘を鳴らしたことです。

国立感染研戸山庁舎が立地する第一種中高層住居専用地域には本来、研究施設を立地することができず、建設省通達（昭和五二年住指発七七八号）により、近隣の居住環境を害するおそれのある用途が主ではないと判断された施設だけが例外的に立地可能とされています。大阪高裁判決からすれば、戸山庁舎は当然、用途地域内の建築規制を定めた建築基準法第四八条に違反する建築物といえます。

（川本幸立）

注　HEPAフィルター　high efficiency particulate air filter（高性能微粒子除去装置の略）。排気中の病原体を取り除くためのろ過装置。

第三章　科学者はどう行動したか

一　いま問われる研究者の倫理とバイオハザード

研究者と倫理

予研＝感染研裁判を振り返って研究者の倫理を考えるとき、大阪市立大学教授であられた桑島謙夫先生の言葉を思い出します。先生は「研究者は哲学を持った職人でなければならない」と言われました。

この項の筆者、新井秀雄は大学卒業と同時に国立の予防衛生研究所の研究室の一員として研究活動に従事してきました。研究者にとって仕事とは何かといえば、これは当然、研究です。

しかし、研究者にとっての研究は多くの方々が考える仕事とはだいぶ違った意味合いを持っているようです。それこそ寝食を忘れて取り組む程の対象であって、生活の手段ととらえられるような普通の「仕事」とは少し意味が違うようです。

わずかでも打算が働き、生活の糧を得るため駆け引きしたり、何らかの目的のために手心が入ったりというたぐいのことがみられないのが研究者にとっての「仕事」である研究です。研究者は研究ができなければ研究者とはいえなくなってしまいます。懸命に研究に打ち込むことが研究者を研究者たらしめているといえます。それこそ子供が玩具で遊んでいるように研究に打ち込むのです。桑島先生の言葉はそのような研究者にとって忘れてはならない言葉として私の心に残りました。

だから研究者は子供のように研究に打ち込みながらもどこかに強い倫理観を持ち、それに従って研究に専心しないといけないのではないかと思っています。

国立感染症研究所の歴史と研究員たちの倫理

旧国立予防衛生研究所（現国立感染症研究所）は、第二次世界大戦中、人倫を無視した凄惨な人体実験を繰り返した七三一部隊の関係者を中核にしてＧＨＱ（連合国軍最高司令官総司令部）指揮下に設立された研究所です。七三一部隊の実態については敗戦に伴う闇として、その具体的な研究等について伏せられ、戦争犯罪としても公に問題とされることなく国立予防衛生研究所の設立に至ります。

国家にとっても国民の予防衛生について研究する機関は、体制維持（治安上）の上からもなくてはならないものです。私自身はその必要性と使命感に動かされてというよりは、直接的には先輩の推薦助力で就職しました。当時の研究所には社会的責任を自覚し研究倫理をしっかりと持った研究者も多く、自分たち研究所の社会の中での位置づけを理解し、国家公務員としてどんな研究をどのように取り組むかをしっかりと考えていた研究者たちが存在しました。研究所内の組合活動も盛んで、学友会という組織もあり、職場の問題も盛んに話し合う雰囲気があり、公務員として国民の利益にいかに貢献するべきかという議論も行われていたのです。

しかし、当時どういうわけか足下のところ（研究所内部）での七三一部隊との人的関わりが話題にされることがなかったのです。後に新宿移転にあたり外部からその事実を指摘される事態になりますが、自分が退職する二〇〇三年までついに内部での公の議論になることは一度もありませんでした。予研研究者が世界に誇る研究実績の一つと豪語していた凍結乾燥ＢＣＧのワクチン開発と七三一部隊との関係を追求した内容を紹介した私の署名論文の寄稿が、当時の学友会会報編集部から掲載拒否された事実はあります。それ以降は二度と学友会会報へ投稿することを潔しとしませんでした。

さかんな組合運動が維持されていた時期は一九七〇年代までだったのではないかと思います。そのころの典型的な事例として思い出すのが、筑波研究学園都市への研究所移転構想の拒絶です。この事例は筑波研究学園都市構想に国立予防衛生研究所も一方的に加えられ、新しい研究所構想に沿って研究所の移転が画策された問題でした。この移転は閣議決定を経て研究所に提示されましたが、所長以下研究者全員をあげてこの一方的移転計画に反対し、予研の移転計画は中止されることになったものです。

このとき研究所は組合、学友会はもちろん職員一同が団結して移転反対を打ち出しました。移転に伴う交通上のリスクや研究環境の問題で研究所は現状維持の方向で意見が一致し、すでに閣議決定を経た移転計画の中止を勝ち取ることができたのです。予研研究者たちは自分たちの研究に関してどうあるべきか議論し、自律的な判断で政府の一方的な移転計画に反対し、自分たちの意思を通すことができたのでした。このころの研究所は、身近な問題から研究の方向性まで全員で議論し認識を取りまとめる開かれた風通しのいい雰囲気が保たれ、組合活動も活発でした。

検定不正事件と産業スパイ事件

ところがこのような雰囲気に水をさすような事件が起こったのです。それが一九八三年の抗生物質不正検定事件です。現在もそうですが、当時の国立予防衛生研究所は製薬会社の製造したワクチンや抗生物質に対して国家検定を担当する検定業務を持っていました。この検定業務に不正があることが内部告発されたのです。事件は公になり、刑事事件に発展、製薬会社の産業スパイ事件なども調査の結果明らかになり大きな社会問題になりました。結局、関係部署の責任者にも処分が及び、マスコミにもたたかれ、研究所は大混乱になってしまったのです。

一連の問題の発端となったのは研究者の研究費の問題でした。検定に絡む検査結果を正式に結果が出ない以前に見切り発車して合格判定を出していた事実を知った研究者が、それを理由にし、ゆするようなやり方で研究費の水増しを上司に無理強いしたというものです。その研究者は要求が通らなかったのでマスコミに事実関係をリークして表沙汰になってしまったのです。研究者は研究のためなら何でもします。それこそ寝食を忘れてという状態も全く苦にならないものです。ところがこれは少し様子が違います。

抗生物質の検定は、それまで不合格になるケースは皆無に近いと聞いていました。事前資料や経過も踏まえ、検査結果が確定する前に「不合格になることはなさそうだ」という予測は現場の研究者なら容易に持つことができます。販売計画のうえで製薬会社側も検査の状況を早急に知りたいのも人情です。見切り発車の事実があるなら所内的な自浄作用で解決していれば大きな騒ぎにならないですんだかもしれません。その問題を自分の研究費の問題に絡めてということになると、完全に研究者個人の資質の問題になってしまいます。この問題についても当時の組合や学友会で全所員の議論の対象にできる余裕はあったはずですが、事態は紛糾してしまったようです。内部告発により、製薬会社との癒着まで明らかになり混乱は深まります。

結局、抗生物質の不正検定問題は司直の手に委ねられることになりました。事実は事実として受け止めねばなりません。しかし、このような事態になる前になぜ自分たちの問題を自分たちで解決できなかったのでしょうか。「研究者は哲学を持った職人である」はずですが、もしも哲学を持たずに研究に没頭するならただの子供の遊びでしかなくなります。夢中で好きなことに懸命になる子供のように、私たちも夢中で仕事に向かいます。まるでそれこそが使命であるかのようにです。研究費は研究をするための資本と考えるなら少しでも多い方がいい。のどから手が出るような思いで研究費をほしがるのが研究者でもあります。

製薬会社との関係の中で情報交換の必要が生まれることは事実ですし、仕事をスムーズに進めるために仕事の融通をすることはだれでもしていることです。しかし、客観的に見て不正、または不正につながる行為には一線があったのではないでしょうか。その一線を感じたとき、それを話し合える雰囲気があの時の研究所にはあったはずだと思っていました。研究所の筑波移転を阻止した団結の折には職員の一体感は見事なものでしたし、何でも話し合える雰囲気と明るい研究環境があったはずだったのです。

また事件が発覚したとき、ただちに何が原因だったのか、何が悪かったか真剣に自分たちの研究体制、研究態度に全員で向き合う必要があったのではなかったかと思うのです。それが「哲学を持った職人」としての研究者ではなかったのか。これは私自身の問題でもあったと思っています。

研究所のあり方に関する委員会

その後、事件の顚末を受けて一九八四年、国立予防衛生研究所のあり方に関する協議会が厚生省主導で設置されました。協議会は有識者を集め研究所の今後を話し合いました。

この委員会は完全に外部の有識者による協議会で、予研の所長でさえ参考人程度でした。なんとも屈辱的な協議会であり、内部努力は一切無視されました。研究所としての運営維持する能力は、内部の私たちにはないと判断されたのだと思います。

実質的な改革実行に関して私たちには何もできなかったのです。この協議会で研究所のその後の運営や方針が話し合われました。まず行われたのが、検査部門と研究部門の分離です。検査部門は東村山支所へ集中し担当することになりました。さらに研究所の老朽化などを理由に当時の目黒庁舎から新宿への移転が検討されるようになったのです。

このような動きに対して、研究者の意見も分かれました。協議会の答申に基づいて出された改革案に従って、検討対象になった研究所部門の移転候補地が新宿戸山でした。目黒からの移転距離はそれほど遠くなく、通勤条件等の問題は少ない地域ですが、問題は立地です。新しい研究施設ということで最新式の病原体実験施設が新設されることになります。危険度の高い病原体や組み換え体の実験も本格的に実施されることになります。これは研究者にとってはやりがいを感じることではあります。しかし、そんな施設を住宅密集地に建てる必要があるのだろうか。これが率直な研究者たちの疑問でした。現場の気持ちがわからないのではないか。何より住民感情を抑えることができるのかなど率直な疑問がありました。

当局の対応と職員たちの対応

協議会の意向を受けた研究所当局は職員の説得にもかなり強権的な態度で臨むようになりました。「これは天の声だ（だから反対できない）」「受け入れられなければ研究所の存続にかかわるぞ」という形で研究者たちの説得にかかっていきました。予研職員はすべて国家公務員です。万一、研究所がなくなったとしても、公務員としての身分は保証されています。問題を内部努力で解決することなく、一方的な当局の提案を受けるか、さもなくば放棄されるかとの恫喝めいた策動が続きました。全職員が一致して対処し、当局の案を撤回させる運動はついに再現されることはありませんでした。

当時の組合、学友会の少なからずの意見は移転問題についても新しいP３実験施設に関しても懐疑的でした。当局の意向は察知しても積極的に同意していこうという空気はありませんでした。何より、住宅密集地での新しい実験については懸念する声も多かったのは事実です。研究者間でも「いくらなんでもそんなところで」というのが大方の意見だったのです。しかし、それを組合、学友会での決議につなげようとする運動は、ついに組織されることはありませんでした。

これほどの当局側の強気の姿勢に、それぞれの職員は研究者としての信念や倫理を表明し行動することができなくなっていました。私の場合は、個人的にも他の職員たちと少し違う状況がありました。当時の住居が新しく移転予定していた新宿区戸山から徒歩一〇分足らずの所だったのです。いきおい生活に密接に関わる直接的な問題として考えざるを得ない状況にありました。当時の学友会報や組合のニュースにはこのような状況での戸山移転は研究者たちの間でも問題として取り上げられ、反対する複数の意見も掲載されていました。

しかし、研究所全体が移転を止めようという流れにならなかったのは、当局の強圧的な対応ばかりではなかったのではないかと思っています。それは、当時の研究所内に、私の場合のような、生活者の視点を持ちうる研究者がいなかったのだと思っています。目黒の老朽庁舎に比べて新宿区戸山の新庁舎での研究活動が便利か、有利かどうかが一番の問題とされていったのだと考えられます。

研究者と研究者を支える倫理

研究者は研究に邁進します。少しでもいい研究環境、少しでも多い研究費を望むのは研究者の本能的な衝動だと思います。不正検定事件から産業スパイ事件に至る当時の国立予防衛生研究所の不祥事は、研究者のそんな本質的な部分が無軌道になったことから始まったともいえます。自分の研究が少しでも世に認められるものになってほしい、少しでも追求したい真実に近づきたい、そんな気持ちが研究への情熱へつながり、世のため人のためという気持ちがそれに拍車をかけ、ますます自分の仕事にのめり込んでいきます。研究することがすべてという気持ちは研究者であればだれでも持ち合わせているものです。しかし、だからこそなのだと思います。「研究者は哲学を持った職人であれ」という思いは、決して忘れてはいけない研究者に課された社会の中での生活者としての倫理なのだと思います。

かつて、私たちの職場は大層民主的な雰囲気に支配されていました。自分たちの置かれた研究環境を自分たちで考え、自分たちで議論し、自分たちで解決していける状況にあったのです。しかし、そのような中で一部の研究者は歯止めを失ってしまいました。恥ずべきことといわねばなりません。しかも、予防衛生という国民の生活に密着した分野の研究においての問題です。かつて、国立予防衛生研究所設立にあたり参画した旧七三一部隊関係者の研究に対して国民はどのような印象を持ったでしょうか。あの時あの残虐な、あまりに非人道的な研究に邁進することになってしまった経験を否定的に生かすことが出来なかったのは何故でしょうか。研究者たちは、少なくとも心の中ではバイオハザードの危険性について一抹の不安を持っていなかったわけではないのです。当局の横暴と強引な政策押し付けゆえに致し方ない、だから万一バイオハザードが起こったとしても自分たちの責任ではないと自らに言い聞かせ、当局の用意した「バス」に乗ることを決めてしまったのです。

研究者が権力に屈することの危険を思い出してほしいのです。私たちが扱っていた研究の中身を再度思い出してほしいのです。子供が玩具にたわむれるようにして夢中になる前に、私たちは何を研究しているのか、何のために研究に邁進しているのかを思い出してほしいのです。そこには謙虚な姿勢と国民ばかりか人類全体の利益と幸福を目指して研究するという忘れてはならない前提があったはずです。国の政策だからとか、上司の命令だとかではなく、研究者自身が生きた生身の生活する人間として、携わることになった研究の前提を思い出してほしいのです。「研究所の未来はないぞ」といわれても私たちは身分保障された公務員でした。研究所存続の将来は保証されなかったとしても、職務に携わる立場は法律によって守られていたはずです。何より自分たちの立場よりも、国民のためを思って研究することを忘れないのが、国民全体の奉仕者である国家公務員としての研究者ではなかったでしょうか。我々は内部で率直に話し合うべきだったと思います。研究者の倫理は公務員としての研究者の立場はそこから始まっていたはずです。

研究交流促進法と研究開発強化法

私が予研（＝現感染研）の移転問題を住民とともに研究所を告発することになった状況の背景には、研究交流促進法の成立もありました。一九八六年のことです。

この法律は国の研究機関と民間および大学の研究者の交流を促進し、国全体の研究活動の促進を目指した法律です。国全体の研究活動の促進という点では確かに積極的な部分もあるように感じます。とはいえ、国家公務員の研究者として活動することと、企業の研究者とでは研究の背景が根本的に違います。公務員の研究者は国民の利益に奉仕するものですが、企業の研究者は言うまでもなく企業の利益を背景にしています。同じことは大学の研究者にも言えます。大学の研究者は学問のため、つまりは学問の自由のために研究を行うものです。そのような前提の中で、「国家の利益のために研究活動を活発にするために」というのは少し論点の違う話です。今日でいうところの規制緩和が研究現場で始まったのがこの法律以来といえます。ある意味で警戒すべき内容を持った法律です。それぞれの立場の心ある研究者は何らかの懸念を持って法案の整備を見守っていたのが本音でした。その法案が成立直前、急に自衛隊の研究協力も盛り込まれることになり、産、官、学、軍の協力体制を保証する法的確立がなされました。

一般論として、七三一部隊の暴挙を戒めとしていたはずの当時の予研研究者もこの動きに反応しました。それは、政府の一方的押し付けに対する拒否本能のように思えました。私たちのような生命倫理に関わることを避け得ない研究活動が、軍事目的に利用されること自体があってはならないことであったはずです。

とはいえ、当時は見直し評議会の答申を受けて移転改革案が吹き荒れていた時期です。さすがにその後暫くの間は、研究所内には軍事関係に関しての研究は共同研究しない雰囲気には落ち着いていたのですが、その表向きの非協力理由は移転反対の裁判中であることでした。民間との研究協力はそのための財団を作って、以後積極的に交流していくことになり、国民の福利厚生を民間企業の目的に沿う形で実現していく方策が法的にも確立されました。二〇〇一年四月に出された、防衛庁の「生物兵器の対処に関する懇談会」報告書をみると、感染研の幹部二名（倉田毅、渡辺治雄）と元職員一名（三瀬勝利）の参画が記載されており、軍事との協力は今や事実となっていますが、研究所内部に、この事態に抵抗する組織的な反対運動が起こっている気配はまったくありません。私たちの研究が軍事目的に使われ、生物兵器などの開発に感染症研究所が手を貸すことになったら、それこそ、七三一部隊の再来になってしまいます。決してそのようなことがないように願うものですが、その保証があるかどうか懸念されます。

そうはいっても、オタマジャクシの研究が潜水艦の研究に転用されたり、キリンの研究が戦闘機の研究に転用されたり利用されてしまうのが今日の科学の現状です。現に米国では、直接軍事に関係のないようにみえる研究に対しても軍から研究費が支給されているのが珍しくない状態です。研究の産学連携も推進課題として定着し、二〇〇八年一〇月には自民党議員の議員立法として研究開発交流法に代わる研究開発強化法が制定されました。国をあげての産・官・学・軍の研究協力は、いまや既定の確立された全体的交流体制というべきものになったといえそうです。

科学技術の発達は今日ますます望まれるところです。それを否定するつもりは全くありません。しかし、だからこそ、私のかかわった生命分野の科学のような人の命に直接関係する研究については、軍事目的、営利目的にむやみに支配されないような厳格な倫理感が、研究者に求められるのではないでしょうか。

（新井秀雄）

二　新井秀雄さんの裁判が意味するもの

著書『科学者として』出版

二〇〇〇年六月、一本のドキュメンタリー映画が映画館で公開されました。タイトルを『科学者として』といいます。この映画は、当時、国立感染症研究所主任研究官であった新井秀雄さんが、研究所内部の科学者でありながら、いや、科学者であるからこそ、予研＝感染研の移転反対運動、裁判に関わっている姿を映し出し、自らの考えを述べられたものです。この映画を作りましたのは、私・本田でした。

幸い多くの方が映画館に足を運んでくださり、新井さんの生き方が多くの感銘を生みました。そんな中で、当時幻冬舎の編集者であった、芝田進午さんのご子息に当たる芝田暁さんから新井秀雄さんに、著書を出版しないか、というお話がありました。新井さんはご自身が目立ちたいというようなことではなく、一九八九年に始まった予研＝感染研裁判が結審し、一審の判決を待っている時期でもあり、少しでも世論を喚起するのに役立つのならということで、執筆を引き受けられたのです。

こうして、新井秀雄さんの著書『科学者として』（幻冬舎、現在絶版）は二〇〇〇年一〇月末、書店の店頭に並んだのでした。同時に、この著書を紹介してくれるということで、『週刊文春』（二〇〇〇年一一月二日号）の取材にも応じられました。これらの文章は大きな反響を呼び、あらためて感染研の危険性が広く伝わったのではないかと思います。

査問

同時にこうした反応を快く思っていない人々が確かにいたようです。二〇〇〇年一一月末ごろ、新井秀雄さんは国立感染症研究所の所長室に呼び出され、所長・副所長・総務部長などが居並ぶ中で「査問」を受けました。そこでは蛍光マーカーで印を付けられた週刊文春の記事のコピーを見せられ、「お前はこういう発言をしたのか」と問いただされたそうです。確かにこの記事のタイトルは「恐怖の病原体が東京中にばらまかれている」といういささか扇情的なものでしたが、もとよりこうした見出しは編集部がつけたものであり、新井秀雄さんがそのように語ったわけではありません。そのことは記事をよく読めば分かることです。新井さんは予研＝感染研の移転問題がおきた当初から、公開の場で議論することを望んでこられました。ですから、この「査問」を受けた時も、何か疑問があるなら公の場で話し合うことを新井さんは提起したのです。しかしながら、感染研当局はそうした場に出て来ることはありませんでした。

厳重注意処分

年が明けて二〇〇一年一月四日、再び新井さんは所長室に呼び出されます。そこで示されたのが「厳重注意書」だったのです。そこにはこう書かれていました。

「国立感染症研究所細菌部主任研究官
厚生技官
新井秀雄

あなたは、『週刊文春』平成一二年一一月二日号（平成一二年一〇月二五日発売）で掲載されたあなたの発言及びあなたの著書である『科学者として』（平成一二年一一月一〇日幻冬舎より発行）において、当研究所の研究内容や運営実態を歪曲し、幹部職員を事実に反して誹謗中傷する内容を発表したことは、当研究所の信用を著しく傷つけ、公務の円滑な遂行に支障を来たすものであり、誠に遺憾である。

よって、今後かかることのないよう厳重に注意する。

平成一三年一月四日

国立感染症研究所長　竹田美文　印」

同時に総務部長から口頭で「夏季勤勉手当」（民間企業で言うところのボーナスに相当）のカットが言い渡されました。

ここで注目しなければならないのは、「厳重注意」という処分はなんら法的に根拠がない処分だということです。もし仮に、新井さんが国家公務員法に抵触したのだとすれば、懲戒解雇、あるいは訓告などの処分が下されるはずです。

後に発売された『週刊文春』の記事によりますと、当時の津島雄二厚生大臣は「辞めさせろ」と強く主張したそうですが、さすがに解雇する根拠は見つからず、「厳重注意」になったようです。しかしながら、法的に曖昧な処分であるからこそ、人事院に不服申し立てをすることも出来ず、かつ勤勉手当がカットされるという「実害」も発生するという状況でした。

「新井秀雄さんを支える会」発足

新井さんは素早く行動をおこしました。二〇〇一年一月六日、予研＝感染研裁判の代理人であった島田修一弁護士のもとを訪れ、この処分を撤回し名誉を回復するにはどうすればよいのか相談しました。そして、処分撤回を求めた裁判を起こすことが決まりました。

この頃、予研＝感染研裁判原告団長である芝田進午さんはがんの闘病中であり、日に日にやつれていく姿を多くの方が心配していました。そんな中でも、新井さんの処分を聞いた芝田さんは、この処分は「言論弾圧事件」だと喝破されました。たとえ国家公務員である研究者とはいえ、表現の自由・言論の自由は保障されており、同時に取材者にも取材する自由があるはずです。さすがに芝田さんはことの本質を見抜いておられたのです。また、同時に新井さんの裁判を支援する組織を作る必要があることを指摘されたのでした。この年行われた予研＝感染研裁判の会の新年会は『バイオハザード裁判』（緑風出版）の出版、ならびに『科学者として』の出版を祝う晴れやかな場となるはずだったのですが、新井さんへの処分があり一種重苦しい雰囲気が漂っていたことが思い出されます。そして、新井さんの裁判支援への呼びかけを行った芝田進午さんは、公の場に姿を見せた最後となってしまいました。行きがかり上、私・本田が事務局長を引き受け、新井秀雄さんを支える会が発足しました。予研＝感染研裁判原告の方、新井さんの旧友の方なども加わってくださり、とにかく新井さんを孤立させない体制が少しずつではありますが整いました。

裁判提訴

二〇〇一年一月二五日、新井秀雄さんは東京地裁に訴状を提出し、ついに裁判が始まりました。裁判提訴での記者会

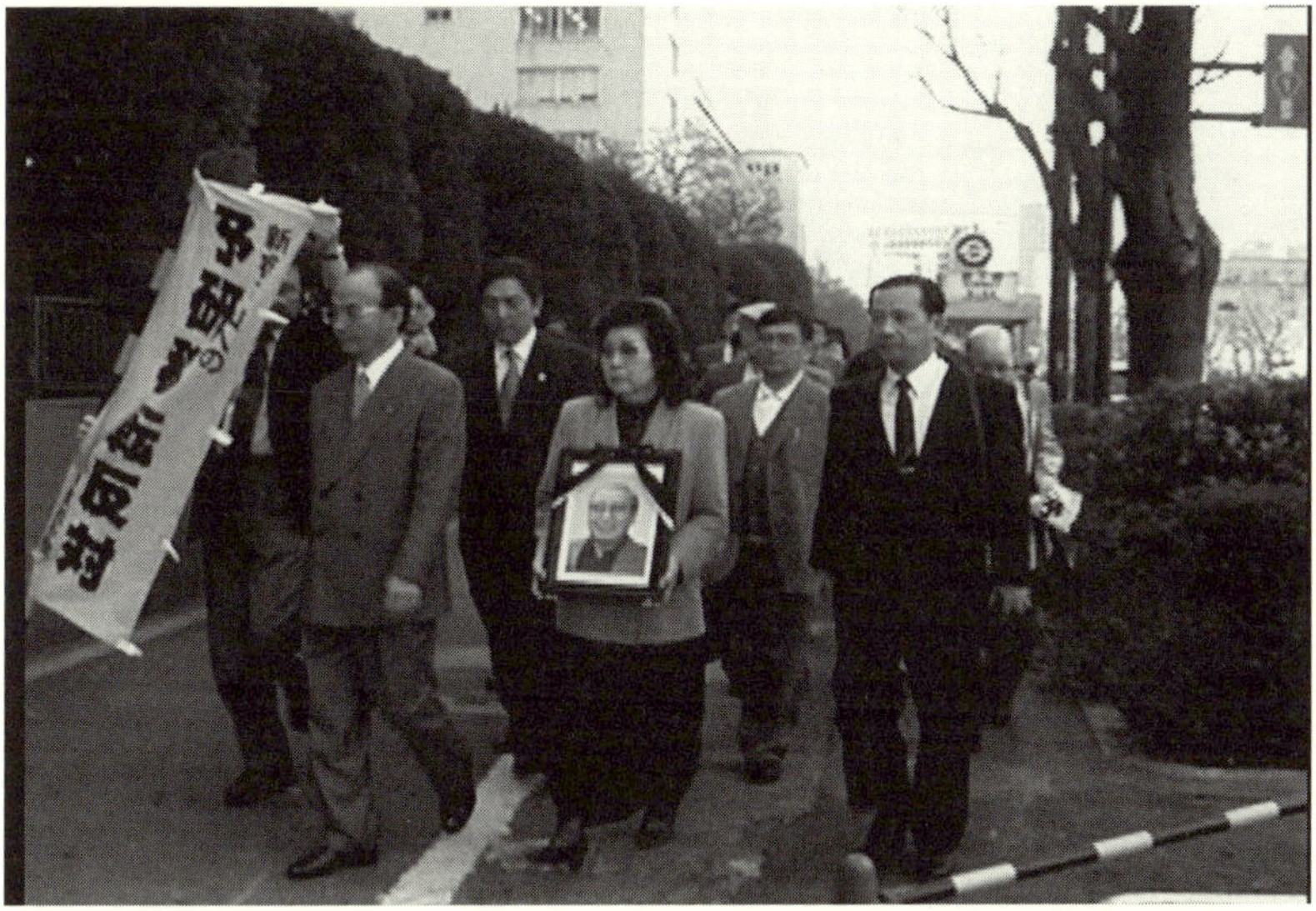

東京地裁判決のため入廷する原告団（2001年3月27日、本田孝義撮影）

見の場で新井さんが強調しておられたのは、今回の処分が内部から改革しようという声を封じる働きを持つことが許せない、ということでした。

二〇〇一年三月一四日、芝田進午さんが逝去され、翌十五日が新井秀雄さんの裁判の第一回公判となってしまいました。その夜、通夜に参加するため新井さんや私は喪服姿で公判に臨むという異例の裁判の幕開けでした。

二〇〇一年三月二七日、裁判提訴以来実に十二年かかって、予研＝感染研裁判の一審判決が出ました。原告（住民ら）敗訴でした。すぐさま原告は東京高等裁判所への控訴へ向けて動き出し、予研＝感染研裁判控訴審と新井秀雄さんの裁判が並行して進むような形になりました。もとより新井さんは、ご自身の裁判を通じて、今一度感染研の危険性を明らかにしていくことを望んでいたこともあり、密接不可分の裁判として進展することになりました。

新井秀雄さんの裁判で問題になったのは、処分理由にありますように、新井さんが「（感染研の）研究内容や運営実態を歪曲」したのかどうか、「幹部職員を事実に反して誹謗中傷」したのかどうか、です。「歪曲」とは「事実を故意にゆがめること」であり、「誹謗中傷」とは「他人の悪口を言うこと」です。

まず、前者ですが、新井さんは予研＝感染研の移転問題がおきた当初から、周辺に細菌やウイルスが漏れ出し、感染事故が起きる危険性を指摘されており、著書や週刊誌のインタビューで特段新しいことを述べたわけではありません。とりわけ「感染研の危険性」に関しては裁判で係争中の事柄であり、「事実を故意にゆがめた」わけでは決してありません。同じように、新井さんは著書やインタビューで幹部職員を「批判」していますが、「悪口を言った」わけではありません。

予研＝感染研裁判における「署名偽造事件」

話が前後してしまいますが、後段の部分をより理解していただくためにも、予研＝感染研裁判の過程でおこった、「署名偽造」問題に触れておきます。

国際査察の内容等は別項に譲りますが、一九九七年六月一八日、裁判の一環として原告・被告国双方が推薦する科学者が感染研を査察しました。同年八月二八日、原告推薦のコリンズ、ケネディ両博士は鑑定書を裁判所に提出（締め切りは八月末）。しかしながら、被告国推薦のオビアット氏とリッチモンド博士の鑑定書は、締め切りを十二日も過ぎて裁判所に提出されました。それから約一年後、芝田進午さんは被告国の鑑定書に日付が入っていないことから、不審を抱きます。そして、以前別の文書としてオビアット、リッチモンド両氏の署名が入った文書が裁判所に提出されていたことを思い出し、筆跡を比べてみたところ、国際査察の鑑定書の筆跡は似ても似つかないものだったのです。後に、筆跡鑑定の専門家に見てもらったところ、明らかに別人であるとの結果も出ました。この時には誰がオビアット、リッチモンドに成り代わって署名をしたのか分からなかったのですが、芝田さんなどが「私文書偽造」「偽造私文書行使」の罪で、被疑者不詳のまま刑事告訴したところ、当時副所長だった倉田毅氏が自ら署名を「偽造」したことを認める文書を裁判

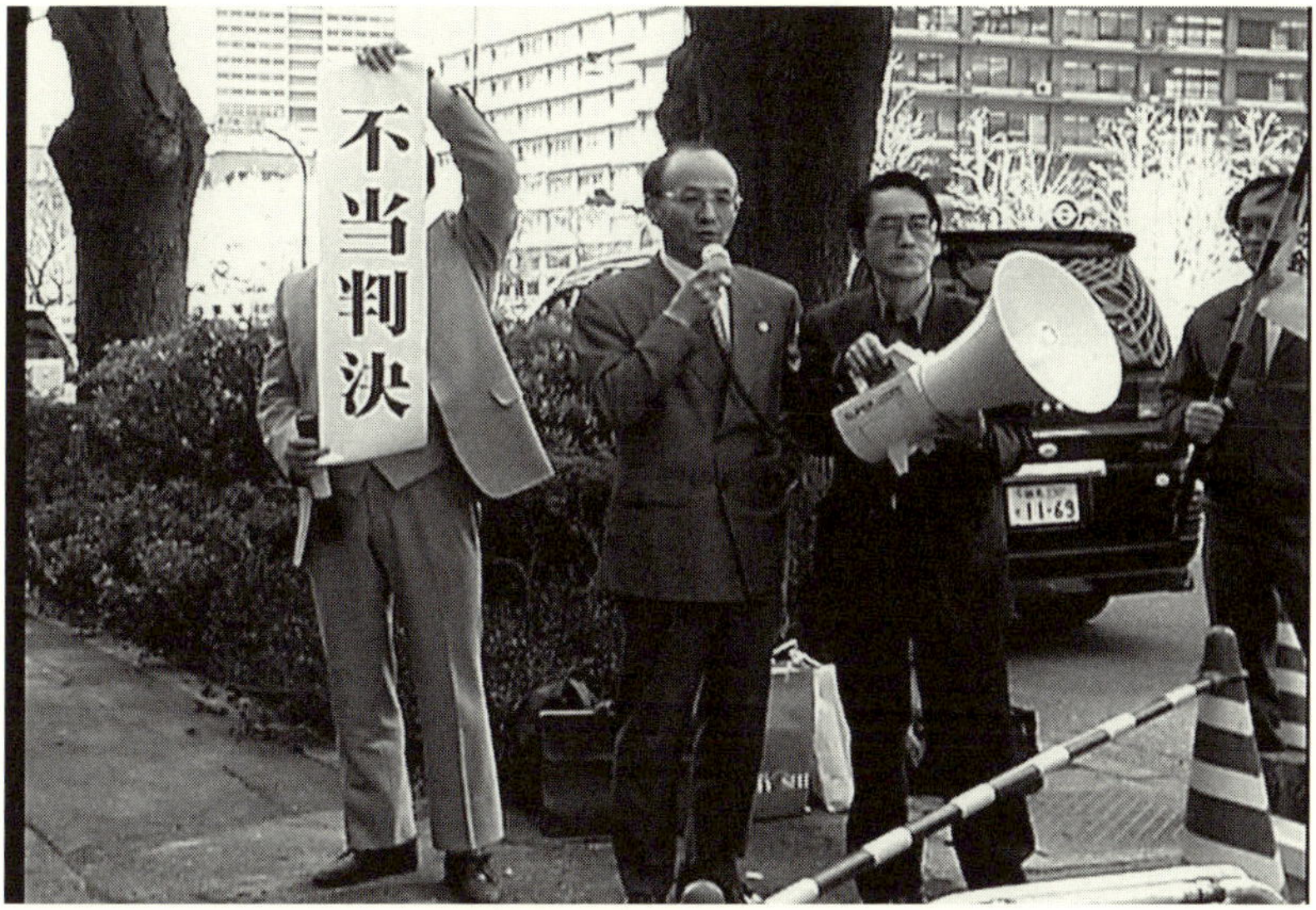

地裁判決後の報告集会（2001年3月27日、本田孝義撮影）

所に提出してきたのです。倉田氏は「両氏の許可を得たので偽造ではない」旨を主張していました。しかしながら、芝田さんが指摘するまで全く何も言わず、裁判所、ひいては国民をだまし続けていたことには違いなく、全く反省の弁もありませんでした。新井秀雄さんはこの事実を知り、同じ研究所で働く人間として恥ずかしく思い、著書『科学者として』の中で厳しく批判したのでした。このことは至極当然のことでありました。

こうした表現が「幹部職員を事実に反して誹謗中傷」した、とされたのです。はたして「誹謗中傷」にあたるかどうかを判断するには、「事実」がどこにあるかが明らかにされる必要があります。このような裁判上の争点があったにも拘わらず、被告国は著書・インタビューの中のどの部分が「事実を歪曲」「誹謗中傷」にあたるのか特定するのにひどく手間取りました。きちんと精査することなく、感情的に処分を下した様が透けて見えるようでした。

何が「歪曲」「誹謗中傷」にあたるのか

新井秀雄さんの裁判が予研＝感染研裁判と違ったのは、何が「事実を歪曲」したのか、どういう表現が「誹謗中傷」にあたるのかを、被告国が立証しなければならない点でした。大きく言えば「感染研は安全」であり、倉田氏の署名は「偽造」ではないことを立証しなければならなかったのです。

感染研は予研＝感染研裁判の一審で主張してきた、感染研が独自に定めた管理規定の内容などを根拠に、従来とほとんど変わらない主張を行ってきました。一方、新井さんは予研＝感染研裁判の控訴審の過程において、情報公開法が施行されたことを受けて集めた膨大な資料を元に、感染研の危険性をよりはっきりと示す証拠をいくつも突きつけていきました。

こうした裁判の経過の中で、私たちが最も注目したのは、当時すでに出世し、所長になっていた倉田毅氏が証人として出廷するかどうかでした。倉田氏が行った行為が署名「偽造」ではないことを証明するためには、本人が法廷の場でことの経緯を明らかにしなければなりません。予研＝感染研裁判の一審判決では、倉田氏が署名した文書を「格別の不正義は認められない」としていたので、感染研裁判の原告の方々は大きな落胆と怒りを覚えていました。ですから、一連の「署名偽造」問題において、倉田氏がどのような主張をするのかは、感染研裁判の原告の方々にとっても重大なことだったのです。

倉田毅氏の証人尋問

二〇〇四年一二月一五日、倉田毅氏への証人尋問が実現しました。この時の証言や準備書面で明らかになったことは、イギリスに住むオビアット氏とアメリカに住むリッチモンド氏は、鑑定書の作成に当たって、常に倉田氏を介して文章をやりとりしていた、ということでした。オビアット氏がメールが出来ない環境にあったにせよ、ファックスを送るなど別のやり方があったはずです。おまけに、倉田氏は都合よく、文章を「読まずに送った」時もあれば、「語句の修正を求めた」時もあったと言うのです。さらに不可解なのは、問題の署名について、「オビアット氏から『Reproduce（再生、模写)』する指示があった」と述べている点です。欧米においては、日本における印鑑のように文書における署名は重要な意味を持ちます。欧米人であるオビアット氏がそのことを知らないわけがありません。たとえ提出期限が過ぎてしまったことを焦ったとしても、別の方法をとることも出来たはずです。倉田氏自身「普通のやり方ではないが、こんなやり方もあるのかなと思って指示に従った」と述べています。倉田氏自身も国際会議に度々出席されるような方ですから、署名の重要性を知らないわけがありません。結局、倉田氏は署名は「偽造」ではなく、「署名代行」だったと主張し続けました。そんな強気の倉田氏ではありませんでしたが、「不適切だった」とは認めざるをえませんでした。なお、この時の証言で、倉田氏は査察が行われた時の山崎所長には署名を「代行」したことは伝えていましたが、国側代理人(訟務検事)には知らせていなかったそうです。

新井さんが著書を書かれた時は、こうした細かい点は明らかになっていませんでしたが、この署名偽造事件そのものを、組織的な犯罪である、と断じました。新井さんが主張したかったのは、感染研が用意周到に犯罪を計画していたというようなものではなく、署名を偽造し、なおかつそれを隠し、本人も不適切だったと述べるような行為を行った者を処罰するのではなく、あっさりと所長にしてしまう、感染研の体質を指摘したのです。「誹謗中傷」したのではなく、正々堂々と「批判」をしたにすぎません。

感染研当局は「内規違反」を持ち出してきた

さらに感染研当局は、裁判になって初めて、新井秀雄さんの「内規違反」を持ち出しました。一九九四年に定められたとされる「内規」(現実的には部長会決定の文書)には、(一)研究部職員が電話等で新聞社の社会部や週刊誌等の記者から直接取材を求められた場合、その取材内容が予研の業務や厚生行政に関わる内容(所として対応すべき内容)と判断されたときは、①当該職員は、取材申込者に対し、総務部庶務課が取材申込みの窓口である旨告げて当該電話を広報窓口である同庶務課長に転送し、②転送するか否かの判断が難しい場合は、担当部長等と相談の上その取材の諾否を決めること、(二)取材を受けた研究部職員は、担当部長等の判断と責任の下に、その取材内容の重要性に応じて、取材結果報告書を総務部庶務課に提出することとする、と定めたとしています。しかしながら、新井さんは個人としての科学的知見や見解を表明したのであり、「感染研として対応すべき内容」にはあたらないという判断でした。そもそも、記事掲載直後の「査問」では「内規違反」に関しては全く触れられていませんでしたし、「厳重注意書」にも一言も出てきません。さらに広い視野に立てば、この「内規」と研究者の「表現の自由」とどうバランスを取るのかという問題を孕んでいます。

判決、そして最高裁へ

こうした経緯を辿りながら、二〇〇五年九月一五日、東京地方裁判所において判決が出されました。裁判提訴以来、四年の月日が流れ、その間、二〇〇三年三月末には、新井さんは定年退官されていました。

新井さんの敗訴でした。判決は感染研当局が主張する「安全性」を全面的に認めるものでした。しかしながら、「安全性」を論じる際には、施設の立地こそ重要であるという、新井さん(あるいは感染研周辺住民)の主張は一顧だにされませんでした。さらに、驚くべきことに、感染研当局が病原体等の漏出の危険性を明確に否定しているので、新井さんが「危険性がある」と信じるには根拠がない、と判決は述べています。この論理は、「安全性」が問題になっている事柄(他の事例では原発、あるいは最近では食物など)に関しては、管理当局が述べる見解に異を唱えることは認められない、ということになります。言論弾圧を肯定した驚くべき論理です。また、予研=感染研裁判と同じく、倉田氏の「署名偽造」に関しても非はないとしたのです。

新井さんはただちに控訴準備に取り掛かり、新井秀雄さんを支える会としても、新井さんの裁判を引き続き支援していくことを確認しました。そして、二〇〇五年一一月一六日、控訴理由書を提出し、東京高等裁判所での二審が始まりました。二審の控訴理由書では、先に述べた判決にある言論弾圧を容認するような論理を厳しく批判し、「表現の自由」が最大限尊重されなければならないことを強く述べています。

しかしながら、二〇〇六年七月一九日、控訴は棄却されました。ついに裁判は、判決が憲法二一条で保障された「表現の自由」に違反していることを主張して、二〇〇六年九月二二日、最高裁判所に上告することになりました。最高裁判所では滅多に法廷が開かれることはありませんから、私たちの耳目の届かないところに裁判がいってしまったような印象がありました。

そして、一体審議は行われているのか、いつ判決が出るのか分からない中、月日が経った二〇〇七年一二月二五日、一通のファックスが代理人である、島田修一弁護士の元に届きました。上告棄却、でした。判決理由は「憲法違反」ではなく「単なる法令違反の主張」にすぎない、と門前払いに等しい内容でした。

確かに新井秀雄さんは、日本の裁判所の前では、処分を撤回することは出来ませんでした。しかしながら、私たちがあらためて確認しておかなければならないのは、新井秀雄さんの信念はいささかも揺らぐことなく、現在はバイオハザード予防市民センターの代表幹事として、バイオハザードの危険性を社会に向けて指摘し続けていることです。そして、予研＝感染研に対する運動の中で、内部の研究者が常に助力してきたことは、様々な公害反対運動、社会運動においても、大変示唆に富む出来事だったということです。

私たちは新井秀雄さんに続く人が現れることを待っているのです。

（本田孝義）

第四章　国際社会におけるバイオハザード予防と枠組み

国際社会では今日まで、バイオハザードの予防を目指して住民による様々な運動（具体的には裁判闘争）が展開され、また国家レベルにおいてもバイオハザードの防止のための法的規制の枠組みが構築されてきました。国際機関としては、WHO（世界保健機関）がバイオセーフティ（生物学的安全性）の確保を目指して一九九〇年代のはじめから活動を展開しています。本章では、これら三つのレベルでバイオハザード予防がいかに進められてきたかを見ることにします。

一　海外のバイオハザード裁判

一九八〇年代の米国

米国では一九七〇年に「国家環境政策法」（NEPA）という先駆的な環境法が発布されました。これに呼応して、米国では一九七〇年代の後半にバイオハザードの防止のための条例がマサチューセッツ州のケンブリッジをはじめとする数都市で制定されました。これらの条例は、遺伝子組み換え実験施設を規制するためにバイオハザード委員会を設置し、これにレベル2とレベル3のバイオ実験施設の計画を調査し承認するだけでなく、実験施設の査察をする権限を与えることとなりました。

さらに、故芝田進午予研＝感染研裁判原告団長によると、「一九八二年頃から、バイオ実験施設の規制を求める市民権運動は新しい段階に入りました」（Shingo Shibata, "Toward Prevention of Biohazards,"Seisen Review, No5, 1997, p.108）。この時期に米国市民はバイオ実験施設の建設に異議を唱えて訴訟を起こしましたが、芝田氏によるとその詳細は以下のようであるといいます。「ジェレミ・リフキン氏は、バイオ実験施設に対して複数の訴訟を起こして勝訴しました。一九八五年、サンフランシスコの住民が、住宅地にあるカリフォルニア・サンフランシスコ大学のレベル2の実験施設の立地に反対する訴訟を起こして勝訴しました。なぜなら、カリフォルニア・サンフランシスコ大学は、裁判所に環境影響評価書を提出しなかったからです。それ以来、どの場所に建設を予定している新しいバイオ実験施設も、公衆の同意を得るためには事前の環境影響評価書と危険度評価を公表することが必要になりました。環境影響評価書の公表なしには、カリフォルニア・サンフランシスコ大学はサンフランシスコ市のローレルハイツにレベル2の実験施設を設置することができなかったのです。陸軍省もまた、ソルトレークシティーから九〇マイル離れたユタ砂漠にこの実験施設を設置することを望みました。同省のライフサイエンス試験施設に対する公衆の反対とこの建設に反対するリフキン氏の訴訟は、私たちの注目を引きました。米国では、砂漠に建設予定のレベル3の実験施設でさえ公衆に環境影響評価書を提出しなければならなかったのです」(ibid. pp.108-109)。陸軍省は、当初レベル4の施設の建設を望みましたが、住民の反対にあってレベル3の建設で甘んじなければなりませんでした。

このように米国では(カナダでも)、研究所の建設に当たっても事前に環境影響評価を行って、その報告書を公聴会で公衆に公表して住民の同意を得ることが必要となりました。この法制度は現在でも変わっていません。

フランスのパスツール研究所

しかし、この時期以降では、今のところ住民側が勝訴した例はありません。一九九八年一二月にフランスのリヨンにパスツール研究所のP4施設が設置されましたが、同施設が稼動する前、「はげしい反対運動」と「三年に及ぶ訴訟」が展開されたといいます(『ル・モンド』紙二〇〇〇年七月七日付記事)。これは、リヨン市民の間に同施設の存在が危険であるとの認識があったことを物語っています。一方、フランス政府は、閉鎖系施設に関する法規制を加盟各国に求めたE

C理事会指令に反し、閉鎖系施設の設置に関する法律の制定を怠ったことからも分かるように（同上）、フランス政府にP４施設の危険性の認識がなかったことは明らかです。

ボストン大学医療センター

最近では、米国のボストン大学医療センターのP３・P４施設の建設をめぐる訴訟が挙げられます。同施設の建設が計画されたのは、二〇〇三年九月に国立アレルギー感染症研究所（ＮＩＡＩＤ）がボストン大学医療センター（ＢＵ）に一六億ドルの生物防衛実験施設立資金を供与したことに始まります。このプロジェクトには、治療法の知られていない病原体の研究を目的とした実験室スペースの設置が含まれていましたが、同プロジェクトの支持者がこれによって新たな雇用の創出とワクチン開発の可能性が生まれることを賞賛するのに対し、地域の住民グループはこのプロジェクトに反対してきました。

住民の主な不満の一つは、透明性と説明責任を嫌うボストン大学の姿勢です。ボストン大学は、実験施設の設置を申請している他の組織とは異なり、計画している研究の概要を地域住民に明らかにしませんでした。ボストン大学当局は、環境影響評価報告書を作成せず、これによりマサチューセッツ州環境政策法に違反しました。実験施設の立地場所は、周辺の地域住民に相談せずに選定されました。さらに、ＮＩＡＩＤが定め、ボストン大学がしぶしぶ承認した条件では、実験施設で行われる研究の内容をボストン大学が管理しない可能性があります。ボストン大学が科学上よく知られている最も危険な病原体のいくつかを扱うことになる研究陣に関する詳細な情報を進んで提供しようとせず、広く公衆の関心を引きつけることに乗り気でなかったために、疑いと不信の雰囲気が生じました。

さらにボストン大学に対する住民の不信を強めたのは、ボストン大学が研究中の感染事故の発生の事実を住民に隠したことです。『ニューヨークタイムズ』（二〇〇五年一月二四日付）によると、ボストン大学の三人の研究者が実験中に野兎病（やとびょう）に感染したといいます。ボストン大学は一一月に事故を市、州及び連邦の保健当局に報告しましたが、その頃ちょうどボストン大学が申請したＰ３及びＰ４施設の建設のための公聴会が行われていました。ところが、ボストン大学も政府も、野兎病は人から人へ感染しないから公衆の健康には危険はないと言って、その時に一般市民に事故が起きたことを知らせなかったのです。

これに対し、どんなに厳しい安全対策が施されていようとも、今回のように研究者が安全規則を遵守しなかったときにはどの施設でも事故は発生するもので、人為的ミスは避けられない、と主張する科学者たちもいます。また人口が密集している都会にＰ３・Ｐ４施設を建設することに反対している「環境保護法財団」の会長は、今回の事故によって有害な生物物質や化学物質を研究することの危険性が明らかになったと述べています。そして、二〇〇五年の一月にボストン大学医療センターの建設予定地の周辺住民一〇人が実験施設建設計画の差し止め提訴に踏み切りましたが、その担当弁護士は、大学の環境影響報告書が「医療センターではこれまで実験室感染事故はなかった」と述べていることを指摘しています。つまり大学当局は事故隠しをしたことが判明したのです。また医療センター建設に反対しているある団体の代表は、「五ヶ月間に三人の感染者が出ています。しかも彼らがこの危険な実験施設がいかに安全なものであるかと言っている最中にこうした感染事故が起きているのです」と述べています。多くの人々は、「医療センターは思っていた以上にさらに悪い」と語っています。

このような騒動の結果、市と州当局はついにボストン大学の医療センターに対する規制を行うか、またはその意向を示しました。ボストン市は、同市内でのＰ４施設の設置を禁止する条例を制定しました。一方、州当局は、新たにＰ４施設での研究に対する最も厳しい健康と安全の確保に関する規制を行う法案を提出する計画であることを明らかにしました。

さらに、『ボストン・グローブ』紙（二〇〇六年五月一九日）によると、「近隣住民と環境活動家たちは、科学者たちがエボラウイルス、ペスト菌および炭疽菌を含む世界で最も致死性の高い微生物を扱うことになるサウスエンドにあるボストン大学の高度安全性実験施設の建設を止めさせるために訴訟を起こした」といいます。活動家たちと弁護士たちは、低所得者層のかなり多くの人々と民族的に様々な住民の住む人口密集地に同施設を立地させたとして、連邦保健当局、地元の政治的指導者たちおよびボストン大学を激しく非難しました。本訴訟は、同実験施設の建設プロジェクトに対する連邦当局の助成金の給付を止めさせることを求めており、既にアルバニー・ストリートで建設が進んでいる実験施設の操業を阻止するための一連の長い作戦行動の中で最も最近の行動です。結局、米国連邦政府はボストン大学の高度安全性実験施設の建設計画を認可しましたが、訴訟はいまだ決着が付いていません。

二 WHOの指針と勧告

WHOは、一九八〇年代の初め以来、病原体を扱う実験施設の安全性を確保することの重要性を認識し、そのための対策をマニュアル（手引き）の形で提示してきました。さらに、この種の実験施設の安全な立地条件を勧告として示し、最近では、バイオハザードの未然の防止としてバイオセーフティの確保を全地球的な課題として設定したプログラムを推し進めています。

指針『病原体等実験施設安全対策必携』

この指針の原題はWHO"Laboratory Biosafety Manual"で、第一版が一九八三年、第二版が一九九三年、第三版が二〇〇四年に発行されています。この指針が示しているバイオセーフティ確保のための基本的な原理は、病原体をその危険度の高さから四段階に分け、さらに扱う病原体の危険度に従って実験室または実験施設の病原体封じ込め対策を四段階に区分していることです。そしてこれらの実験室または実験施設のバイオハザード対策の各段階を低い順にバイオセーフティレベル１（ＢＳＬ１）、バイオセーフティレベル２（ＢＳＬ２）、バイオセーフティレベル３（ＢＳＬ３）、バイオセーフティレベル４（ＢＳＬ４）と呼んでいます。このうち、実験室に封じ込め対策を施しているものが、ＢＳＬ３で、独立の建物として高度な封じ込め対策を講じているものがＢＳＬ４です。ＢＳＬ３は、その危険性に鑑みて、「国またはその他の保健当局に登録または届出がなされていなければならない。」（WHO, "Laboratory Biosafety Manual," third edition, 2004, p.20）（ところが、日本では特定病原体の所持の届出制度はありますが、ＢＳＬ３の実験室の登録または届出制度はいまだに存在しません）。また最も危険度の高い病原体を扱うＢＳＬ４の実験施設に関しては、「その運営は、国またはその他の適当な保健当局の管理下に行わなければならない」（ibid. 3d edition,p.25）と規定されています。

実験室または実験施設の立地に関しては、直接的な規定はありませんが、排気が人のいる建物に入らないよう注意を喚起している記述があります。すなわち、ＢＳＬ３の「実験室からの排気は直接建物の外部に排出し、人のいる建物と空気取入れ口から離れるように拡散しなければならない」（ibid.p22）と規定されています。これは、言い換えれば、「実験室からの排気は危険であるから、人が吸入してはならない」ということで、そしてそのためには、「実験室は住宅地等の人のいる建物から十分に離れた場所に立地していなければならない」という帰結が導かれます。ＢＳＬ３より更に危険な病原体を扱うＢＳＬ４についてもこの規定が当てはまることは言うまでもありません。

他方、第三版よりバイオセーフティの概念に加えて新たにバイオセキュリティの概念が導入されました。バイオセーフティ概念においては、「実験作業員が怪我をし、病気になる危険を最小限にするために、適正な微生物学的作業慣行の実践、適切な封じ込め設備、適正な施設設計・作業・保守点検ならびに厳重な管理」に焦点が当てられてきました。それによって、「環境と周辺の地域社会一般へのリスクも最小化されてきました」（ibid.p.47）。しかし、最近の米国でのバイオテロの発生を機に、実験施設のバイオセキュリティ概念を導入する必要が生じたといいます。すなわち、「人々、家畜、農業又は環境を害する目的で実験施設とそれが保有する試料が意図的に危険にさらされることを防ぐ」(ibid.)ことが必要になったのです。バイオセーフティが病原体や毒素への非意図的な曝露や事故によるそれらの放出の防止を目的とするのに対し、バイオセキューリティは、「病原体や毒素の紛失、窃盗、悪用、転用または意図的な放出を防ぐために講じられる研究機関及び個人の安全対策を意味します」(ibid.)。バイオセキューリティの対策の具体的な内容としては、「病原体及び毒素の在庫管理、それらの生物物質を取り使うことのできる人物の指定、施設内及び施設間での生物物質の移動の文書化ならびに生物物質の不活化と廃棄処分」(ibid.p.48)が挙げられています。また、バイオセキューリティ確保のための職員の訓練の必要も指摘されています。そして最後に実験施設のバイオセキューリティのための国の基準の制定の必要性が説かれています。

勧告『保健関係実験施設の安全性』

このWHOの勧告の原題は、"Safety in Health-care Laboratories"で、一九九七年に発行されています。同書は「第三節　実験施設の建物と敷地」の冒頭の「一般的な設計目的」と題した節の最後で、実験施設の義務について次のように述べています。「実験施設は、その職員、利用者、訪問者の健康と安全を保障すべきであり、隣接するいろいろな建物と公共の場所をふくめて、地域的ならびに全般的環境を保護すべきです」(WHO,"Safety in Health-care Laboratories,"1997, p.14)。このようにWHOの勧告が、実験施設の義務として、内部の関係者の保護だけでなく、周辺環境の保護を挙げていることは、実験施設の安全対策の必要性に加えて実験施設の立地条件をも規定するWHOの基本姿勢を表しています。

これを受けて、勧告は、はじめて実験施設の立地条件を提示しました。以下がその部分の日本語訳です（そのなかの訳語「実験施設」は「実験室」の意味を含むものとします）。

「実験施設の位置

実験施設とそれに付随する区域の、それら相互及び全体としての建物に関する相対的な位置が考慮されなければならない。

―共通の機能を持つかまたは修理用の設備や実験用の設備が同じである実験施設は施設の重複を避け、建物の中での試料の運搬を減らすために建物の一つの区域にまとめて設置しなければならない。

―大きな荷物の定期的な配達を必要とする実験施設は荷物を受け取る区域または荷物専用のエレベーターの近くに位置していなければならない。

―患者が訪れて標本を提供するか届けなければならない場合があるとしても、実験施設はできる限り患者、住民、公衆のいる地域から離れて立地しなければならない。

―実験施設は建物の内部でそれが他の区域への通り道や通路になるような位置に設置してはならない。

―高度封じ込め用の実験施設かまたは危険度の高い実験施設は患者や公衆のいる地域と往来の激しい道路とから離れて立地しなければならない。

―修理用の設備は保守点検作業が実験作業に最小限の邪魔にしかならないように行われるような位置に設置されていなければならない。

―可燃物の使用とむすびついて火災の危険の大きな実験施設、たとえば組織病理学の実験施設は、火災の影響と類焼を最低にするために患者や公衆が近くにいる地域ならびに可燃物保管施設から離れて立地されなければならない」(一六頁)

見られるように、この実験施設の立地規定の第三項目は、実験施設が住宅地および文教地区等の人のいる地域から離れたところに立地していなければならないことを明言しています。

ところで、予研＝感染研裁判では、この一節の解釈をめぐって論争が行われました。すなわち、被告＝国は「実験施設」の原語のlaboratoryを「実験検査室」という狭い意味に限定することによって、「住民のいる地域」を「居住区」と訳し、この第三項目を一つの建物（例えば病院）内の「実験検査室」と他の区域の位置関係を規定したものと解釈しました。それによって、被告＝国は立地条件を問題とすることを避けようとしたのです。しかし、たしかに英語のlaboratoryには「実験室」を意味する場合もありますが、実験室を含む建物全体としての実験施設を表す意味もあります。この場合には、この二つの意味を表す広義の意味に解釈するのが正しいのです。でなければ、一つの建物の中にある「実験検査室」から離れた「居住区」とはいったい何を意味するのでしょうか。例えば、病院の中には「居住区」は常識ではありません。それとも、「宿直室」を「居住区」と解釈するのでしょうか。しかし、「宿直室」は人の住む場所ではありません。このように考えれば、被告＝国の解釈は間違いであることは明らかです。したがって、ＷＨＯの勧告のこの一節は、実験施設の地理的な立地条件を定めているのであって、しかも国立感染症研究所のような病理学の実験施設は住宅地や公衆のいる地域から離れて立地することを求めているのです。

三　主要国のバイオハザード予防のための規制

一　英国

英国には、病原体等の生物物質を扱う実験が引き起こす可能性のあるバイオハザードから実験者と一般市民を守るための法制度が存在します。それは「労働安全衛生法」とその下に定められた「有害物質規制規則」による病原体実験施設の規制法体系です。以下では、英国で「安全衛生法」と呼ばれている法体系の頂点に位置する「労働安全衛生法」と同法の病原体実験施設への適用である「有害物質規制規則」の概要を示すことにします。

①英国の「労働安全衛生法」

英国では一九七四年に「労働安全衛生法（Health and Safety at Work Act 1974）」が制定されました。同法は、研究・開発を含むあらゆる産業活動から生じる健康と安全への危険から労働者と公衆を保護することを目的に、事業者に安全と健康の確保のために「合理的に実施可能な範囲で」対策を講じることを課しています。英国の労働安全衛生法が他の国の同種の法律より優れている点は、労働者だけでなく訪問者や近隣住民の健康と安全の確保をその目的として規定していることにあります。また同法の規制は、核施設や鉱山から商店、工場、農場、研究所、病院、学校、天然ガス及び石油採掘施設までのあらゆる商業、産業施設の範囲にまで及んでいます。このため、基本的なことは「労働安全衛生法」で定められ、各分野別の具体的な事項は幾つかの「規則（Regulations）」で、さらに細かい遵守事項は「実施準則（Approved Codes of Practice）」にゆだねられています。規則については「安全衛生規則」が基本的なもので、一九九八年に最新の改訂版が出されています。そしてこのように「労働安全衛生法」を頂点とする法体系は「安全衛生法（Health and Safety Law）」と称されています。

この法律を実施する行政当局は「衛生安全局（Health and Safety Executive、略してＨＳＥ）」と四〇〇を超える地方当局です。ＨＳＥの下にはさまざまな種類の専門的知識をもった職員が属していますが、その中でも重要な役割を果たしているのが査察官です。というのは、事業者が「安全衛生法」を遵守しているかどうかを調べることが査察官の役割だからです。そのために査察官には、予告なしに施設を立ち入り調査する権限のほか、法律を執行させるために次のような強い法的な権限が与えられています。

一、事業者に助言または警告を与える

二、事業者に改善通告または禁止通告を与える

（改善通告は安全対策の改善を、禁止通告は操業の停止を命令する）

三、事業者を起訴する
四、事業者を業務上過失致死で警察に引き渡す
五、事故、事件の調査及び調査結果の公表

罰則は次のように定められています。
一、改善通告・禁止通告または裁判所の改善命令に従わなかった場合
下級裁判所―最高で二万ポンドの罰金刑または／及び六ヶ月の禁固刑
高等裁判所―最高で無制限の罰金刑または二年の禁固刑のいずれかまたは両方
二、労働者及び公衆の健康と安全のための対策実施義務違反
下級裁判所―最高で二万ポンドの罰金刑
高等裁判所―最高で無制限の罰金刑
三、リスクアセスメントの実施及び個人保護設備の供給義務違反
下級裁判所―最高で五千ポンドの罰金刑
高等裁判所―最高で無制限の罰金刑

②有害物質規制規則（ＣＯＳＨＨ）

(1)　規則の名称と実施対策

この法律の原語での名称は"The Control of Substances Hazardous to Health Regulations 2002"で、直訳すれば「健康に有害な物質の規制のための規則二〇〇二」となりますが、英国ではＣＯＳＨＨという略語で呼ばれていますので、ここでもこの略語を使用することにします。

ＣＯＳＨＨは、工場や研究所などの管理者に対して従業員及び一般市民が健康に有害な化学物質やその他の物質に曝されることを予防するための対策を行うことを課しています。そしてこのような有害物質のなかにウイルスや細菌等の病原体その他の生物物質（これらをまとめて「生物学的因子（biological agents）」と呼んでいる）が含まれています。したがってこれらの生物学的因子を扱う実験施設（研究所と教育機関）ならびに工場等（これらをわれわれはバイオ施設と呼んでいる）の管理者はＣＯＳＨＨを遵守しなければなりません。

ＣＯＳＨＨは管理者に次の八つの段階的対策を講じるよう命じています。

一、リスクアセスメント
二、予防策の決定
三、有害物質への曝露の予防ないしは抑制
四、予防策の実施
五、曝露の監視
六、健康調査の実施
七、事故や緊急事態対策の準備
八、従業員への情報伝達と従業員研修及び監督

(2)　用語の定義

まず「生物学的因子」が「健康に有害な物質」に含まれることが確認されます。次に、「生物学的因子」は、「遺伝子組み換えされているか否かにかかわりなく、感染、アレルギー、毒性を引き起こすか、または人間の健康を害するかもしれない微生物、細胞培養または人体内部寄生虫」と規定されます。

ＣＯＳＨＨのガイダンスによれば、「生物学的因子」に含まれるものは具体的には次の三種類に分けられます。

一、細菌、ウイルス、菌類ならびに伝染性の海綿状脳症を引き起こす因子のような微生物
二、原虫、例えば、マラリア原虫、アメーバ及びトリパノゾーマ
三、大きな寄生虫のうち微弱な感染性を有するもの、例えば、微小な卵子や感染性のある幼生の蠕虫(ぜんちゅう)

(3) 生物学的因子の分類

「生物学的因子」は人体への感染の危険度とそれが引き起こす病気の重篤さに従って次の四つの危険群に分けられます。

危険群一—ヒトに病気を引き起こす可能性がない。
危険群二—ヒトに病気を引き起こす可能性があり、従業員に対する危険物質であるかもしれない。地域社会に伝播する可能性はなく、通常は効果的な予防法または治療法がある。
危険群三—ヒトに重篤な病気を引き起こす可能性があり、従業員に対する重大な危険物質であるかもしれない。地域社会に伝播するかもしれないが、通常は効果的な予防法または治療法がある。
危険群四—ヒトに重篤な病気を引き起こし、従業員に対する重大な危険物質である。地域社会に伝播する可能性があり、通常は効果的な予防法も治療法もない。

扱われる「生物学的因子」がどの危険群に分類されているかを知るためには、ウェブサイトで公開されている「承認リスト」を参照することができます。
そこには危険群二〜四の生物学的因子がリストアップされています。

(4) リスクアセスメント

人間の健康へのリスクを評価することは、作業の安全な遂行のために必要な封じ込めレベルと予防策を決めるために必要です。

リスクアセスメントは定期的に見直す必要があります。またリスクアセスメントの際には一八歳以下の人、妊婦、障害者または特定の病気に罹りやすい人を考慮に入れなければなりません。

(5) 曝露予防策

特別な曝露予防策が必要な作業は次の三つに大別することができます。

一、危険群二・三・四に属する生物学的因子またはそれを含む物質を扱う作業を含む実験施設での研究、開発、教育または診断作業

二、危険群二・三・四に属する生物学的因子を意図的に感染させられた動物またはそれに自然に感染したかまたはその疑いのある動物を扱う作業

三、危険群二・三・四に属する生物学的因子を扱う作業を含む産業工程

これらの三つの作業に対しては扱う生物学的因子の危険度レベルに応じて必要な封じ込めレベルと封じ込め対策が表形式で規定されていますが、ここでは表は省略し、封じ込め対策の主要な項目を列挙するだけとします。また産業工程用の封じ込め対策は省略し、衛生研究所及び実験動物施設の封じ込め対策の項目だけを列挙します。カッコ内の数字は当該対策を必要とする封じ込めレベルを示します。

一、作業場所の隔離（三・四）

二、給排気のフィルター濾過（三・四）

三、許可されたもの以外の入室禁止（二・三・四）

四、作業場所の密閉（三・四）
五、消毒（二・三・四）
六、作業場所内の空気の陰圧（三・四）
七、作業表面の耐水性（二・三・四）
八、作業場所内の作業員の様子が見える透明なガラス窓（三・四）
九、安全キャビネット等の使用（二・三・四）
一〇、焼却炉の設置（四）。

また追加的な対策としては、
一、バイオハザード標識等の適切な危険を警告する標識の表示
二、適切な除染と消毒の手順を詳細に規定すること
三、汚染された廃棄物を安全に収集し、保管し、処分するシステムを有すること
四、生物学的因子またはそれを含む物質を扱う作業またはそれの運搬の手順を詳細に規定すること
五、効果的なワクチンが入手できる場合には、作業中に生物学的因子に曝露するかもしれない個人に予防注射を接種すること
が挙げられます。

(6) 予防策の保守・点検
予防策が確実に実施されるために、その具体化としてのシステムと設備の保守・点検が必要です。具体的には、封じ込めレベル３・４の室内の給排気濾過システム（特にＨＥＰＡフィルター）と微生物学的安全キャビネットの保守・点検

ならびに実験室用の上着、ガウン、手袋等の予防衣の用意、点検を行うことが必要です。

(7)　従業員への情報伝達、教育及び訓練

従業員が仕事を安全に行うために適切な情報の伝達、教育及び訓練を行う必要があります。情報と教育に含められるべきものとしては、地域レベルでの規則、事故の際にとるべき処置、危険物質の性質と予防策の使用を説明するリスクアセスメントの詳細な内容が挙げられます。

これらの情報と教育は外部の保守・点検技師や訪問者に対しても与えられるべきです。訓練は安全な作業慣行と日常または緊急時の対策の効果的な実施に関して行わなければなりません。

(8)　健康調査の実施

健康調査は危険物質への曝露に起因する健康状態の悪化を早期に発見するために行うべきです。バイオ実験者の健康調査の例としては、ワクチン接種後の免疫の検査が挙げられます。

(9)　事故、事件及び緊急事態に対する対処

従業員を曝露の危険にさらす事故、事件及び緊急事態に対処するための対策が用意されなければなりません。対策要綱が作成されたら、そのコピーが組織内外の緊急事態に対処する団体に配布されなければなりません。また重篤な病気の原因となる生物学的因子の放出を引き起こす事件や事故が起きた際には、管理者と従業員の双方が互いに情報を伝達する義務があります。

(10)　生物学的因子に曝露された従業員のリストの保管

管理者は危険群三・四の生物学的因子に曝露された従業員のリストを四〇年間保管しなければなりません。そのリストには、作業の種類、曝露された生物学的因子ならびに曝露、事故及び事件の記録が含まれなければなりません。

⑾　生物学的因子の使用または保管の届出

危険度群二・三・四の生物学的因子を特定の施設ではじめて使用または保管することを意図する者は操業開始の少なくとも二〇日前にその旨を書面で保健安全局に届出しなければなりません。ただし、「遺伝子組み換え生物（封じ込め使用）規則二〇〇〇」のもとで以前に届け出した場合にはこの規定は当てはまりません。届け出る項目は次のとおりです。

一　管理者の名前と住所及び施設の名称及び住所
二　従業員の健康と安全に責任のある従業員の名前、資格及び経験
三　利助アセスメントの結果
四　扱う生物学的因子の名称とさらにその因子が分類表に記載されていない場合には、その因子分類された危険群
五　講じられるべき予防策または保護対策

⑿　生物学的因子の譲渡の届出

管理者は危険度群四に属する生物学的因子またはその因子を含んでいるかその疑いのある物質を他の施設に譲渡する際には、少なくとも三〇日前にそうする旨を書面で保健安全局に届け出なければなりません。ただし譲渡が①診断、②廃棄処分、③治療の目的でなされる場合には届出は必要ないものとします。

また危険度群四に属する生物学的因子が英国に輸入される場合には、譲り受ける者は少なくとも三〇日前にそうする旨を書面で保健安全局に届け出なければなりません。

二　米国

米国には、病原体や遺伝子組み換え微生物を扱う実験施設に関する法律はありませんが、指針等は整備されています。それらの施設の立地に関しては「国家環境政策法」が事実上規制しています。病原体を扱う実験施設については、政府によって危険であると認定された病原体を扱う実験施設に関しては、有害生物物質規制規則で規制しています。その他の一般病原体を扱う実験施設については、指針もない状態だが、ＣＤＣ（米国疾病予防センター）とＮＩＨ（国立衛生研究所）が編纂した『微生物学・医学実験室の安全性』という本が言わばバイブルのように扱われて、各実験施設独自の安全対策マニュアルの模範となっています。

①「国家環境政策法」

米国では、一九七〇年に「国家環境政策法」が発効し、全ての国家プロジェクトはこの法律によって事前に環境影響評価を実施することが義務付けられました。

同法には、「全ての連邦の省庁は、人間の環境の質に重大な影響を与える連邦政府の主要なプロジェクトについてのあらゆる勧告ないし報告書の中に、

一　プロジェクトの環境影響評価
二　プロジェクトが実施された場合に避けられない環境への悪影響
三　プロジェクトに対する代替案

の三項目に関して所管当局が作成した詳細な報告書を盛り込まなければならない」ことが明記されています。さらに同法は、「連邦の所管当局は、このような詳細な報告書を作成する前に、生じる可能性のある全ての環境への影響に関

して、法律による権限を有する全ての連邦の省庁及び専門家と協議するとともに両者に意見を求めなければならない」と定めています。（「国家環境政策法」第一部「国家環境政策についての議会の宣言」一〇二項）

ここで言及されている連邦政府の関与する全てのプロジェクトに生物医学研究施設（バイオ施設）の設置が除外されているという規定はありません。この点は、その後のバイオ施設の設置をめぐる訴訟の経緯により明確化されることになります。

すなわち、まず一九八三年に、「エコノミック・トレンド財団」総裁のジェレミ・リフキン氏は、「組み換えＤＮＡ諮問委員会」が環境影響評価を行わずに組み換え微生物を環境に放出する実験を承認したのに抗議して、実験の差し止め裁判を起こして勝訴しています。さらに、一九八五年には、リフキン氏は、ユタ州の砂漠に陸軍のＰ４実験施設を建設する政府の計画に反対する差し止め訴訟を起こしました。これに対し、政府は一九八八年二月に「環境影響評価報告書」を提出しましたが、結局、計画を断念せざるをえませんでした。

このような経過からして、アメリカでは、全てのバイオ施設は環境影響評価報告書を公表し、公衆の同意を得なければ、差し止め訴訟で敗訴になるという判例が確立していると言うことができます。なお、英米法では判例の蓄積によって法律が形成されていくという判例法主義が原則となっていることを考慮すれば、アメリカでは事実上バイオ施設の規制は法制化されているとみなしてよいと思われます。また、前述のように、アメリカでは「国家環境政策法」が発効して、政府のプロジェクトに環境影響評価報告書の発表と公衆の同意が義務付けられましたが、これがバイオ施設の設置とバイオ実験（病原体等の実験と遺伝子組み換え実験）の実施にも適用されていることは明らかです。

②「有害生物物質規制法」

(1) 概要

米国の健康保健省（the U.S. Departments of Health and Human Services――以下ＨＨＳと略記する）は、「米国愛国者法」と

「公衆の健康確保とバイオテロに対する準備及び対策に関する法律二〇〇二」を実施するための規則（通称は「実験施設の登録と指定された病原体の譲渡に関する規則」）を二〇〇五年三月に発表し、四月から施行しました。この規則は、公衆の健康と安全、動植物の健康ならびに動植物からできる生産物に深刻な脅威を与える潜在能力を有する「指定された病原体と毒素」の保有、使用ならびに譲渡に関して規制しています。

以下、項目別に整理してこの規則の概要を記すこととします。

一　指定された病原体と毒素

公衆の健康に有害であると指定された病原体と毒素は、①クロイツフェルト・ヤコブ病及びクール病を引き起こすプリオン、②ヘルペスBウイルス、東部ウマ脳炎ウイルス、ラッサ熱ウイルス、エボラウイルス、マールブルグウイルス等のウイルス、③炭疽菌、ブルセラ菌、ボツリヌス菌等の細菌、④コクシジオイデス・ポサダシイ及びコクシジオイデス・イミティス等の真菌、⑤リシンやアブリン等の毒素、⑥遺伝子組換えされたウイルス、細菌、真菌や塩基変換された核酸です。

二　バイオ施設の登録とリスクアセスメント

バイオ施設は、ＨＨＳから登録証書を発行されなければ、ＨＨＳによって指定された病原体と毒素の保有、使用及び譲渡はできません。バイオ施設は、登録するために、登録申請用紙に必要事項を記入して、それをＣＤＣ（米国疾病予防センター）に提出しなければなりません。ただし、登録の条件として、バイオ施設は管理責任者を置くことを義務付けられます。

また、バイオ施設は、リスクアセスメントを行うために必要な情報を司法長官に提出しなければなりません。

三　病原体及び毒素の取り扱い制限とリスクアセスメントの実施

バイオ施設は、ＨＨＳによって承認された個人以外に病原体及び毒素の取り扱いをさせてはなりません。その際に、取扱者は司法長官によって行われたリスクアセスメントに従わなければなりません。また、取扱者はこれらの病原体および毒素を取り扱うための教育、訓練ならびに経験を有していなければなりません。さらに、取扱者は、取り扱い申請を行うために、リスクアセスメントを行うのに必要な情報を司法長官に提出しなければなりません。

四　セキュリティ

バイオ施設は書面でセキュリティ・プランを作成し、実施しなければなりません。セキュリティ・プランは、病原体及び毒素の無資格者による取り扱い、窃盗、紛失及び漏出を防止するものでなければなりません。また、プランの策定は、施設の場所に特有のリスクの評価に従って行わなくてはなりません。

セキュリティ・プランには以下の事柄が含まれていなければなりません。

一、物理的なセキュリティ、在庫管理、情報システムの管理

二、病原体及び毒素の取り扱い制限の条項

三、日常的な清掃、メインテナンス及び修理に関する条項

四、無資格の人物または怪しい人物を病原体及び毒素の取り扱いから排除するための対策

また、バイオ施設は、高いセキュリティ水準を達成するために次のセキュリティ確保のための条項を遵守するか、または対策を実施しなければなりません。

一、病原体及び毒素を冷凍庫、冷蔵庫、キャビネットやその他の容器に鍵を掛けて収納して、無資格者が取り扱うことを防止すること。

二、すべての疑わしい包装物は、病原体及び毒素が使用または貯蔵される区域にそれが持ち込まれるかまたはそこから運び出される前に検査すること。
三、組織内部における病原体及び毒素の譲渡のための手続きを確立し、窃盗、紛失、漏出を防止すること。
四、取り扱い有資格者が他の人にキーカードを渡したり、パスワードを教えたりすることなどを禁じること。
五、取り扱い有資格者は次の事項について組織内の管理責任者に迅速に報告すること。
・鍵の紛失、パスワード、ダイヤル鍵の組合せ数字の忘却
・疑わしい人物や行動
・病原体及び毒素の紛失、窃盗ならびに漏出
・病原体及び毒素の在庫記録または使用記録が修正された形跡
六、病原体及び毒素が貯蔵または使用されている区域を建物内の公衆のいる区域から隔離すること。

五　バイオセーフティ

バイオ施設は、書面でバイオセーフティ・プランを作成し、実施しなければなりません。そのなかにはバイオセーフティと封じ込め対策に関する十分な情報が含まれていなければなりません。

バイオセーフティ・プランの策定に際しては、次の文書または法律が考慮されなければなりません。
一、「微生物学・医学実験室の安全性」（CDC／NIH編）
二、労働安全衛生法
三、NIHのガイドライン

六　実験の制限

次の実験は制限されます。
一、薬剤耐性の特質を意図的に移転する遺伝子組み換えを利用する実験。
二、致死量の毒素の生合成のための遺伝子を含む組み換えＤＮＡの意図的な形成を伴う実験。

七　事故対策

バイオ施設は、書面で事故対策計画を作成し、それを従業員に周知させなければなりません。事故対策計画は、次の事態に対する組織の対応策を含んでいなければなりません。

一、病原体及び毒素の窃盗、紛失、漏出
二、在庫の数の不一致
三、セキュリティ違反（情報システムを含む）
四、悪天候や他の自然災害
五、職場内暴力、爆撃の脅威
六、疑わしい包装物
七、火事、ガス漏れ、爆発、停電のような緊急事態

八　訓練

病原体及び毒素を取り扱う前に、取り扱い有資格者に対して適切なバイオセーフティとバイオセキュリティに関する訓練を施さなければなりません。バイオ施設を訪問する無資格者についても同様の訓練を施さなければなりません。また、訓練記録は保管しておかなければなりません。

九　譲渡

病原体及び毒素の譲渡はＣＤＣの認可を得て行わなければなりません。また、受領者は受け取った後の二営業日以内にＣＤＣに報告書を提出しなければなりません。

一〇　記録

バイオ施設は実験に関わる記録を保管しておかなければなりません。この記録は次の項目を含まなければなりません。

一、長期間貯蔵されている指定された病原体の正確な現在の在庫に関する次の情報

・名前と特徴

・他のバイオ施設から取得した量、日時、取得先

・貯蔵場所

・貯蔵場所から取り出した日時、取り出した者

二、保有毒素の正確な、現在の在庫に関する次の情報

・一と同様の項目

三、ＨＨＳから取り扱いの承認を受けた者の現在のリスト

四、病原体及び毒素を保有する施設に入場した人の名前とその日時

これらの記録は三年間保管しておかなければならず、求められればすぐに提示しなければなりません。

一一　査察

事前通告無しに、ＨＨＳの秘書官はバイオ施設を査察することができます。また、バイオ施設の登録証書の発行以前

に、ＨＳＳの秘書官は施設とその記録を評価するために、施設を査察することができます。

一二　窃盗、紛失、漏出の届出

病原体及び毒素の窃盗、紛失、漏出が判明した場合には即座にＨＨＳまたは連邦の州当局に電話、ＦＡＸまたはＥメールで報告しなければなりません。また、労働者への曝露を引き起こす漏出または封じ込め区域の一次バリアの外部への漏出が判明した際には、バイオ施設は直ちにＣＤＣまたはＨＨＳに届けなければなりません。

一三　罰金

バイオ施設がこの規則に違反した場合には、罰金を科すことができます。

(2)　考察

米国で起きたバイオテロを契機に制定されたという事情もあって、この規則はバイオセキュリティ重視の側面がやや強い感があることは否めません。そのことは、バイオ施設の登録制度が敷かれても、健康保健省の指定した病原体を保有する施設に限られ、病原体を保有するすべてのバイオ施設を登録する制度となっていないことに現れています。この点は、すべてのバイオ施設を登録する制度がある英国と基本的に違います。またリスクアセスメントを司法長官が行うと定めている点も不可解です。リスクアセスメントはバイオ施設自身が行うべきです。

評価すべき点としては、規則がバイオ施設に策定を求めているセキュリティ・プランが非常に細かい点にまで安全対策を網羅している点です。また、事故対策も充実しています。例えば、バイオ施設が爆撃されることを予想して対策を講じるよう指示している点は注目されます。厚生省の査察権を認めたことは評価できますが、査察結果によってバイオ施設の操業停止等の措置を取ることができると規定していないことは英国と比べて不十分です。

③「微生物学・医学実験施設のバイオセーフティ」（第五版、英文、二〇〇七年）

（1）バイオセーフティの原則

同書は、「バイオセーフティ」を「封じ込め」によって「災害を起こしうる病原体に実験室の作業者、他の人々および外の環境が曝露されることを減らすまたはなくすこと」であると定義しています（CDC/NIH, "Biosafety in Microbiological and Biomedical Laboratories," fourth edition 1999, p.8）。「封じ込め」は、「一次封じ込め」と「二次封じ込め」に分けられます。一次封じ込めとは、実験作業者が感染性病原体に曝露されることを防止することで、優れた微生物学的技術と適切な安全器具とによって保証されます。二次封じ込めとは、「感染性物質に曝露されることから実験室外環境を保護することで、施設の設計と運営方法により保証されます」（同上）。このことから、封じ込めの三要素として「実験室の技術とその熟練、安全器具、および施設設計」（同上）が挙げられています。

一次封じ込めと二次封じ込めに共通して必要な要素は、標準的な微生物学的技術と実験操作法です。実験者は災害の防止のために要求されている実験技術と方法を学ぶことが求められます。監督者は、このような技術と方法に実験者が習熟するために研修を行う責任があるとされています。

一次封じ込めを行うためには、「第一次バリア」を築くことが必要とされ、そのために必要な要素が「安全器具」です。安全器具としては、生物学用安全キャビネット、密閉コンテナ、および防護衣が挙げられています。

二次封じ込めを行うためには、「第二次バリア」を築くことが必要とされ、そのために必要な要素が「施設設計と建物の構造」です。「施設設計と建物の構造は、偶然に実験室から漏出するかもしれない感染性病原体から、施設区域内の実験室内外で働く人々を守ったり、その周辺の地域社会にいる人や動物を守るためのバリアを形成するものとして重要です」（二〇頁）。第二次バリアとは、「実験室の作業区域を公共の通路、オートクレーブ等の汚染滅菌除去区域、および手洗い設備等から分けることを含んでいます」（同上）。具体的な方策としては、空気が一方的に実験室への方向に流れることを保証する特殊な換気装置、制限通路、実験室のエアロック、あるいは実験室を隔離させるための独立した建物の設置や強度の設定が挙げられています。

次に実験室・施設は、バイオセーフティ・レベル（ＢＳＬ）によって四段階に分類され、それらのレベルの基本的特徴が示されます。バイオセーフティ・レベル１（ＢＳＬ１）は、「手洗いの流し以外に特別の第一次あるいは第二次バリアを必要としない標準の微生物学的技術による封じ込めレベルを示しています」（一二頁）。

バイオセーフティ・レベル２（ＢＳＬ２）は、「社会に広く分布し、種々の程度の人の病気を生じる内因性の中等度のリスクを有する広範な病原体を扱う際に適用されます」（同上）。これらの病原体を扱う際には、エーロゾルによる曝露を防止するために安全キャビネットの使用が必要です。

バイオセーフティ・レベル３（ＢＳＬ３）は、「呼吸器性伝播や重篤な致死性感染を生じる可能性のある内因性あるいは外来性病原体を扱う作業」（一三頁）に適用されます。「ＢＳＬ３では、第一次および第二次バリア双方についてより強調されています。その理由は、感染性エーロゾルに曝露される可能性から、実験施設の直接の周辺地域、社会、環境等を守ることにあります」（同上）。そのための方策として、「実験室への通路を制限すること、実験室からのエーロゾルの漏出を最小限にするための特別の換気システム」（同上）が採用されます。

バイオセーフティ・レベル４（ＢＳＬ４）は、「エーロゾルで伝播しうる可能性があり、ワクチンや治療法が存在しない、個々人に生命を脅かすリスクを与える危険な外来性病原体の作業に適用されます」（同上）。実験者は、陽圧型宇宙服で作業を行い、施設自体は病原体の環境への漏出を防ぐために、独立した建物とするかまたは完全な隔離域とするとされています。

(2)　実験室のバイオセーフティ・レベルの基準

同書は次にバイオセーフティの各レベルに固有な安全対策を列挙していますが、これについては、施設外部への病原体の漏出を防ぐための安全対策に限定して述べることとします。

バイオセーフティ・レベル3の二次封じ込め対策として、「外へ出た排気が人のいる地域や空気取り入れ口から離して拡散させる」（三四頁）ことが必要とされています。これは、施設外へ出た排気に含まれる病原体が周辺住宅内に入り込んで、住民が吸入することを防ぐ方策です。このためには、排気口を住宅地に向けないだけでなく、施設それ自体を住宅地から十分離れた場所に立地させなければなりません。バイオセーフティ・レベル4についても、同様に「排気は人のいる空間や空気取り入れ口から離して出す」（四五頁）と規定されています。

(3) 考察

同書の「序説」では、「実験施設で働く人の実験室感染の報告がはっきりあるのに対し、病原体を用いる実験施設がその周辺の地域社会の人々への脅威となったことはない」とはしながらも、同書は実験施設の周辺地域の住民と環境への影響を防止するための対策を重視しています。この姿勢は積極的に評価すべきです。実際、同書を元に策定された米国のいくつかの病原体実験施設のバイオハザード対策マニュアルを見ても、公衆（public）、地域社会（community）および環境を保護することをその目的の一つに挙げています。惜しむらくは、同書が米国の病原体実験施設の指針にさえもされていないことです。この点に関しては、日本と同様であり、病原体施設の届出、認可制度も含めて、病原体実験施設に関する規制が法制化されなければなりません。

三　オーストラリア

病理学実験施設のための基準

オーストラリアの国家病理学認可諮問委員会が発行した「病理学実験施設のための基準」では、実験の安全性確保に

関して以下の事項が定められています

(1) 施設について―すべての実験室は、実験室のサービスの満足の行く提供のために、十分な効果的な空間と施設を持たなければなりません。

細目

・以下の活動の安全な遂行と効率のために、便利な場所に位置した十分な空間がなければなりません。

―資料の取り扱い

―有害物質の取り扱い

―実験室での検査の遂行

―機器の正常な機能の発揮

―試薬の保管

―管理上の職務の遂行

・実験室の設計と設備は、以下のように適切な指針とオーストラリア国家の基準を遵守すべきです。

―封じ込め施設はオーストラリア国家の基準と政府の法律の課す必要条件に一致しなければなりません。

―安全キャビネット、個人用の保護用具ならびに手洗い器を含む安全設備が職員それぞれに利用されなければなりません。

―実験室の安全な機能の発揮のために換気が適切で十分でなければなりません。

―必要な仕事の遂行のために照明が十分でなければなりません。

―重要な機能の発揮のために緊急時の電力が利用されなければなりません。

―適正な協議と報告のために実験室内部と顧客との伝達用の施設が十分でなければなりません。

―物理的な安全の水準が実験室の機能と一致していなければなりません。
・健康を守り、職員の安全を確保するために、実験室の作業域近くにあるが、そこから隔離された十分な職員のくつろぐ場所が設置されなければなりません。
・法令を発布する当局の規則に対する違反があると思われる場合には、政府の認可省庁はこの当局に対する正式な原告として行動することができます。

(2)　保健と安全―保健と安全の適正な水準が維持されなければなりません。
・安全の確保はすべての組織の主要な責任であり、管理職と一般職員双方の義務であります。州、地区ならびにオーストラリア連邦における職業上の保健と安全に関する法律は、雇用者は職場が安全で怪我の危険ないことを保証する責任があると宣言します。この責任は、実験室の運営に責任がある者を通じて行使されますが、この者は以下のことを保証しなければなりません。
―保健安全政策が書面で定義され、実施されること。

―職場内で安全慣行を監視し、再検討するための管理機構が確立されること。

―実験室の機能にとって適切で安全な作業環境と施設が現行の安全に関する指針、法律ならびに国家基準と一致して提供されること。

―すべての職員が安全対策実施の訓練を受け、安全な作業環境を維持する彼らの責任を知らされていること。
・すべての職員は、彼らの作業慣行が実験室内の安全対策に一致することを保証する責任があり、彼ら自身、同僚または実験室への訪問者にリスクを引き起こさないこと。
・法令を発布する当局の規則に対する違反があると思われる場合には、政府の認可省庁はこの当局に対する正式な原告として行動することができます。

今日の国際社会におけるバイオ施設の立地規制の現状についてのまとめ

既に述べたように、英国では病原体を扱う際には、事前にＨＳＥに様々な情報を届け出て免許を得なければなりません。この情報には当然施設の立地場所が含まれていますが、その場所が公衆の安全に問題があるために施設の設置が許可されないことがあるかどうかは分かりません。しかし、ＨＳＥの計画審査委員会の審査を通らなければどんなバイオ施設でも設置できないので、実質上、住宅地の近くにおけるバイオ施設の立地は規制されていると看做してよいと思われます。

一方、米国やカナダでは、環境影響評価法が、実質上、周辺住民に悪影響を及ぼす場所に施設を設置することを防止する機能を果たしています。それに相当する英国の法律は建設計画法ですが、この法律は危険度の高い原子力発電所などの建設に対して立地規制を行うもので、研究所はその適用対象に含まれていません。ただし、英国では、実際には危険度の高いＰ４施設は立地規制されていて、国の管理下に置かれています。それ以外のバイオ施設も平地が広く人口の少ない英国では実質的には少なくとも都市の郊外の広い敷地を有した場所に設置されていると考えてよいでしょう。

また、既に述べたように、米国では環境影響評価法によってバイオ施設の立地が規制されていますが、施設が設置された後のバイオハザード予防対策の実施については法制化がされていません。したがって、今後、日本でこの分野での法制化をするにあたっては以上に示した米英両国の進んだ面を取り入れる必要があるでしょう。

最後に立地規制の法制化については、病原体がバイオ施設から漏れるメカニズムがあることは誰も否定できないので、これによって住民が不安を抱けば、各国でバイオ施設の立地を規制する法律が制定される可能性はあると結論付けることができます。

（長島功）

第五章　バイオハザード裁判の本質

はじめに

地裁判決は本訴訟の意義を単なる不法行為法理の範疇に属するものと決めつけ、バイオハザードの危険性、重大性について驚くほど認識を欠如させた時代錯誤な判決でした。一九九二年に採択された生物多様性条約は「バイオテクノロジーにより改変された生物であって、環境上の悪影響を与えるおそれのあるものの利用、および放出に係る危険について、人の健康に対する危険も考慮して、これを規制、管理または制御するための手段を設定または維持すること」と、バイオテクノロジーの危険性とこれに対する対策の重要性を指摘しましたが、地裁判決は国の主張を無条件に採用する一方で、バイオハザードの危険性を指摘した住民側の主張と証拠に耳を傾けない姿を示したのでした。

二〇〇一年四月一〇日、住民側は東京高等裁判所に控訴しました。そして同月一日に施行された情報公開法を活用し、感染研に対し情報開示を請求して入手した資料から、多数の病原体がHEPAフィルターを通ったり、排水を通って、あるいはゴキブリのような小動物を通じて外部に漏出することが明らかとなり、感染研にはバイオハザードの危険があるとの住民側の主張が一層明瞭となりました。

その結果、二〇〇二年二月二〇日、高裁（第一一民事部）は国に対し、「本件は科学裁判だから最高の科学水準で安全対策を検討すべきではないか。その立場から見ると国のこれまでの主張は不十分。資料は国にあるから主張を補充せよ。高裁は最新の科学的知見を基準にして臨みたい」と住民側の立脚点に立った訴訟指揮を行いました。住民側が活気づいたのは当然でした。住民側は地裁で相当数の科学的文献を提出していましたが、科学裁判なのに地裁はそれらに対する評価を何らおこなわず、検討すらしていない有り様でした。そこで住民側はその中から二八点の貴重な文献について詳細な解説を行い、高裁が科学的文献に正面から向き合うよう迫りました。

二〇〇三年二月二六日に結審しましたが、同年五月二一日、高裁は住民側と国の代理人を呼んだうえ、「国の主張は

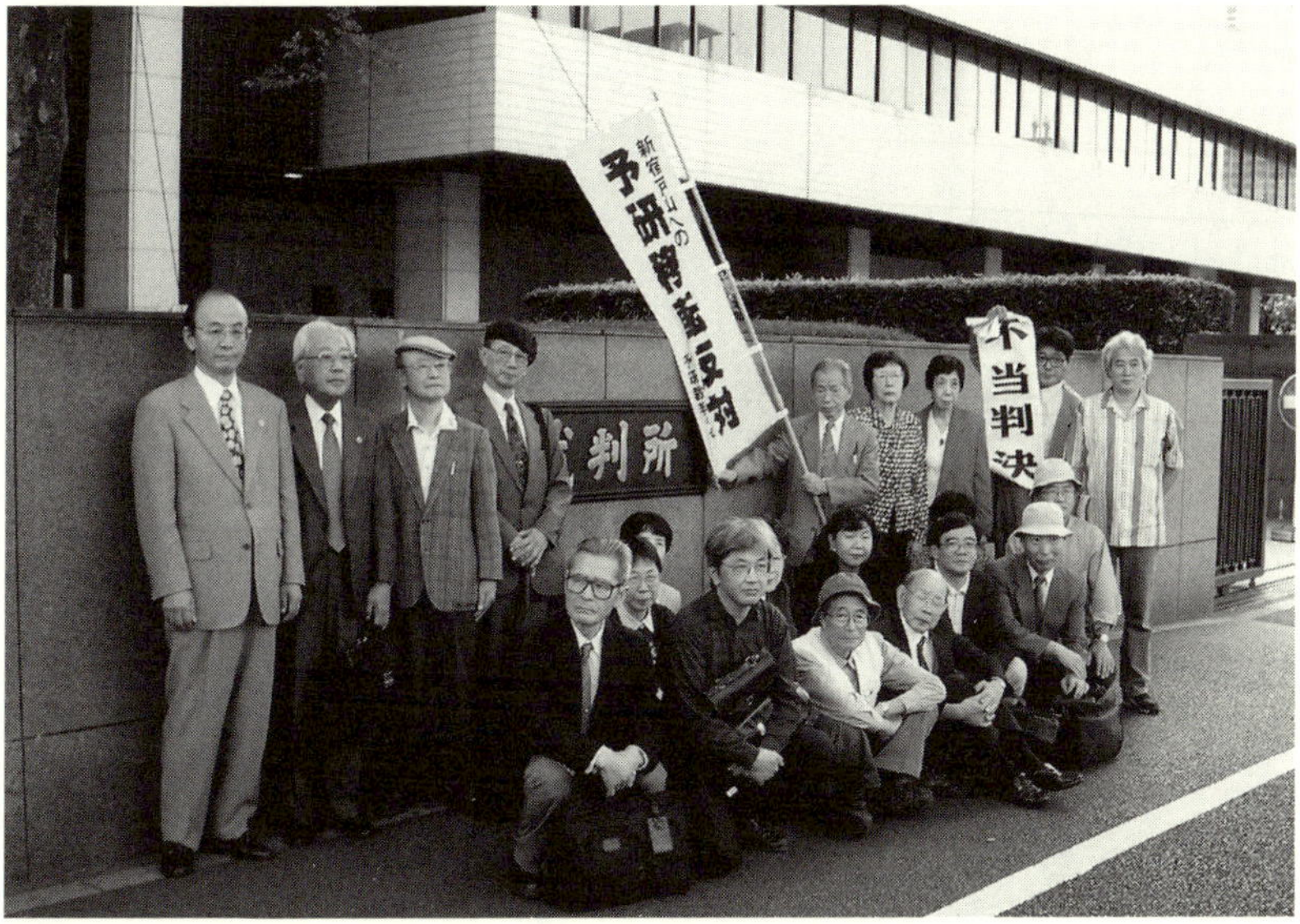

高裁判決後の原告団（2003年9月29日、吉川光撮影）

科学裁判としては不十分。また、住民側が提出した証拠に理解できないものがあるので分かりやすく解説したものを出して欲しい。七月一六日に審理を再開し、当日結審する」と伝えてきました。高裁のこの態度を見た国は、HEPAフィルターの性能と戸山庁舎の耐震安全性についての主張の補充書を提出してきたので、住民側は即座にそれに対する反論書を提出しました。そして、七月一六日再度の結審となり、判決言渡しは「追って指定」となりました。

同年九月二四日、高裁から「九月二九日午前一〇時に判決を言い渡す」との連絡が入りました。そして、九月二九日、東京高裁は「本件控訴をいずれも棄却する」との判決を言い渡したのです。高裁は本件を「科学裁判」と位置づけ、国に対して「主張が不十分」との態度を二度も示したのとは裏腹に、判決は、感染研の危険性は「抽象的、一般的な危険性にとどまる」としたうえ、「研究所の公共性や公益性を考慮すれば、危険性は受忍限度の範囲内」と結論づけたもので、科学裁判とはとうてい言えない判決でした。ただ、「ひとたび病原体等が外部に漏出等するような事態が発生すれば、最悪の場合には回復が事実上極めて困難な甚大な被害が惹起される危険性があるから、感染研においては、病原体等の漏出等による感染の具体的な危険性が絶対に発生しないように、あらゆる万全の施策を講じてこれを未然に防止しなければならず、平素からこれを確実に実践するように努めるべきことはいうまでもない。当裁判所としては、このような観点から、感染研に対し、諸設備・機器の厳格な点検実施、最新の設備・機器の設置・更新、徹底した安全管理体制の構築及び適宜の見直し等、安全確保のための諸施策の遵守と実践を改めて強く要請するものである」との注文をつけた点が地裁判決にはないものでした。

しかし、バイオ施設は原子炉と同様に危険な施設ですから、平常運転時および事故時における潜在的危険の顕在化を防止する義務が施設側にあることは論を待ちません。バイオ施設の安全審査に重大な過誤があれば、重大な脅威と実際の被害を受ける者は周辺の住民です。バイオ施設がこのような特性を持つ以上、その安全審査、つまり被害防止対策が十全に講じられているかどうかは最新の科学技術水準に照らして判定しなければならず、非科学的な安全審査は当然に拒否されるべきです。

しかし、高裁は、感染研を潜在的危険施設と認めながら、また安全性に係る重要な事実が明らかとなったにもかかわらず、その具体的危険性を全面否定したのでした。病原体が外部に漏出している事実がもつ危険性を高裁も歪曲し過小評価したばかりか、バイオテクノロジーの有用性のみを評価して「負」の科学的意見を根拠もなく否定し、生物学者の貴重な意見まで無視したのです。以下、高裁判決の主な問題点を取り上げることとします。なお、高裁でも争点となった耐震性能と施設安全管理および実験排水については第二章一節および五節を参照してください。

一　立地条件について

住民側は東京地裁に本裁判を提起して以来、一貫して「立地こそ最大の安全対策」と主張してきました。感染研は大量の病原体等を取り扱う日本最大のバイオ施設です。このようなバイオ施設は施設自体が潜在的危険を持っているため、世界各国では広大な立地条件の中で初めてその稼動が許されています。アメリカの国立衛生研究所や国立疾病予防センターは広大な敷地に立地し、イギリスのＣＡＭＲ総合実験施設も農村地帯に立地し、いずれも近隣には個人住宅はほとんど存在しない環境下にあります。バイオ施設が住宅地から相当離れた環境下で稼動しているこの事実は、バイオ施設が危険な施設であるからにほかなりません。環境庁長官が日本のバイオ施設の立地条件に対する行政の立ち遅れを認めたのもここにありました（一九九六年二月二八日参議院環境特別委員会）。

しかし、感染研の場合、その立地はすこぶる劣悪です。国際査察を実施したコリンズ、ケネディ両博士がその報告書において、世界の水準から大きく立ち遅れていること、敷地の狭さ、人口密集地にあることから、地域汚染の危険性を警告し、「感染研の立地と業務によって危険にさらされる住民がいない土地に再移転することを、感染研は真剣に考慮すべきである」と、驚きをもって指摘されたのでした。そうである以上、感染研が選択した立地が世界水準からかけ離れている実態の危険性に目を向けるべきところ、高裁もまた国際査察の結果に耳を傾ける姿勢をとらなかったばかりか、立地条件に関する「具体的かつ正確」な検討を懈怠したのでした。

また、情報開示の結果、感染研においては針刺し事故等の実験室内事故が多発している実態が明らかとなりました。この点について、高裁は「いずれも比較的軽微で初歩的なミスであり，回復が容易で，その影響も施設外に波及したものではなく小さかったということができる」「直ちに近隣の病院や施設の療養所において抗生物質等の投与がされ、その後健康観察が行われており、二次感染は発生していない」と述べましたが、そもそも感染研は二次感染の調査を行っていないのですから、そのような断定などできるものではありません。さらに、研究者が事故を起こした場合、潜伏期間が経過して発症の危険が解消されるまで施設内に当該研究者を隔離して治療・観察を行い、危険の解消を確認して初めて施設外に出ることを許可すべきですが、感染研はそのような措置を施さないまま当該研究者の帰宅を認めていることも明らかになりました。二次感染の危険が発生しているのに、感染研はその防止策を何ら取っていなかったのです。

このように、実験室内事故が発生している実態からみても、感染研の立地条件は重要です。感染研は新宿区戸山の人口密集地にありますから、研究者が実験室内事故を起こした場合、施設外に一歩踏み出した時点の二次感染の危険は近隣に住民がほとんどいない立地と比べて十分にあり得ることです。高裁は「これらは原因を究明し、再発防止を徹底すること」としましたが、実験室内事故においてどのように原因を究明し、再発防止を徹底したのか、感染研はその具体的な証拠も提出しませんでした。実験室内事故は感染研が年一回行うバイオセーフティ講習会での格好の研修課題となる事例ですが、再発防止を徹底したのであればその証拠が提出されてしかるべきです。しかしながら、証拠は一切示されませんでした。住民側は人為的ミスが引き起こす二次感染、三次感染の危険性が高いことを指摘したのですが、高裁判決は、実験室内事故がもたらす危険性についても「具体的かつ正確」な検討を怠ったのです。

二　国際査察について

感染研に対し国際査察が実施されたことは先に述べたとおりですが（五五〜五九頁参照）、その査察結果について高裁は「コリンズ、ケネディ報告書には、数多くのWHO指針等違反が指摘されているとの点については、同報告書を検討すれば明らかなとおり、同報告者らがWHO指針等違反とするものは、同人らの推測及び危険発生の可能性を述べたものに過ぎない」と切り捨て、感染研は地域汚染の危険性を与えているとした査察結果に正面から向き合いませんでした。

しかし、コリンズ、ケネディ両博士は、具体的な証拠に基づいて判断するという姿勢を査察のなかで一貫させ、その結果、「疑惑が残る」数々を指摘したのです。この指摘は推測ではなく、感染研が具体的な証拠を示すことができなかった結果にほかなりません。国自身、「具体的かつ正確に検討される必要がある」との態度を示す以上、その検討材料である証拠を十分に示すべきですが、コリンズ、ケネディ両博士の追及に回答できなかった結果、両博士が「疑惑が残る」としたことこそ科学的な調査結果というべきです。感染研がその疑惑を解消できなかった事実は、安全対策が十分に講じられておらず、したがって周辺地域に具体的危険を発生させている事実を示すものでした。

高裁が危険性の指摘に耳を傾けなかったことは、オビアット、リッチモンド報告書に対するコリンズ・ケネディ両博士の意見を無視したことにも表われています。コリンズ、ケネディ両博士は、オビアット、リッチモンド報告書が査察時に提示されなかった証拠に基づき多分に感染研側からの伝聞による断定が多いことを指摘し、査察者としての態度を厳しく批判しました。「安全である」という結論を導き出したオビアット、リッチモンド報告書こそ「同人らの推測」と言うべきですが、高裁判決はオビアット、リッチモンド報告書には全く触れませんでした。双方の報告書を詳細に比較検討したとは言えない高裁判決は、国際査察の結果内容に関しても、「具体的かつ正確」な検討を怠ったというべきです。

三　病原体等安全管理規程について

高裁は「病原体等安全管理規程及びそれに基づいて制定した各種実験指針等に従って運用する体制が執られている」と、感染研の「安全対策」を高く評価しました。

病原体等安全管理規定は安全対策の骨格を示したもので、同規定だけでは不十分だとして実験指針等が定められています。国は実験指針等を高裁に提出してきましたが、それがどのように運用されているか明らかにすることはできませんでした。一例として、住民側は研究者各人が実験指針等を日常的に所持して実験しているか疑問を呈したところ、国は答えることができなかったのです。実験指針は研究者各人に徹底されるべきもので、管理者だけが持てばいいものではありません。高裁判決が「実験指針等に従って運用する体制が執られている」と述べるならば、その運用実態を「具体的かつ正確」に認定しなければなりませんが、その認定作業を何もしなかったのでした。実験操作指針の内容を強調したところで、「運用する体制が執られている」との認定に繋がるものではありません。

（島田修一）

四　エーロゾルについて

高裁では、住民側が情報公開請求に努めた結果、感染研に多くの資料を開示させることができました。そして、開示された資料を分析したところ、国が地裁でおこなった主張が虚偽であったことが明らかとなりました。主なものを紹介しましょう。

(1)　国はHEPAフィルターの捕集効率は九九・九七％であると主張しましたが、そうであればHEPAフィルター通過前のエーロゾル個数と通過後のエーロゾル個数の資料があるはずです。そうでないと捕集効率は計算できないからです。住民側はそれらの資料提出を求めましたが、国は頑として提出を拒否しました。エーロゾルが漏出する事実を知られるのを恐れたからにほかなりません。しかし、高裁段階で入手できた資料から、日常業務において、粒子径の大小に関係なく、病原体を含む大量のエーロゾルが漏出している実態が明らかとなりました。

どの位の量のエーロゾルが漏出しているか。国が地裁で提出した感染研が取り扱う病原体目録から、年間取扱菌量と年間エーロゾル発生量を概算することができましたが、それによると一五項目の病原体だけでも年間七二〇リットルもの病原体が培養されていること、一分間に最大二一〇〇個の病原体が排出されていること、培養そのものが不可避的に膨大なエーロゾル発生をもたらしていること、したがって大量の病原体を周辺に排出させていること、以上の実態が判明したのです。病原体を含む汚染空気を、敷地内に設置した給気塔へ給気として供給していることも分かりました。

これらは、病原体を含む汚染空気に周辺の生活者は曝露されていることを意味するものです。感染研周辺の生活者は感染研職員とは違って新生児、妊婦、老人そして免疫疾患や基礎疾患をもつ患者など免疫力の弱い人々が生活していますから、健康な成人集団からなる感染研職員と較べると、病原体などの感染に関してはより厳しい状態であることは明らかなことです。

また、感染研から排出される病原体は、単に実験室内で試験管などの器材によって培養されて発生するエーロゾルだけではありません。感染研では実験動物を使用した感染実験が頻繁におこなわれており、感染実験動物数は年間約六四万匹にのぼります。実験室における病原体取扱いと異なり、感染動物実験の場合は二四時間飼育された状態でエーロゾルが発生していますから、二四時間連続して病原体が外部に放出されているのです。さらに、あるＰ３実験室での漏出総数を一立方メートルに換算すると、第一回の測定で一万四七二〇個、第二回は二万一三五七個、第三回は二万二三一〇個であることを示す資料も入手しましたが、高裁はこうした病原体を含むエーロゾルが大量に外部に排出されているその危険性を黙殺したのでした。

(2)　安全キャビネットはＰ３施設やＰ２施設の一次バリアーとして、実験者の感染防止や実験室内への病原体等の漏出防止として重要な機能を持つだけでなく、キャビネットからの排気による施設外への病原体などの漏出防止にも万全の対策が施されなければなりません。日常運転時のみならず、地震、火災などの非常時においてもそうした機能が求められます。そこで、住民側は感染研が使用している安全キャビネットについて、次のとおり指摘しました。

ア　ＨＥＰＡフィルターの集塵効率が九九・九九％以上であることは確認されていない。したがって組み換えＤＮＡ実験指針に違反するとともに、国自ら遵守しているとして提出した日本空気清浄協会の「クラスⅡ生物学用安全キャビネット規格」にも違反する。

イ　地震時のみならず停電時、火災時においても一次バリアー機能は瞬時に消失するため、実験中であれば病原体等が室内に漏出し、さらに人や物品、空気の出入りにともない実験区域外、施設外へ漏出する可能性が高い。

しかし、アについて、高裁は国が平成一四年度に検査したところ捕集効率が九九・九九パーセントであることが確認されたと認定し、イについても、停電時には非常用発電装置によってファンが稼動するから安全キャビネットの排気ファンの稼動確保に支障はない、火災発生時には給排気装置および排水装置の稼動が自動的に停止して職員は直ちに実験を中止し、病原体等を高濃度消毒薬槽に投入して殺菌し又は高圧滅菌器に密閉して実験室を閉鎖するなどの措置が講じられているから、火災時に排気、排水、排煙等によって病原体等が漏出して感染する具体的危険性はないと認定しました。

しかし、これは住民側が主張してきたことを意図的に無視したものです。第一に、国が現場試験で試験エーロゾルを発生させることなくＨＥＰＡフィルターが九九・九九％以上の集塵効率を持つことを確認してこなかったことは、国も認めた歴然たる事実でした。集塵効率九九・九九％以上であることを確認するためには大量（数百万〜数千万／分）の試験エーロゾルが必要ですが、国はエーロゾルを発生させることなく「性能試験」を実施したにすぎません。しかし、高裁はこれにも目をつぶったのでした。なお、大阪大学健康体育部では二〇〇一年二月、ＤＮＡ実験指針に違反する実験をしたとして地元吹田市の勧告を受け入れて実験中止に至りましたが、感染研でも指針違反として実験中止の措置が当然にとられてしかるべきです。

第二に、停電した瞬間において実験中であればファン停止により一次バリアーは瞬時に消失し、その後四〇秒以内に非常用発電機が稼動しますが、稼動してもキャビネット内に病原体等を封じ込めるに足りるファン風量ではないので室内への漏出あるいは実験者の吸引などは十分あり得ることです。停電→一次バリアー消失→病原体等漏出危険→実験中止の手順となりますが、その間に漏出の具体的な危険性が生じる時間帯が必ず存在しますから、実験を中止し必要な措置をとるから問題ないと言い切ることはできません。火災時は陰圧ファンも稼動しないので、安全キャビネットのみならず実験室の陰圧状態も確保できません。つまり、一次バリアー、二次バリアーも瞬時に消失することになります。火災時は一般的に有毒ガスを含む大量の煙が発生しますが、Ｐ３施設には自動消火設備もなければ排煙設備もありません。自らの命が危険にさらされる一秒を争う中で、病原体の密封行為とハロン消火器による消火活動を職員が行うことになります。その結果、手順に従った「措置」の確実な実施よりも、まず職員の脱出が優先されることになるのは自明なことです。しかし、高裁はそうした措置の実効性について何の検証もしていません。火災時に排気、排水、排煙、人の脱出等に伴い、病原体が漏出する具体的な危険性は否定できないものです。

以上見ましたように、感染研のＰ３施設の安全キャビネットは一次バリアーとしての機能を果たしておらず、当時の組み換えＤＮＡ実験指針違反の管理が行われています。地震、火災、停電時には病原体等が施設内外に漏出する具体的な危険性も存するのです。高裁はこの事実も黙殺したのでした。

(3)　高裁は「感染研において年間七二〇ミリリットルもの病原体等を使用していることを認めるに足りる証拠はない」と述べましたが、感染研が使用する病原体等は一年間で七二〇リットルであるのに七二〇ミリリットルと過小認定した過ちを犯しました。七二〇リットルという膨大な使用病原体の量は国が提出した準備書面に根拠があったのですから、住民側の主張に「証拠はない」と言えるものではありません。

第1図　粒子径による捕集効率の変化

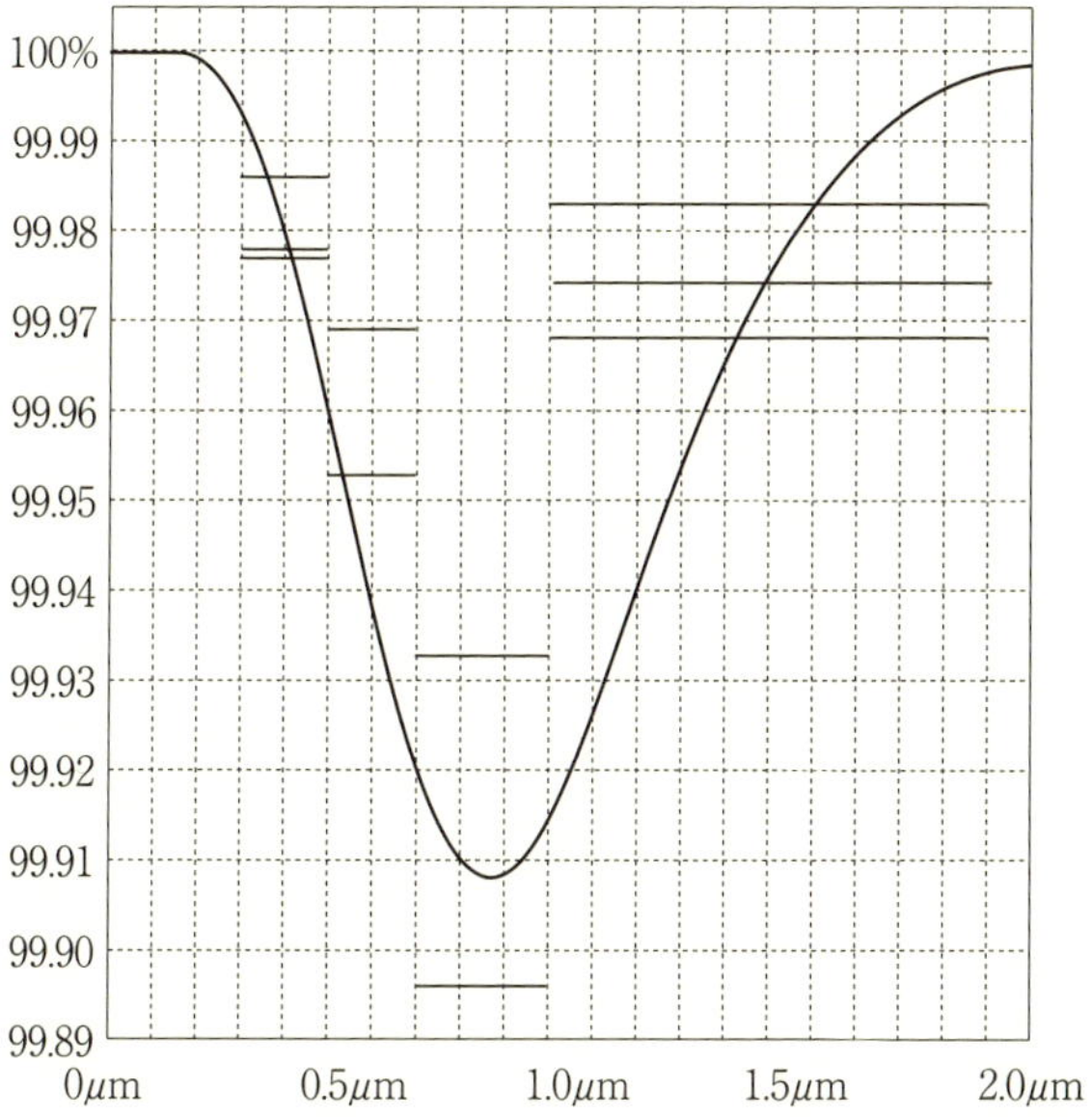

高裁は「住民側らが前提としている高濃度の病原体等が含まれる液を使用していることを認めるに足りる証拠もない」とも述べましたが、国自身が使用を報告している実績ですから「使用していることを認めるに足りる証拠もない」とは明らかな誤りです。高裁は「感染研が扱う病原体等のうちエーロゾル感染の可能性があるのは、化膿レンサ球菌のみ」と述べましたが、感染研のような沢山の種類の病原体等を取り扱う研究施設で「エーロゾル感染の可能性があるのは、化膿レンサ球菌のみ」ということを指摘した科学文献は一つも見当たりません。

エーロゾルは施設外に連日放出されており、そのことを

第2図　捕集効率低下の原因説明図（国立感染研による）

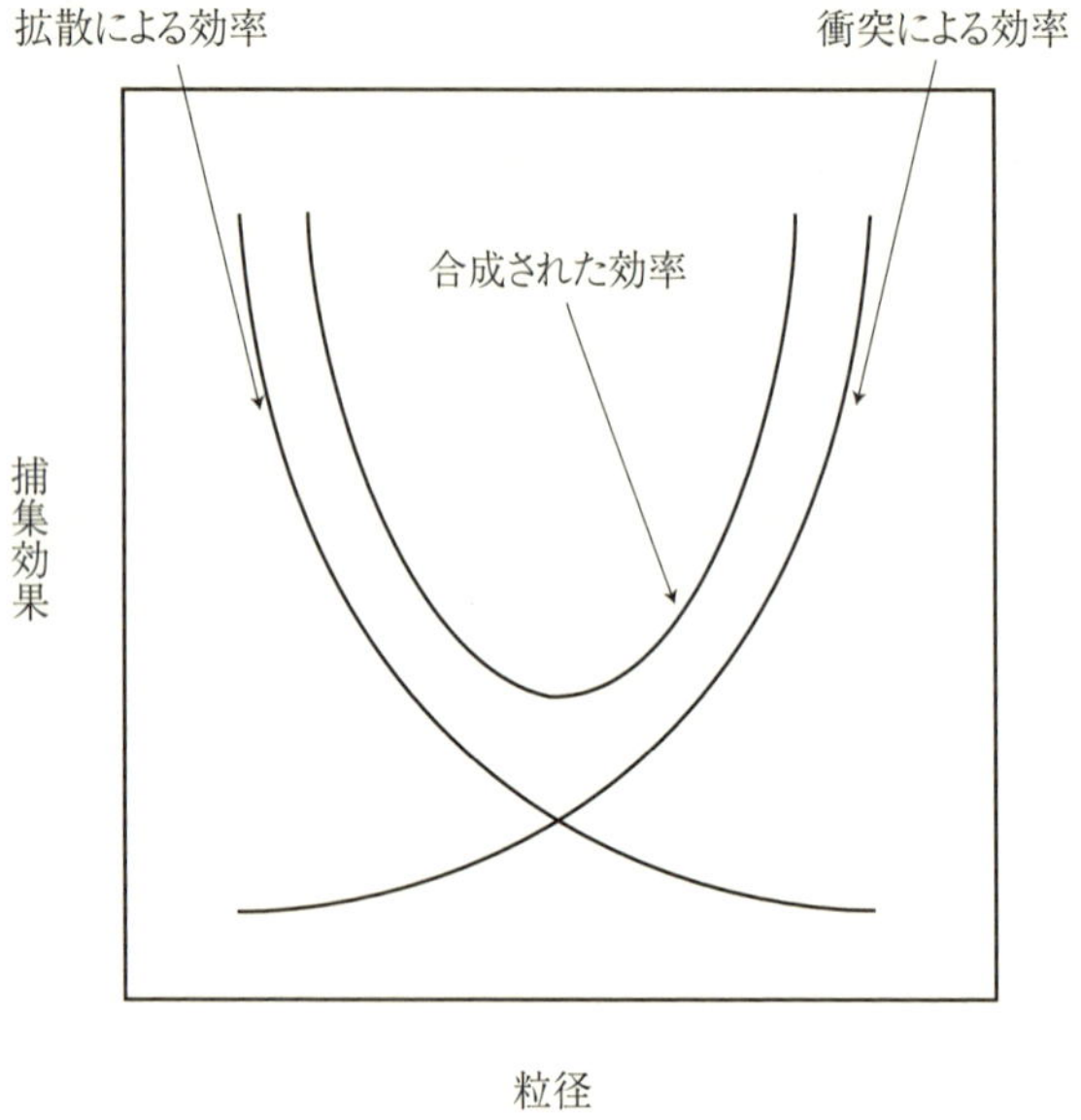

裏づける証拠も住民側らは提出しましたが、高裁はそれも非科学的な理由で排出の事実を否定したのです。

(4)　ＨＥＰＡフィルターの捕集効率について

感染研は、第一審において、研究室の排気はヘパフィルターという高性能フィルターを通して外部に放出する、その捕集効率は九九・九七％以上であること、特に、粒径〇・一ないし〇・二マイクロメートル（μｍ）の粒子の捕集効率が最小になるという実験的な特徴があると主張しました。原告は、計算の基礎となった粒子数を公表せよと要求しましたが、かたくなに拒否されました。

第二審では、『情報公開法』が発効しており、原資料を入手することができました。実験式を示すと、第1図のようになります。捕集効率は、粒径一・〇マイクロメートルあたりで最小となり、その値は、九九・八九％でした。（原資料のＰ３実験室(4)、位置（一八））

捕集効率低下の原因と塵埃説

感染研は、なぜ捕集効率が低下するかについて、第2図のような説明を行いました。これでは、まったくの概念図であり、左右で、一〇〇％に近づくことが、なんら説明されていませんし、捕集効率を加算するという初歩的な誤りを犯しています。

ところで、感染研は、粒径〇・一ないし〇・二マイクロメートルの粒子の捕集効率が最小になるという実験的な特徴があると主張していましたから、「現場試験成績で〇・五マイクロメートルを超える粒子が検出されているのは、フィルター下流側のダクト部分からの塵埃を拾っている（誘引）と考えるのが最も自然である」と主張しました。

もし、塵埃を誘引するのであれば、慣らし運転を行って、塵埃が誘引されなくなってから測定を行うというのは、技術者にとっての「いろは」でしょう。

第3図　エーロゾル粒子数と塵埃数との関係

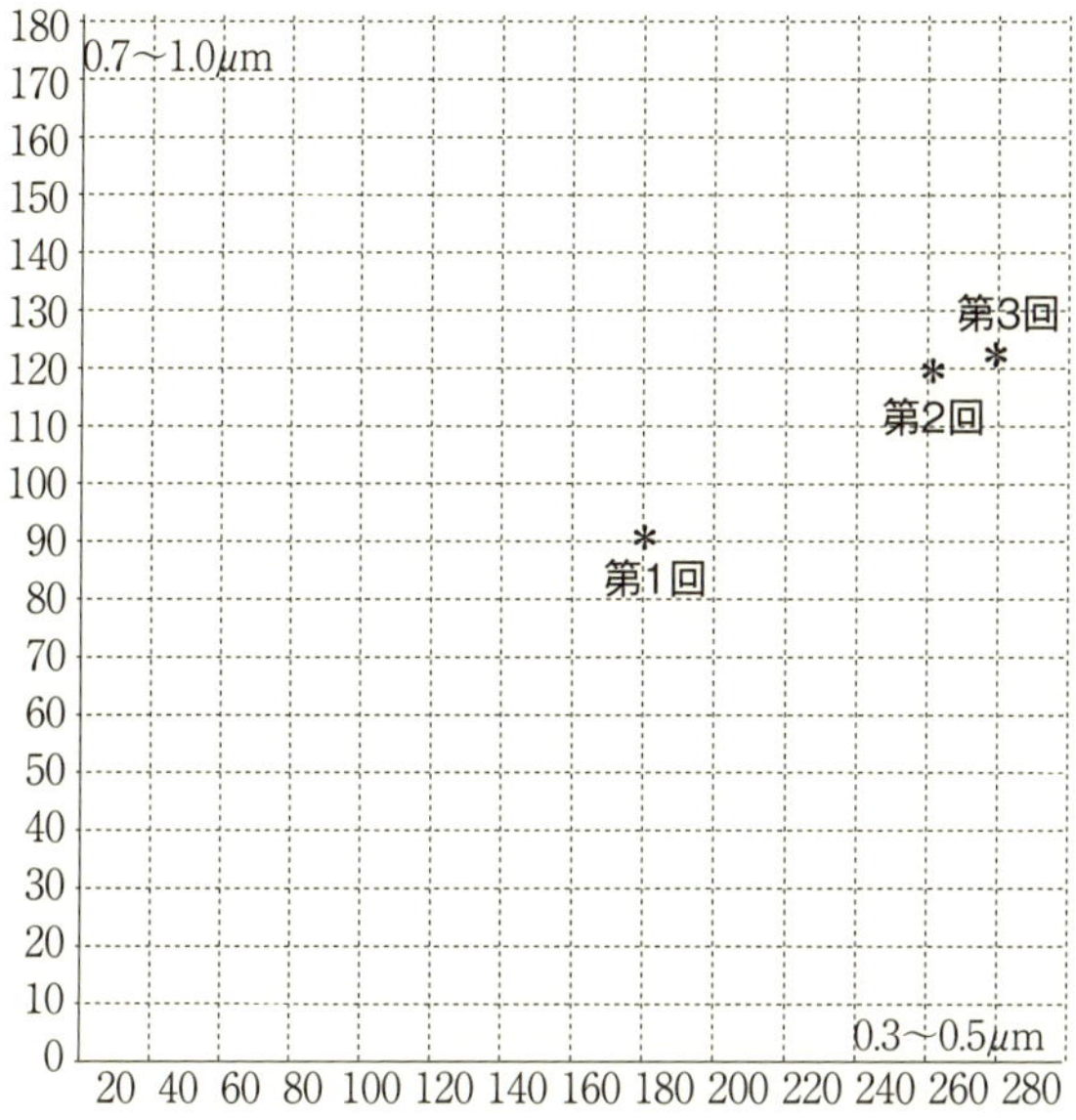

ところで、検査は三回行われていますから、感染研の主張するように、〇・五マイクロメートル以下のエーロゾルと、〇・五マイクロメートルを超える塵埃粒子の相関係数を求めると、〇・九九六程度になり、有意の差は見られませんでした。さらに、塵埃が、回を追う毎に増加する例すらありました。

第3図はその例で、塵埃と称する〇・七〜一・〇マイクロメートルの粒子の個数が、第一回、第二回、第三回と増加していることがわかります。しかも、〇・五マイクロメートル以下のエーロゾル粒子の個数に比例して増加していることがわかります。このことから、〇・七〜一・〇マイクロメートルの粒子は、エーロゾル粒子とよく混じり合ってエーロゾル粒子と共に排出されているのであって、決してダクト内に残留していた塵埃ではないということが明らかとなります。

下流側の粒子が、エーロゾルと塵埃とからなるという二元論は、完全に破綻しました。

感染研側は、この批判をかわすために、最終書面において、〇・三〜〇・五マイクロメートルの粒子についても、「HEPAフィルターから漏出した粒子であると認めたことはない」と主張しました。これでは、すべての粒子が塵埃であることになります。まさに、血迷っているとしかいえない暴論です。もしそうなら、「平成一四年度国立感染症研究所・バイオセイフティ施設フィルタ交換作業DOP試験室内設置排気フィルタ」は、たとえば実験室(1)位置三では一立方フィートあたり二六〇個、実験室(3)位置一三では一立方フィートあたり一一七個の「塵埃」が誘引される結果になります。

塵埃の由来

ダクトは排気を外界に強制排出する装置ですから、気密性が要求されます。したがって、外部から塵埃が入り込む余地はありません。原告の追及に答えて、感染研側は、準備書面(7)で、この塵埃は、フィルター交換時などに付着した塵埃である、と主張しました。

ところが、感染研と請け負い業者との間では、「工事完了に際しては、建築物内外の片付け及び清掃を行う」という契約がなされています（平成一三年一〇月三〇日付け株式会社日立空調システムとの間のP3施設安全キャビネット点検及びHEPAフィルタ交換工事に関する契約書）。この契約によれば、当然、ダクト内も、清掃されたでしょう。最も安全性が要求されるフィルター交換時に限って塵埃が入り込むなどという主張は、納得することができません。

新たな矛盾

この塵埃に関して、感染研側は「ダクト内においては、ダクト内側に付着した塵埃が常に空気中にでていく状態にあり、一定時間の経過により、塵埃がゼロになるようなものではない」とも主張しています。ところで、感染研側は、へパフィルターからの排気量は、毎分八・六乃至一一立方メートルであると公表しました。立方フィートにすると、三〇四乃至三八八立方フィートとなります。吸引する空気は、毎分一立方フィートですから、排気全量の三〇四分の一、乃至三八八分の一でしかありません。

風速は毎秒〇・二三m以上であり、吸引場所をＨＥＰＡフィルターから一〇センチの位置に近づけたといいますから、排気が吸引位置に達するまでに、一〇／二三＝〇・四三秒以下となります。この間に、壁面に付着している塵埃が誘引される余地は、ほとんどないといっていいでしょう。

したがって、下流側で検出された粒子は、すべて、ＨＥＰＡフィルターから漏出したエーロゾルであることが証明されました。

エーロゾルの漏出数

一立方フィートあたりのエーロゾルの漏出数は、

	開示資料	平成一三年報告書
一回目	四二二	九三三
二回目	六〇五	四八五
三回目	六三二	七九九

平均して六〇〇を超えています。一立方メートルに換算すると、二万個を超えています。

「設計図書」に基づく推定では、Ｐ３ＲＩ系統実験室からは毎時三六四〇立方メートル、Ｐ３実験室及び動物実験室からは毎時三四五七〇立方メートル、あわせて三万八〇〇〇立方メートルの排気が出されています。したがって、漏出エーロゾル数は、毎時七億六〇〇〇万個となります。

ＨＥＰＡフィルターを二重にしたとしても、毎時二二万八〇〇〇個が漏出していることとなります。

（この項武藤徹）

五　バイオテクノロジーの危険性について

(1)　住民側は地裁で提出した本庄重男博士の論文「バイオテクノロジーがもたらす負の影響」を補強するため、高裁で同博士の別の論文「バイオ技術は欠陥技術」および杉田史朗博士の意見書「予研＝感染研施設の危険性―とりわけバイオテクノロジーの危険性について―」を提出しましたが、高裁は本庄論文と杉田意見書を真摯に検討した形跡がまったくありません。「これらは、いずれも組み換えＤＮＡ食品等のバイオテクノロジーにより生み出されるものの危険性を訴えているものである」と述べていますが、これはバイテクノロジーの危険性に対する理解がまったく不十分であることを示しています。本庄論文や杉田意見書は、遺伝子組み換えを典型とするいわゆるバイオテクノロジー全般にわたってその過程やその産物（遺伝子組み換え食品を含む）に潜在し顕在する本質的な危険性を指摘し警告しているのであって、組み換え食品にのみ視点を置いて論じているのではありません。だからこそ、現行の不備なバイオテクノロジー規制では安心できないと主張したのです。

本庄論文と杉田意見は、現今のバイオテクノロジー暴走に反対するものであり、バイオテクノロジーを国策として推進する意見とは明らかに異なります。しかも、双方の意見には学問的論争としては未だ決着していない問題が含まれています。それゆえ、住民側は高裁が相対立する双方の意見を十分に検討し公正な判断をするよう期待したのです。ところが、高裁はこの問題においても国に一方的な肩入れをし、「バイオテクノロジーの高度の有用性は世界的に承認されているところである」との偏った判断を下したのでした。「高度の有用性」とは具体的に何を指しているのかについて何も触れていません。バイオテクノロジーの「有用性」の陰に潜む危険性を少しでも考えれば、このような一面的見解を持つことはできない筈です。きわめて非科学的な判断といわなければなりません。

(2)「ボルナ病ウイルス」の危険度分類に関する判断も誤っています。「レベル2は、ヒトあるいは動物に病原性を有するが、実験室職員、地域社会、家畜、環境等に対し、重大な災害とならないもの、実験室内で暴露されると重篤な感染症を起こす可能性はあるが、有効な治療法、予防法があり、伝播の可能性は低いとされている」に続いて、「ボルナ病ウイルスがこれ（レベル2）に該当しないことを認めるに足りる証拠はない」と断定しましたが、これは明らかな事実誤認です。

住民側が再三主張したように、ボルナ病ウイルスはドイツ以外の国々（たとえばイギリスやベルギー）ではリスクグループ三とされており、有効な予防法や治療法は未だありませんから、「レベル2に該当しないことを認めるに足りる証拠はない」とした高裁判決の誤りは明らかです。もし、国の主張のようにボルナ病ウイルスが人獣共通病原体であるとの明白な証拠はまだないとしても、予防原則から言ってレベル3にランク付けして安全確保を一層厳しくすることが必要との住民側の意見は何故認められないのでしょうか。ここでも、高裁判決は感染研の安易な考え方だけを一方的に支持したのでした。

ボルナ病ウイルスの実験計画が提出されて、それまで感染研の危険度分類リストに載っていなかったため、一九九九年に急遽その危険度分類を不十分な検討のままレベル2と決定した感染研の態度は余りにも安易です。この点を高裁判決は完全に見逃したのでした。

(3) 高裁は「戸山庁舎に持ち込まれる実験動物は無菌」と認定しましたが、これは「無菌」の用語も誤って使ったものです。正しくは「持ち込まれる実験動物は特定の病原体が感染していないことの明らかな状態のもの」です。実験動物学分野の用語として一言で書くならば、〝ＳＰＦ動物〟つまり〝specific-pathogen-free animals〟という語でなければなりません。「無菌」とはウイルス・細菌・かび・原虫・寄生虫等々一切の微生物が存在しないことを意味する微生物学用語であり、特定の研究目的で実験的に「無菌動物」を作出する技術は開発されていますが、およそ自然界には「無菌動物」など存在しないのです。

このように、高裁判決は細部でも平気で誤りを犯しています。細部の誤りの集積の上に組み立てられた判決と批判されなければなりません。

六　立証責任について

高裁は、感染研の具体的な危険性の立証責任は住民側にあるとしました。これを前提に、ＲＩモニターが警報設定値を超える高い濃度のベータ線ガスを測定しても、直ちに引火・爆発事故が発生する可能性があるとの証拠はないとか、管理区域にクラックがあるとしても耐震性能が確保されていないとの証拠はないとして、住民側の危険性の指摘をことごとく否定したのです。

しかし、伊方原発訴訟において最高裁は（平成四〔一九九二〕年一〇月二九日第一小法廷判決）、原子炉施設の安全審査に関する資料をすべて行政庁が保持していることから、行政庁側において、具体的安全審査基準並びに調査審議及び判断の過程等の判断に不合理のないことを相当の根拠、資料に基づき主張、立証する責任があると判示しました。もんじゅ訴訟名古屋高裁金沢支部平成一五（二〇〇三）年一月二七日判決。これらの考え方は本件でも妥当し、別の考え方をとる合理的理由はありません。

そうである以上、上記の場合、引火・爆発事故が発生する可能性がないとの証明を国はしておらず、耐震性能があるとの証明も国はできていませんから、引火・爆発事故が発生する可能性がある、あるいは管理区域が破壊されるおそれがあるとして、その具体的危険性を認定すべきだったのです。

また、国は高裁においても「病原体等が漏出」していない証拠を提出することはできませんでした。住民側が感染研の排気や排水を直接採取し、病原体の有無を調べることは不可能なことです。これに対し、国は排気口や排気ダクトの排気を採取したり、付着したものから病原体の有無を調べることは可能です。そうである以上、国はその検査結果を提出して「病原体等は漏出していない」ことを証明する責任があることとなりますが、その責任を果たさなかったのでした。他方、住民側は開示されたデータに基づいて病原体が排気中に漏出されている事実を論証しましたが、高裁判決はその論証を非科学的な理由で排斥したのでした。

七　高裁判決の特徴

高裁判決の特徴は、「そのことから直ちに、病原体等が漏出等し、住民側らに感染する具体的な危険性があるということはできない」という論理にあります。具体的には次のとおりです。

・人口密集地でも排出される病原体等が原因となって感染する危険はない。
・動線が交錯しているとしても漏出危険とはならない。
・実験室、実験区域が部屋毎に防火区画されていなくても漏出の可能性はない。
・実験室内に漏出しても直ちに室外まで漏出するとはいえない。
・受水槽や高架水槽が破損したとしても漏出するとはいえない。
・ＲＩ排気フィルターの交換値を超える数値が測定されたとしても直ちに危険であるとはいえない。
・九六基準に満たないところがあるとしても感染の具体的危険があるとはいえない。
・耐震診断がなされていないからといって漏出するとはいえない。
・メディカルコンタクトカード不携行等の安全管理規程が守られていないからといって、漏出する可能性があるとはいえない。
・人為的ミスがあっても漠然とした概念を理由に漏出するとはいえない。

・WHO指針に違反していたとしても、漏出する可能性があるとはいえない。
・法令違反があるからといって危険があるとはいえない。
・ラット、マウスが敷地内で発見されたとしても管理体制が不十分とはいえず漏出の可能性はない。
・施設トラブルがあるとしても漏出する危険はない。

しかし、世界中で繰り返されてきた原発、化学工場、バイオ施設にみる大事故は、その被害の大きさに注目が集まりますが、原因を点検してみると、意外に小さな不備やミスなどから引き起こされているものがほとんどです。場合によっては小さなミスが連鎖反応的に続き、予想もしなかった大事故につながる事例には事欠きません。したがって、「そのことから直ちに、病原体等が漏出等し、住民側らに感染する具体的な危険性があるということはできない」との論理は、事故メカニズムの実態を全く考慮しないものです。住民側が開示請求して収集した情報にもとづいて様々な事例を指摘してきた理由も、事故メカニズムを考慮してきたからに他なりません。高裁は「ひとたび病原体等が外部に漏出等するような事態が発生すれば、最悪の場合には回復が事実上極めて困難な甚大な被害が惹起される危険性がある」と認める以上、高裁判決は、WHO違反の数々の事例を細切れにするのではなく、複合した要因を考慮して具体的な危険性を検討すべきだったのです。

八　バイオ時代の人権

戦後日本の経済至上主義がもたらした公害・環境破壊から国民の生命と健康を守る運動は全国各地で粘り強く取り組まれてきましたが、被害を事前に予防して生命と健康を守る、賠償から予防へという国民要求はこの間、大きな前進を勝ち取ってきました。大阪空港騒音訴訟の差止判決（大阪高裁一九七五［昭和五〇］年一一月二七日）を画期として、二〇〇〇年には尼崎公害裁判と名古屋南部公害裁判で大気汚染の最大原因である排ガスを差し止める判決が下されました。

二〇〇三年にはもんじゅ原発許可無効判決（名古屋高裁金沢支部）、川辺川利水計画取消判決（福岡高裁）、二〇〇四年も圏央道あきる野事業認定取消判決（東京地裁）、有明海工事続行禁止仮処分決定（佐賀地裁）等、公共事業に対する厳しい司法判断が続きました。

他方、行政追随の判決も跡を絶ちません。国の公共事業に対して行政の主張を追認する消極的な立場がそれですが、本件の地裁と高裁も権力抑制という司法の機能を果たさなかったのでした。地裁・高裁判決の最大の問題点は、判例の到達点を踏まえた安全審査を回避したことにあります。北陸スモン判決（金沢地裁一九七八〔昭和五三〕年三月一日）は、医薬品の製造承認はその潜在的危険性のゆえに「世界最高の学問水準」に基づく審査が必要としました。原子炉の安全判断を争った伊方原発訴訟、もんじゅ訴訟では、最高裁と名古屋高裁は潜在的危険の顕在化防止義務を管理者に求めたうえ、安全審査の具体的基準を「最新の科学技術水準に照らして判定すべき」としました。そうである以上、病原体施設も同じです。感染研は安全対策を十分に講じていることを立証する責任があり、その立証がなければ潜在的危険の顕在化防止義務は尽くされていないとして、周辺住民の生命・健康が侵害される危険があるとの結論が導かれて然るべきです。

しかし、高裁は地裁が認めなかった感染研の潜在的危険性は認定しましたが、住民側がその責任を尽くせないことが明らかな感染研における実験の具体的危険性の立証責任を住民に押しつけたうえ、バイオハザードの具体的危険性も全面否定しました。フィルターからの漏出は僅かだから感染の危険はない、耐震基準に満たないところがあっても感染の具体的危険があるとはいえない、人為的ミスがあっても漏出するとはいえない、WHO指針に違反していても漏出する可能性があるとはいえない、ラットやマウスが敷地内で発見されたとしても漏出の可能性はない、施設トラブルがあるとしても漏出する危険はない、日本とヨーロッパで病原体の分類に差異があっても不合理ではない等々。しかし、科学裁判でもっとも大事なことは、「異なる主張のうち一方を採用する場合には、明確かつ合理的な根拠が必要」です。安全か否かが激しい対立点となっている場合、「安全」だと判定するには安全でないと指摘する者に対し、明確かつ合理的な根拠を示さなければならない、これが提示できなければ安全性は極めて疑わしいこととなります。

しかし、高裁は根拠も示さないまま「危険はない」としたのです。WHO指針は「最低限の基準」であるのにこれに違反しても危険はないと言い、バイオテクノロジーの有用性だけを評価して危険性を指摘する科学者の意見は無視、です。これほどの非科学的な安全判断はありません。

しかも、地球サミット(一九九二年六月リオデジャネイロ)で生物性多様性条約が採択されたように、遺伝子組み換え生物による生態系や生態系の一部である人の健康への悪影響を未然に防止するための施策を講じることが締約国(日本は九三年に締約)の役割とされ、バイオハザードを事前に防止する責務が行政はもとより司法においても強く求められているにもかかわらず、高裁は国の主張を鵜呑みして司法の役割を放棄したのでした。バイオハザードによる住民の人格権(人格権は個人の生命、身体、精神および生活に関する利益として憲法第一三条で保障された基本的人権)を否定した高裁判決は厳しく批判されなければなりません。

一六年に及んだこの裁判は、この国における生物災害の恐怖と現実的可能性を警告し、生命と環境という至高の価値を守り抜く人権闘争でした。住民側らは科学文献、国際査察さらには感染研から入手した資料等の膨大な証拠を通して「多角的、総合的見地から検討」(もんじゅ判決)しました。その結果、感染研がバイオハザードを引き起こす危険性を明らかにすることができました。住民側らが委嘱した「大気拡散調査」報告書を通して、感染研の近傍において瞬時に病原体が拡散されることも明らかにしました。敗訴はしましたが、裁判を通じた真実の解明、感染研には生物災害対策の学問的研究はなく、安全性の科学の思想も持ち合わせておらず、安全対策は極めて不十分であることが明らかとなりました。大きな成果だと思います。私たちの運動は大きな社会的支持を得ることができたと思います。病原体施設の安全性に対する不安がこれまでになく高まっている今日、新宿戸山の住民が本裁判を通して獲得した到達点は、バイオ時代の人権運動に貴重な足跡を残したものといえるでしょう。

(島田修一)

第六章　バイオハザード裁判が予見したこと

この章では、予研＝感染研訴追の裁判は、一体何を求め結果的に何を予見することになったのかということについて、改めてもう一度考えてみます。

一　バイオ時代の安全問題

私たちが提起したこの裁判は、今さら言うまでもなく、多種多様の病原体を大量に扱っている国家機関である予研＝感染研を相手とするものでした。したがって、感染研で病原微生物に関わる実験が果たして安全に行われているか否かが、私たちにとり最大の関心事でありましたし、今なおあり続けています。

また、感染研の周辺環境には、多数の市民や学生が生活しています。そこで行われる病原体実験は、市民に不安を与えることがないのでしょうか。私たちは不安を感ずるからこそ、感染研の移転を求め、誠実な対応を期待して裁判を起こしたのでした。

加えて、バイオ時代と言われる今日の状況下では、既存の病原微生物を取り扱うことの危険性だけでなく、実験室で汎用されている遺伝子操作を中心とする現代のバイオテクノロジーが内包する危険性についても、十分に注意を払う必要があります。この点をめぐっての感染研の考え方や対処方針を明示させることも原告市民の要求でした。

さらに、バイオハザードというと従来は、病原微生物を扱っている実験者や実験施設内で働いている人が誤って感染する事故、つまり実験室感染とほとんど同義の概念と解されていました。しかし、近年になりこの概念規定では不十分であることが次第に指摘されるようになり、病原体取り扱い施設周辺の人や動・植物あるいは環境諸要素に被害を及ぼすことも含む概念に拡張・改変されるようになったと言えます。したがって、感染研がどれだけ真剣に市民の生活環境への加害を避ける努力をしているかについても、是非知りたいことでした。

右に述べた諸点を総合的に捉えて考えるならば、感染研周辺の市民が自らの生活条件の安全確保のために、感染研に対する訴訟を起こしたことは現代的にきわめて意義深いことであったと言えます。それは、バイオ時代における市民の「安全に関する警告つまり危険に対する予防」の行動であったのです。それはまた、バイオ時代の国際社会に影響を及ぼす市民的運動でもありました。

二　予研=感染研の横暴さ

民主社会の市民的立場では、たとえ相手が国家機関であっても、間違っていることや横暴と思われる行動に対して異議申し立てをするのは当然であり、裁判所の公正・公平な判断を期待するのは自然なことです。だが感染研当局は厚生労働省と一体になり文字通り国家権力むきだしで、批判・反対の市民に対抗しました。その典型例が、建設開始時に警視庁機動隊を導入して反対の学生や市民に逮捕をふくむ弾圧を加えたことです。この導入は、ご丁寧にも、当時の予研大谷明所長の要請を受ける形で行われたと言います。大谷明氏は、「国を相手に裁判をしても、勝てる筈がないよ」などと、かつて筆者にうそぶいたことがありました。残念ながら、このような非民主的で皮相な見解をかなり多くの人々が持っていることは事実でしょう。けれども、被告とされた組織の代表者が、原告の訴えに真面目に耳を傾けることもなく、このような見解を述べるのは、全く不当です。感染研当局者や職員たちの多くは、この裁判の幾歳月にわたり終始、この大谷的感覚で裁判を傍観していたのです。このような感染研職員たちの真剣さを欠く態度は、平生から市民を小馬鹿にし、素人集団に何が解るかとみる、思い上がった科学者集団の中で、否応なしに培われてきたのでしょう。

裁判の場でしばしば論ぜられた世界保健機関（WHO）の指針を順守する必要性についても、感染研は安易なご都合主義的言動で終始しました。感染研に勤務した経験者ならばよく知っていることですが、旧予研時代から感染研はWHOと密接な関係を持っており、当局だけでなく研究者個人もそれぞれの専門分野でWHOと連絡を密にし、WHOの権威を力説し、その権威に依拠して仕事を進めるのを常としていました。ところが、法廷では、私たちが指摘した感染研の実験室の内部構造・設備・装備品さらには作業ルール等におけるさまざまなWHO指針不順守の事例に対し、感染研は指針の細部を全部守る必要はないと主張して、そのご都合主義的いい加減さを露呈しました。しかも、裁判の判決はそのような感染研の在り方を実質的に許容しました。細部の違反が重なり合い、関係し合って不測の事故の起こる可能性は増すものと考えるのが普通であるのに、担当裁判官はそのような総合的観点を欠いていたのでした。そして、感染研の横暴が罷り通ったわけです。

裁判の過程で一九九七年六月一八日に行われた、感染研の立地条件や施設状況に関する国際査察においても、感染研の横暴さは顕著でした。たとえば、原告側と被告側がそれぞれ推薦した二名ずつの外国人査察者（原告側はC・H・コリンズ博士とD・A・ケネディ博士、被告側はV・R・オビアット氏とJ・Y・リッチモンド博士）に同行する説明人の数を一名ずつに制限することを、裁判官立ち会いの事前の打ち合せで強引に主張しておりながら、査察当日は平然とその約束を破り、感染研側には常に数名の供連れがいました。

また、事前に諒解されていた筈の写真撮影を禁止する旨を、当日の査察開始直前の顔合わせの席で被告側説明人の倉田毅感染病理部長（当時）が突然言明した事実も本当に横暴です。納得できない旨の私（原告側説明人）の抗議に対し、倉田氏は「所長命令である」と傲慢な態度で返答しました。そこで、昼休みに山崎修道所長が挨拶に来た際、私は所長命令の意図を問い質しました。それへの答えは「係争中の裁判で原告に写真を勝手に撮られ、それが悪用されては大変だから。ここは写真撮影の是非を争う場ではない」というもので、官僚的不誠実さと小心さそのものでありました。さらに、倉田氏は原告団長芝田進午氏に対する個人攻撃的な名誉毀損の発言もしました。加えて、倉田氏は廊下を歩きながら私に対し、今度は小声の日本語で、「写真にこだわるなら査察を止めますよ」などとまるで裁判官のように告げたのでした。

とにかく、感染研は査察を受ける者としての謙虚な態度を示さず、国際的にも非礼な対応ぶりでありました。国際査察後に、感染研はまたしても倉田氏を中心にして恥ずべき犯罪行為をしました。すなわち国際査察の結果についての感染研側査察者オビアット氏とリッチモンド博士から感染研を介し期限を過ぎてようやく届けられた裁判所宛て鑑定報告書の署名が、本人たちによるものではなく、倉田氏が偽造したものであったのです。原告は、専門の筆書き鑑定家の鑑定結果を待って、そのことを検察庁に告発しました。その告発は受理されたものの、何故か不起訴処分で終わってしまいました。国家機関（感染研）が文書の署名を偽造し、同じく国家機関（裁判所）が漫然とそれを受け入れ、さらに別の国家機関（検察庁）が偽造についての市民からの告発を却下したわけです。国家三極の退廃と言うしかありません。

この他にも、感染研が原告市民に対し直接・間接に示した横暴で傲慢な態度はきわめてたくさんあります。ここではこれ以上触れませんが、既に発表されている故芝田進午氏らの著書や論文を見れば、その事例は容易に見つけられます。思うに、感染研の職員の多くは、新宿区戸山という人口密集地域において自らの国家公務員としての勤務条件や研究上の特権を守ることに汲々とし、そのことが結果として市民の生活権や環境権を侵害することになるのだとは、遂に認識できず、市民の感染研批判・反対運動を敵視し続けたのでした。

三　裁判判決の不当さ

私たちは、裁判所が私たち市民の願いを受けとめる豊かな感性を持ち、理性的な判決を下すものと期待していました。しかし、この期待は、地裁・高裁・最高裁の何れの判決でも報われませんでした。僅かに高裁判決文の末尾において、「ひとたび、病原体等が外部に漏出等するような事態が発生すれば、最悪の場合には回復が事実上極めて困難な甚大な被害が惹起される危険性がある」ことを認め、「感染研に対し、諸設備・機器の厳格な点検実施、最新の設備・機器の設置・更新、徹底した安全管理体制の構築及び適宜の見直し等、安全確保のための諸施策の遵守と実践を改めて強く要請する」と述べています。しかし、これらの高裁の要請に感染研が従わなくても、罰則は何もないから、感染研は何ら痛痒を感じないでしょう。そして感染研職員の多くは、高裁判決のこの付け足しの短文などは虚しく忘れ去ることでしょう。

また、病原学やバイオ技術、環境科学など広範な科学・技術分野に関わる問題の裁判ですから、裁判官は相当な努力をして問題の本質を把握し判決すべきでした。しかし、彼らの努力は甚だ不十分であったと断ぜざるを得ません。幾つかの事例を挙げてみましょう。

高裁は地裁判決をそのまま認め、バイオテクノロジーの危険性についての原告の科学的見解を否定しています。たとえば、原告が依拠した本庄重男著の幾つかの論文を、「技術の未知の分野に関する危険性のみを殊更に強調する偏った論旨で不当である」などと評価しています。この裁判所の意見は、従来の古い生物技術と現今の新しい生物（生命）技術との質的違いを無視しており、新技術に批判・反対の人々に対し新技術推進の人々が叫ぶ主張とまったく同じです。今日のバイオテクノロジーは、生物種間の差を無視して強引・恣意的に遺伝子を操作する技法を中心にした技術です。そのため、多くの危険性（健康障害や生態系撹乱）を潜在・顕在させているのです。また、実際の成功率は決して高くないことも判ってきています。そして、推進派と反対派の間では今なお論争が続いており、科学上のデータとしては推進派にとり不利な新事実が相次いで発見されています。このような状況を知ってか知らずか、判決は原告が提出した科学文献を一方的に否認し、推進派の意見に組したのです。それはまるで、天動説対地動説を裁いた宗教裁判のようなものではないでしょうか。

病原体の危険度分類というバイオハザード予防上のもっとも基本的な概念を、感染研はしばしば安易に解釈をしていますが、裁判所はそのことについても不勉強であり感染研の主張を丸呑みし原告の指摘を傾聴しません。たとえば、ボルナ病ウイルスの危険度分類について、一九九九年に感染研はクラス２と規定しました。けれども、それは諸外国の規定に比べて緩すぎることは否めません。少なくともクラス３に位置づけるのが妥当です。感染研は危険度分類を九九年に改訂するまで、ボルナ病ウイルスを取り上げていませんでしたが、研究者の実験申請があって急遽取り上げ、クラス２で良いとした模様です。人獣共通病原ウイルスと考えられるこのウイルスを安易にクラス２に分類するのは間違いです（ある種の精神疾患患者の脳組織から同ウイルスが分離されたとの報告論文もあります）。裁判所はここでも感染研の方針を追認しただけで、原告の意見を無視したのです。

感染研の施設・設備の不完全さに起因する環境汚染の可能性についての原告の多くの指摘や論証（武藤徹氏や川本幸立氏ら執筆の項に詳しい）も、裁判所は簡単に批判するだけで、それらの不完全さ故に感染事故が発生したという具体的事実は無いと切って捨てました。しかも、「予防原則を尊重せよ」との原告の主張に対し、「予防原則は行政施策としては尊重すべきであるとしても、本件差止請求の成否を判断する際の原則になるものではない」（高裁判決書六五頁）などと勿体ぶった不明確な意見を述べて、司法判断に予防原則は適用できないとの時代錯誤を犯したのです。

とにかく裁判所は、感染研という国家の行政目的達成機関の行動を何としてでも擁護し、市民の人権を無視または軽視するという不当な判決を下したといえます。

四　最近発生・露見したバイオハザード関連事件

今日まで数多くのバイオハザード関連の事件が発生していますが、ここでは、最近英国とわが国で起きた事件につき考えてみます。

二〇〇七年八月三日、英国サーレイ州ギルフォード近郊の農場の牛で、伝染力が極めて強い口蹄疫（ＦＭＤ）というウイルス病の発生が確認されました。防疫対策として、一定地域の出入制限や数百頭の牛や羊の殺処分が行われました。もしこのような処置が採られなかったら、ＦＭＤは英国全土に拡がり、関連被害は想像を絶するものとなったと考えられます。

この事件で最も注目すべきことは、農場から約五キロ離れた地区に所在する国立動物衛生研究所または私立のワクチン製造施設で取り扱っていたＦＭＤウイルスが、何らかの理由で漏出し、農場の牛に感染したということです。感染牛から分離されたＦＭＤウイルス株の遺伝子構成は、両研究所で扱っていた株のそれと相同でした。問題はウイルス伝播のルートですが、今日までのところ、排気や廃水ルートはほぼ否定され、汚染した車輌により運ばれた可能性が最も高いとみられています。ＦＭＤウイルスは人間に感染するウイルスではないので不幸中の幸いでしたが、もし人獣共通病原体であれば、英国社会が受けた衝撃は並み大抵ではなかったでしょう。

ともあれこれは、病原体を取り扱っている施設のミスがバイオハザードの元凶になった最も最近の事例であり、深く記憶に留めておくべきです。それは、病原体実験施設から周辺環境への病原体漏出を防ぐためには、施設のハード面の厳格な管理とともに、勤務者たちによる作業ルールの履行、さらには施設周辺の住民による常時監視体制の確立が、如何に必要かを教えている事件です。この事件についてもう少し詳しく知りたい方は、バイオハザード予防市民センターの機関誌「人権と環境」四六号（二〇〇七年一一月刊）の本庄・長島論文を参照して下さい。

次に、つくば市に所在する通産省傘下の独立行政法人産業技術総合研究所で露見したバイオハザード発生の危惧がある事件を見てみましょう。これは二〇〇七年一〇月一七日付の朝日新聞が一面トップで大々的に報じて、多くの人々が知るに至った事件です。すなわち、同研究所の特許生物寄託センターが、病原微生物約三〇〇株を内規に違反して受け入れ、危険度に応じた防護体制もないまま、専門的訓練を受けたことのない臨時職員もそれらの菌株の培養などの作業に従事していたという事件です。それらの菌株には、人が感染すると極めて深刻な病気を発する恐れが極めて大きいブルセラ属菌や鼻疽菌も含まれていたといいますから、実に驚きです。この事件に関しバイオハザード予防市民センターは地元の市民団体と共同で産総研に抗議を行いました。また、市民センター代表の本庄は、一〇月二六日付朝日新聞の視点欄で「危険病原体取扱者の登録制導入」を始めとする幾つかの対策を提言しました。

産総研のこの事件は、現実の災害発生に至らなかったから未だしも幸いでした。しかし、病原体を取り扱っている国の機関が、バイオハザード発生の源となり得る可能性の在ることを示す事例として、決して忘れるわけには行かない事件です。

五　原告市民の主張の正当性

この裁判の闘いで、原告はさまざまな観点から、感染研が新宿区戸山に存在することの不適性を指摘してきました。つまり、住宅・商店・学校・幼児施設・老人福祉施設・診療所・病院等々の近辺に、如何に国家機関といえども、バイオハザード発生の危険を秘めた施設が在ることは不当であると原告は主張し続けたわけです。

この原告市民の主張は、病原体を取り扱っている施設こそが、今日のバイオハザード発生の最大の元凶であるとみる理論的考えに基づく主張でした。

試みに、近年認められたバイオハザードの発生例を幾つか列挙してみます。

(1)　一九七八年、英国のバーミンガム大学での天然痘ウイルス漏出事件。ウイルス実験室に隣接の部屋の研究者や上層階の病室の患者が感染・発病し、研究主任の教授は責任を負い、数日後に自殺。

(2)　一九七九年、旧ソ連のスヴェルドロフスク市（現エカテリンブルグ市）で、突然多数の市民が吸入性炭疽で死亡した事件。発生当時は、ソ連当局の秘密政策で感染源や感染ルートは隠蔽されていました。一五年後の一九九五年になり、米・ソ科学者の協同調査結果が漸く発表されました。同市の北端に所在した旧ソ連軍の微生物兵器開発研究所（第一九施設）から漏出した炭疽菌を含むエーロゾルが市内に広く拡散し、人々に吸入された結果発生したものと判明しました。風向・風速等の気象情報や患者の発生日付・地域分布等を分析して、炭疽菌漏出は四月二日昼間に起きたものと判定されました。漏出の原因は、空気フィルター取り外し後の新規装着を忘れたというお粗末な人為ミスであったと、ソ連から米国に亡命した科学者により後日暴露されています（ケン・アリベック『バイオハザード』二見書房参照）。

(3)　二〇〇二年、米国フォートデトリックに在る米軍微生物兵器研究センターでの炭疽菌漏出事件。ＢＳＬ３の検査室で扱っていた炭疽菌が、室外の廊下や脱衣室で検出されました。漏出原因は、検査室の空気フィルターの不具合か、汚染した器物・器材・着衣等の室外への持ち出しかによるとみられました。施設内八百余ヵ所の菌検索では新たに二ヶ所で陽性となり、直ちに施設内の立入禁止・徹底消毒が行われ事無きを得たのです。施設外の洗濯屋の従業員の検査も行われ、結果は陰性でした。施設当局は、市当局への敏速な通報を怠り、マスコミ発表後にしたため混乱を招いたのです。

これら三例と前節で記述した英国とわが国での最近の事例は、何れも病原体を扱っている国家や軍の施設で起きた事件です。ここでは敢えて触れませんでしたが、戸山に移転前の予研や移転後の感染研でも、バイオハザード関係の大小さまざまな実験室内感染事故や実験動物脱走事故が発生した記録があります。すなわちそれらは、病原体実験施設が今日のバイオハザード発生の最大の元凶であるとする私たち市民の見解の正当性を裏付ける歴史的事実なのです。

一方、感染研当局者たち（たとえば、元ウイルスリケッチャ部長北村敬氏）は、一時この私たちの見解と同じような意見を書いていたりしましたが、何時の間にか君子豹変して、そんな意見を述べなくなりました。自分たちの立場を困難にすることを恐れ、真理を枉（ま）げる態度を執っているわけです。

私たちは、私たちの主張の正しさに自信を持って、今後とも戸山における感染研の存在の不当性を訴えるとともに、感染研を源とするバイオハザードの発生が決して無いよう粘り強く監視を続けねばならないと、つくづく思う次第です。

（本庄重男）

第七章　今後の課題

一　相次ぐ住民による異議申し立てとバイオ施設のずさんな安全管理実態

バイオ施設反対の市民運動のはじまりは一九八一年の二つのＰ４施設設置反対運動でした。一つは国立感染症研究所（当時国立予防衛生研究所）が東京都武蔵村山市の住宅地にＰ４施設を設置したことに反対する運動で、これによりＰ４実験は中止に追い込まれました。

もう一つは茨城県つくば市の特殊法人理化学研究所（理研）のＰ４施設建設反対運動です。この理研では八九年までに二件のＰ４実験が行われましたが、それ以降Ｐ４実験は一度も行われてはいません。

それ以降、全国各地で反対運動が起きましたが、〇八年には東京都豊島区の学習院の遺伝子組換え実験施設、神奈川県藤沢市の㈱武田薬品の研究施設、東京都府中市の国立食品衛生研究所のＰ３施設計画などについて異議申し立てが相次ぎました。

実際、市民の不安を裏付けるように、バイオ施設で実験に伴う法令や指針違反、ずさんな管理実態が明らかにされてきました。その一部を紹介しましょう。

・東京理科大学生命科学研究所で、一九九七～二〇〇一年、遺伝子組換えマウスを逃走防止設備がない通常の研究室で飼育するなどのずさんな管理をしていたことが判明。
・二〇〇一年、大阪大学健康体育部で遺伝子組み換え実験指針の未承認施設で実験していたことが判明し、実験中止。
・二〇〇四年九月に（財）実験動物中央研究所へ微生物検査のため搬出した遺伝子組換えマウス一系統について、遺伝子組換え生物等規制法で定められた文書による情報提供がなされていなかった。

・二〇〇四年一二月、厚生労働省は生物テロ対策として、一二種類の病原微生物等の保有状況調査を実施し、その結果一万一六二四施設中、五八七施設が少なくとも一種類以上を保有し、うち二七七機関が管理マニュアルもなく、六機関が保管場所すら把握していないことが判明した。

・独立行政法人農業生物資源研究所は、二〇〇五年七月に文部科学省より、遺伝子組換え生物等規制法の趣旨に抵触するとして文書による厳重注意を受けた。

・二〇〇六年、独立行政法人産業総合研究所が遺伝子組換えマウスを適切な拡散防止措置を執らずに使用等を行っていることが判明した。

・広島大学は、二〇〇六年三月，文部科学省研究振興局長から文部科学大臣の確認許可を得ず，遺伝子組換えマウスの不適切な使用実験及び遺伝子組換えウイルスの不適切な使用実験を実施したことに関し厳重注意を受けた。

・二〇〇八年六月、文部科学省は、遺伝子組換え生物の不適切な取り扱いがあったとして神戸大や東北大、日本大、近畿大の四大学に文書で厳重注意した。神戸大では六年間にわたり遺伝子を組換えた大腸菌や酵母を下水に廃棄していたことが、大学の調査で判明している。

二　二つの裁判の確定判決の意義

今後の取組、課題を考える上で、バイオ施設をめぐり二〇〇五年に確定した二つの裁判の確定判決（大阪・高槻ＪＴバイオ施設情報公開訴訟、国立感染症研究所実験差し止め訴訟）で、次の四点に注目すべきです。

まず、二つの判決が病原微生物や遺伝子組み換え微生物などを扱うバイオ施設には潜在的な危険性があることを認めたことです。

次に、その危険性の中身ですが、病原体等の漏出や感染が、事実上回復の極めて困難で甚大な被害を及ぼす危険性を持つことです。

三点目に、それ故、漏出等防止のため現代の最新の科学的知見と万全の施策を講じて未然防止に努める必要があることです。つまり未然防止に勝るものはないことです。

四点目に、未然防止のためにもまた広く国民の理解と協力を得るためにも、情報公開には大きな意義があることです。

この四点を、国、地方自治体、事業者は共通認識として確認した上で、具体的な安全施策を講じることが不可欠です。

三 遺伝子組換え生物等規制法令、改正感染症法令の問題点

二〇〇四年に遺伝子組換え生物等規制法令が施行され遺伝子組換え実験施設の基準が定められました。二〇〇七年には改正感染症法令が施行され、病原体等の取り扱い及び施設の基準ができました。しかし、この二つの法令は確定判決が求める四点を満足するものではなく、次のような限界があります。

(1) 遺伝子組換え生物等規制法令

「遺伝子組換え生物等の使用等の規制による生物の多様性の確保に関する法律」（略称：「遺伝子組換え生物等規制法」）の制定の目的は、「国際的に協力して生物の多様性の確保を図るため、遺伝子組換え生物等の規制に関する措置を講ずることにより、生物多様性条約『カルタヘナ議定書』の的確かつ円滑な実施を確保し、もって人類の福祉への貢献、将来の国民の健康で文化的な生活の確保に寄与すること」とされています。

一九九三年に発効した生物多様性条約に基づき、二〇〇〇年の締約国会議（モントリオール）で「カルタヘナ議定書」が採択されました。

この議定書の目的は、「生物多様性の保全及び持続可能な利用に悪影響を及ぼす可能性のある、現代のバイオテクノ

ロジーによりもたらされた生きている改変生物の安全な移送、取扱及び利用の分野において、人の健康へのリスクをも考慮し、特に国境を越える移動に焦点をあて、適切な程度の保護レベルの確保に寄与すること」とされています。法の施行と同時に、従来の「組換えDNA実験指針」は廃止されました。

閉鎖系実験室での取扱は「法」では「第二種使用等」と規定され、拡散防止措置の内容は「平成一六年文部科学省・環境省令第一号」に定められています。

しかし、法制定の目的にもかかわらず、次のような問題点があります。

一 拡散防止措置、違反者への措置命令、事故時の措置、報告聴取、立入調査、罰則などが規定されたものの、大部分の施設の実験の届け出、実施状況については事業者の自主報告まかせになっている。
二 自主報告時、実施機関の所在地を報告するだけでよく、実験を実施する施設の所在地を報告する必要はない。
三 拡散防止措置の内容は旧指針と比較して全体に緩和されている。バイオハザード対策用キャビネットの規格・仕様を定めたJIS規格の遵守はうたわれてはおらず、HEPAフィルターの性能確保を含めた保守点検は事業者の自主性に委ねられている。
四 地方自治体との連携や国民との情報共有の規定もない。
五 立地や耐震安全性の規定はない。

(2) 改正感染症法令

二〇〇七年、厚生労働省はテロ対策を目的に改正感染症法と施設基準を定めた厚生労働省令を施行しました。しかし、非意図的な病原体等の排出を対象とするバイオハザード対策ではなく、意図的・作為的な反社会的・犯罪的行為を対象とするテロ対策としてつくられたことから次のような問題点があります。

一 情報の管理、監視に重きが置かれており、地方自治体との対等な連携や国民との情報共有などの規定はない。

二　非意図的な環境中への漏出を防止するバイオハザード対策は二の次となり、ＷＨＯ規定を遵守することの定めもない。また、立地や耐震安全性の規定はない。

(3) 法令の抜本的な改正が必要

以上のように、遺伝子組換え生物等規制法令も改正感染症法令も、立地規制や住民との情報共有、地震や火災など非常時の対策規定などを定めてはおらず、事業者に漏出等防止のために最新の科学的知見と万全の施策を講じて未然防止に努めることを求める内容ではありません。したがって、二つの裁判の確定判決の四つの積極面を反映したものではありません。

これでは、バイオ施設でずさんな安全管理がまかり通り、住民の異議申し立てが相次ぐのは当然と言えます。確定判決の四つの積極面を反映させるためにはこれら法令の根本的な改正が求められます。巻末に「病原体等実験施設規制法試案」を掲載しましたので参照ください。

四　地方自治体、住民で取り組む

(1) モニタリングと疫学調査の実施を求める。

国内にバイオ施設は一〇〇〇以上存在しますが、それらの立地は無法状態に等しく、病原体等の取扱いの実態も不明です。周辺住民の健康の面からは、施設からの実験排気による影響が最も心配されます。国立感染研の戸山庁舎からは最大で一二万㎥／時（Ｐ３、ＲＩ、動物室系）の実験排気が放出され、それらの排気は周辺住民の方々によって確実に「再利用」されています。病原体等のモニタリングとともに、実験排気が人体の健康に及ぼす影響について定量的に明らかにするための疫学調査の実施が求められます。

(2) 条例を制定する

法令内容の改正を求めるには全国的な取り組みが必要です。その一方で、地方自治体に並行して働きかけることも必要です。本来、地方自治体は、住民の生命の安全と健康の確保のため、憲法第九二条の『地方自治の本旨』に基づき、バイオ施設の安全性情報を事業者と共有し、管理の実態を把握することが求められます。

全国ではじめてバイオ施設に関する条例を制定したのは大阪府吹田市で、一九九五年「吹田市遺伝子組換え施設に係る環境安全の確保に関する条例」を施行しました。これは遺伝子組み換え実験の関係法令・指針などの遵守と市への報告を求めるものです。それ以降、いくつかの自治体で指針が策定されたものの条例は作られませんでした。

しかし、地方分権一括法が二〇〇〇年四月に施行され、今、地方自治体は自らの創意と工夫で分権時代に相応しい仕組みをつくることが求められています。つまり、分権改革による機関委任事務制度の廃止で、自治体はすべての事務に条例を制定できるようになりました。また、制定した条例を国が違法と主張した場合、地方自治体は第三者機関である国地方係争処理委員会で争うことも可能となりました。

そもそも地方議会の使命は、税金の使い道をチェックする監視機能と条例を制定するという立法機能の二つの機能を発揮することです。条例は議員総数の一二分の一以上で発議することができます。

条例で規定する項目を以下に示しますが、ポイントは確定判決の四つの積極面を具体的な形で取り入れることです。

・地方自治体への事業者の届出
・関係法令、WHO規定の遵守
・住民への事前説明会開催と住民意見の尊重
・環境影響評価の実施

・住民とのリスクコミュニケーションの推進
・バイオハザード対策キャビネットのＪＩＳ三八〇〇の遵守
・排気ダクトのＨＥＰＡフィルタの現場性能試験規定
・非常時（地震・火災・停電・システム異常）対策規定
・報告及び立入調査
・違反の場合の勧告と公表

「〇〇市病原体等実験施設に係る環境安全の確保に関する条例試案」を巻末に示します。

(3) 開かれたリスクコミュニケーションの仕組みをつくる

リスクコミュニケーションとは、関係するすべての者が環境リスクの程度、考え方について情報を共有しつつ意見交換を図り、相互理解を深めるため対話を進めていくことです。

このリスクコミュニケーションを保証する仕組みの一つとして事業者と住民間の協定があります。

バイオ施設の例として、千葉市が立ち会い、千葉市緑区の昭和電工㈱研究開発センターと地元の複数の町内自治会の間で結ばれた「環境安全協定」があります。協定の目的を公害の未然防止とともに、事業者と住民間の協調・信頼関係の強化と定め、年一回の協議会の開催、一一項目の安全事項の報告、安全管理書類の閲覧、住民の立ち入り調査権、研究業務規制内容などが明記されています。住民委員は各町内自治会より選出され、協議会の内容はニュースなどで地域全域に知らされます。

これと対極にあるのが、国立感染研戸山庁舎の「安全連絡協議会」です。二〇名の委員のうち住民は七名といいますが、地元住民が選んだ委員ではなく、感染研の戸山への移転時に感染研と取引した私的なグループから選ばれています。

この協議会の運営主体は感染研であり、協議会で何が話されているのか、どういう情報が提供されたのか、住民委員は何を質したのか一般住民にはまったく知らされません。これは悪しき協議会の事例です。協議会の運営、委員の選出方法については、今後関係者間の話し合いによりしっかり見直される必要があります。

（川本幸立）

第八章　座談会

伊東　今日は『国立感染研は安全か』の締めくくりとして執筆者の皆さんにお集まりいただき座談会という形で自由に話していただこうと思います。最初に裁判の会第三代会長で数学者の武藤徹先生にお話しいただきます。

武藤　私は、この運動にはほぼ初期の段階からかかわってきました。予研は、「素人をだますのはわけはない」と言う態度でしたから、科学者の末席を汚すものとして、許せないと思いました。それで、公開質問状でも、科学論争を挑みました。論点の第一は、人為ミスの問題です。

人間の神経系の情報伝達のメカニズムはコンピューターと異なり、確率的です。現に、運転免許を持つプロのドライバーが、年間何万件という事故を起こし、万に近い死者が出ています。予研でも、爆発事故や火災が発生しています。予研では、過去に八〇件を越す事故が発生していました。

第二は、封じ込め問題です。いったん事故が起これば、研究者の人命が最優先されるでしょう。したがって、封じ込めは、論理的に不可能です。

第三はＨＥＰＡフィルターをめぐる問題です。九九・九七％にせよ、漏出が起こっているのです。原資料を公開せよと要求しました。しかし、一審では、すべての資料の公開が拒否されました。判決は「無知で無恥」と評するに相応しいものでした。

二審では、逝去された芝田会長の後を受けて、わたしが裁判の会の会長の重責を担いました。その間に情報公開法が成立し、情報を入手することができました。ＨＥＰＡフィルターの捕集効率の落ち込みの「実験式」が得られました。落ち込みの谷は感染研が主張するように〇・三マイクロメートルでなく、〇・九マイクロメートルであることが分かりました。

これにたいして、感染研は、その谷はエーロゾルによるものではなく、塵埃によるものと反論してきました。原告側は、相関係数を用いて、完膚なきまでに反論しました。捕集効率の落ち込みの原因については、慣性とブラウン運動の二元論を提出してきましたが単なる概念図に過ぎず、原告側が導いた「実験式」を解明することはできませんでした（一四〇～一四七ページ参照）。

裁判はいったん結審しましたが、さすがに高裁は「国は原告の反論に全く答えていない」という理由で、公判を再開することとしました。しかしながら、結局、国は回答不能のまま、再結審を迎えました。当然、原告勝利と思われましたが、感染研に厳しい条件をつけたものの、請求は却下されました。

結審後、雑誌『空気清浄』の論文から解析した「片側正規分布」のグラフが、「実験式」のグラフに酷似しているところから、捕集効率の落ち込みとして論じられていたものは、実は漏出粒子数の確率分布に過ぎないことが明らかとなりました。エーロゾルと塵埃との二元論、慣性とブラウン運動の二元論は重ねて否定され、分子運動論によって、一元的に解明されたのでした。この結果は、残念ながら二審には反映できませんでしたが、新井さんの裁判では、証言として法廷で述べることができました。

予研＝感染研裁判と早稲田大学

伊東　私、伊東一郎もこの運動には早くからかかわってきたのですが、私の立場から申し上げると、予研＝感染研裁判の運動のもっとも特徴的な部分は周辺住民の動きに早稲田大学が早くから反応し同調したことにあるのではないかと思っています。普通、大学と教職員組合は対立する立場にありますが、この問題に関しては大学も教職員組合も全面的に方向を同じくしました。

私自身も教職員組合の執行委員をやっていて予研（当時。以下同）問題担当委員でした。予研側の説明会にも出席していました。住民側が裁判で争う姿勢を見せていく過程で教職員組合も同調していくことになりました。まず、隣接する早稲田大学に職場を持つ者として原告に加わるという機運が教職員に生まれ、教職員からも原告を募ることになっていきました。この手の住民運動にはあまりないことではないかと思います。

ただ、教員が地域住民と違う点は問題を抽象的に考えていたということではないかと思います。地域住民の方々のように二四時間隣に常に脅威を感じているというより、学生を守るという心配があったと思います。大学は小中高校とは違い、学生が全国から集まります。春休みや夏休みなどの休暇も長い。学生たちがあのような施設の隣にいて万一発病しないまま感染し、帰省中に発病するようなことがあると感染症は全国に蔓延することになります。わたくしたちのそんな心配に感染研は納得のいく説明を全くしてくれませんでした。わたくしたちの立場はそんな背景も持っていました。更に、教員は、理屈に弱いという点もあったかと思います。正論になびきやすいということから、住民側の主張に合理性を見出し、同調したということもあるように思います。ですから原告に加わることをお願いした時の職場の反応はとても良かったですね。その分熱しやすく冷めやすいという傾向もあったかもしれません。

議論の場が裁判に移りましたが、私たちの疑問に納得のいく答は見当たりませんでした。これは教職員という立場からすると大きな不満ですね。

教職員の原告以外の支援という意味では「予研裁判を支援する会」がありました。これは教職員組合が教職員の給与から天引きで資金を拠出し、裁判費用を捻出していました。「はこねやま」という機関誌を刊行し、多くの教職員が意見を寄せていました。

他にも一九九二年五月二八日当時の厚生省に提出された「今再び予研移転に反対する署名運動」は二万五〇〇〇名の署名運動に発展しました。このような流れにつながったのも周辺住民と大学、教職員が一体になったからではないかと思います。今後バイオハザードの問題があちこちで顕在化する中で、このような運動の経過が辿れたことは大きな示唆を与えるものだと思っています。

教職員はそのようにコミットしていきましたが、周辺住民の方々は大変だったのではないかと思いますね。たとえば私もよく耳にしましたが、特に飲食店を経営する方々などは共産党と思われると困るので運動にかかわることは憚られるという方は多かったですね。資金は援助するが、表に出たくないという方も多かったですね。

もう一つが新井先生や本庄先生のような予研内部の方々から理論的に支援いただけるようになったという点もこの運動の大きな強みだったのではないでしょうか。

次に一審からこの裁判を担当していただいた、島田修一さんに一審の総括をしていただければと思います。

一審の総括

島田　一審の総括をするということで言うと、原告側の主張が、科学裁判、日本で最初の本格的なバイオハザード裁判という位置づけで、一二年にわたり徹底した遺伝子組換え実験についての安全性論争を展開し、感染症研究所の安全対策がきわめて不十分であることを論証してみせたのに対し、地裁判決は国側の主張をすべて鵜呑みにして「安全対策は十分に講じられているからバイオハザードの心配はない」として一蹴してしまったという判決なわけです。問題は棄却した論拠に関して住民側が求めたような科学的、合理的な判断が一切なく一方的な決め付けによって安全性を認めてしまう。たとえばエーロゾル対策にしても、病原体はほとんど捕捉されているとか、ＷＨＯ基準違反についても「だからと言って危険とは言えない」と一蹴してしまいます。この「だからと言って危険とは言えない」という論理を繰り返すことによって一審判決は構成されていると言っても過言ではないのです。人為的ミスについても耐震基準に違反しているという問題についても、「だからと言って危険とは言えない」では住民の不安に、恐怖心にこたえることにはなっていないわけです。国際査察については住民の憶測でしかないとまで言い切り、どこまでも国の肩を持つことになります。住民側の提示した問題に関しては正面から答えることは一切なく、「不安を煽っている」という感情論に終始します。挙句、不法行為の問題が適応するので不安があるなら立証責任は原告住民側にあると言って原告の訴えを棄却してしまうわけです。
つまり最初から最後まで科学裁判に値しない非科学的な判決になったわけです。ここまで論点のかみ合わない判決はあまり例がないですね。

芝田先生の思い出というといろいろありますが、やはり法廷でのことが思い出されます。芝田さんは一審で五回法廷に立たれました。最後はご病気に侵されて大変でしたね。その法廷のある場面で地裁の裁判長がある時、芝田会長に突然問いかけたのです。全く予期しないタイミングだったので少し驚きましたが、「科学とおっしゃいますが、あなたにとって科学とは一体何ですか」というものでした。すると芝田会長は「科学とは第一に疑うところから始まります」とおっしゃいました。続けて「信じるところからは何も真理は生まれません。疑いの世界にこそ真理があります。安全性に関しても疑わなければ新しい真理は発見できません」とおっしゃったのです。そして「第二は真実に基づいて判断する。私どもは真実を明らかにしてもらいたいと繰り返し、繰り返し求めてきましたが、感染研側はこれを無視して情報を公開しないで『安全だ』『安全だ』と繰り返すばかりです。『信じなさい』『疑うな』これは科学ではありません」。その場でそうおっしゃったのです。極めて的確な答弁だったと思います。この答えを引き出そうとした裁判官の質問なら、判決はそうあるべきだったと思うのです。これは原告の皆さんの気持ちを極めて的確に表現した答弁だったと思うのです。しかし、判決はそうではなかった。私には裁判長が何のためにこの質問をしたのか理解ができませんでした。

川本　予研＝感染研裁判の東京高等裁判所における審議の意義という意味では二〇〇一年四月一日の情報公開法の施行というのが大きなキーワードになるのではないかと思われます。ちょうど控訴の開始と同じ時期に施行されたことになるわけですから、訴訟運営にも大きな影響を与えたことになりますね。情報公開法に基づき明らかになったことといえば、一審の原告側の主張がすべて事実であったということでしょうか（笑）。

私、川本幸立は埼玉県にある国土交通省関東整備事務所に通い、裁判に必要な資料等を事細かに調べました。国土交通省側は「裁判中なので公開しない」などと言って公開を渋りましたが「そんなことはないだろう」と言って粘りましたね。その中で明らかになったこととしては、第一に感染研側の総合的な安全対策が不足して大地震時など病原体の流出が大変危惧される状態であったということです。第二としては排気の安全キャビネットいわゆるＨＥＰＡフィルターの感染研での設置時の安全確認が全くされていなかったということです。これは驚くべきことです。取り付けただけで何の検査もしていないわけです。HEPAフィルターはどんな粒径に対して有効なのか現場が全く分かっていなかったわけです。どんな病原体に関して九九・九七％捕捉するのか理解していなかったのです。他にも感染研の安全管理自体もでたらめで、日常の設備管理たとえば消防用施設の点検もしていないことが明らかになり、様々なトラブルが発生していたことも明らかになりました。排水についてもP２実験排水について滅菌処理施設が最初から設置されておらず、建物ができてから取り付けられ、いつからどのように作動していたのかわからないような状態でした。

　また実験室内感染も起きていたようです。P３実験施設でマウスに注射した針が指に刺さったということが明らかになっています。これも一つ間違えれば大変なことになっていましたね。排気の拡散調査を原告の皆さんは実施しました。感染研側はろくに調べもしないで大気中に拡散し紫外線等で死滅すると言い張っていましたが、排気は拡散することなく住宅地付近に舞い降り、風向きによって住民は排気をそのままかぶることになることが明らかになりました。

　そのような経緯からでしょうか、確定判決は第一審を追認するような内容にはなりましたが、「感染症研究所には潜在的な危険がある」ということは認めざるを得なくなったわけです。病原体や遺伝子組換え実験は危険なのは当たり前ですが、それが漏れたら大変だということを認めることになったわけですね。当たり前といえば当たり前なのですが、感染症研究所には安全のために万策を講じる必要があるということです。これはいってみれば、感染研に対し衆人環視の情報公開を行い、国民一般の理解を得る必要があるということを明らかにしたことなのです。

　そうはいってもそこまで言うなら、立地なり、HEPAフィルターなりについて我々の主張を取り入れないのはなぜなんだという気持ちになりますね。自分で言っていて改めて腹が立ってきますが、それだけ原審を追認するだけの判決でしかなかったわけなのです。

　遺伝子組換え生物とそれにかかわる施設基準という点では遺伝子組換え生物規制法が成立しましたが、これも第一審、第二審を補うようなものではありません。感染症研究所等施設につきましても、改正感染症法が成立しましたが、バイオテロに対しての対策を講じるばかりで「バイオハザード」、施設内感染、周辺住民への配慮などは全く対象になっていません。ＷＨＯの指針を順守していないどころか参考にもしていないんです。おかげで最近の藤沢、府中、目白などの遺伝子組換え施設や感染症施設に対しての住民の異議申し立てが行われることになっています。私たちは今後この改正感染症法についてもバイオハザードの観点からの改正を求めていくことにしようと考えています。

私と芝田先生の出会いは一九八一年でした。マルクス主義研究セミナーに参加するようになってからです。以前から著作等に触れ、芝田先生の発言には興味を持っていました。ＨＥＰＡフィルターに関して疑問を持ったのは、先生の『生命を守る方法』や『論争・生物災害を防ぐ方法』などの著作を読んでからでした。当時の私は建築設備技術者としてクリーンルームの計画に関係していました。日本清浄協会主催の講座でバイオ施設の安全性について講義を受けました。以前予研の部長だった北村敬さんが講師として来ていまして、研究所に出入りした業者がしばらく顔を出さないなあと思っていたら、感染症に感染したということがあったなどと話していました。当時はまだ、マニュアル技術者的な認識でしたが、バイオ施設の場合、捕捉対象が一般のごみやチリではなく病原性微生物であることなどから、安全性に疑問を持つようになったのです。

このようなことをはっきりとした問題意識に進展させていただけたのが芝田先生なのです。芝田先生は「九九・九七％の捕捉率というのは一〇〇％ではないのだ」というのです。つまり、一〇〇％でないということは完全に安全ではないのです。これには目から鱗が落ちる思いでした。ＨＥＰＡフィルターは安全とは言い切れないのです。研究所内の研究者は研究のためとか国の事業であるとかいうことでその心配を担保して研究に邁進しているだけなのです。

これは私も県議になってみて改めて気がついたことなのですが、千葉県の職員でも自分の組織を守るため事実を隠します。自分たちの組織を守ることばかり気にして、県民の利益を守る視点が失われていることになっているのです。組織とはそんな面を持つことを忘れてはいけないと思いますね。そのような組織の一員でいる面に関してはだれに対しても批判的に考えるべきと思います。特に公務労働では指定管理者制度などの民間化、市場化が進行し、職員の専門性が見えにくくなっています。

高裁判決の総括

伊東　ありがとうございました。それでは改めて島田さんに高裁の裁判について感想をいただければと思います。

島田　高裁の裁判は証人調べもなく粛々と進みましたね。ただ注目されたのは川本さんから指摘もありましたが、情報公開法の施行ですね。それまで秘密にされてきた国側の資料が明らかにされることによって、それらをもとにした具体的な事実を高裁では争うことができるようになったのです。この結果、高裁は二〇〇二年二月二〇日審理を始める前に進行協議の場で大きな判断を見せることになりました。進行協議では原告被告双方の関係者が裁判官の部屋に呼ばれました。その時裁判官の口から「本件は科学裁判であります。そのため最高の科学水準で安全対策を検証する必要があります」という発言がありました。これは原審で私たちが目指していたことをそのまま言っていることになります。私たちはそれこそ驚きました。喜びを通り越して驚いてしまったんですね（笑）。この発言からすると、「これまでの国の発言は不十分である資料はすべて国側にあるから主張を補充せよ。高裁としては最高の知見をもとにして臨みたい」ということになります。

同じような驚きは結審の時にもありました。二〇〇三年の二月一六日に一度結審したのです。ところが、五月二一日になって裁判所からもう一度裁判をやり直したいと言ってきたのです。ここでも国の主張に対して裁判官は同じことを言うのです。「国の主張は科学裁判としてはまだ不十分だ」。これによって国はあわてて書面を提出するのですが、始めと終わりに裁判官は同じことを言っているわけです。我々にとってはわが意を得たりですが、結果的にいずれの発言も国側を助けていたわけです。ＨＥＰＡフィルターの性能と、耐震性能について裁判所は二回も科学的な裁判をやるといったわけです。そして、国の主張は不十分だといいつつ、「国よもう少ししっかりしろ」と言っていたわけですね。いわば愛の鞭です（笑）。結局開けてびっくり、何ら科学的な裁判ではないわけです（笑）。結果地裁判決と同じ論理で原告の請求を退けたわけです。

科学的な論争という意味では二審は武藤先生の塵埃論争においても国側の主張を徹底的に論破してしまうわけです。確かに理解するのが大変で、一般の人にどれだけ理解できるか分かりませんが、国側は十分な反論はできませんでしたね。

武藤　結局、国側の主張を原告側が一〇〇％論破したわけです。裁判官も原告側の主張はほとんど理解できず、何となく国側の方がおかしいなということは少し理解していたのではないでしょうか。

川本　本来なら国が行うべき疫学調査も一切行わず、代わりに原告が行った大気拡散調査も国側の主張である「風向きを調べただけ」という形で鵜呑みにしていますからね。

大気拡散調査はそんなバカな調査ではなく、ＨＥＰＡフィルターの捕捉率から考えられる外部に漏出するエーロゾルの拡散状態を調査し、国が言うように本当に排気は大気中に拡散するのか、紫外線等により病原体は死に得るのかを綿密な計算により明らかにしたものです。状況によったら感染事故を起こしうる病原体もありうることも証明してみせたわけです。

研究所中から発生するエーロゾル量を予測し、九九・九七％のＨＥＰＡフィルター通り抜け分を予測し、そのエーロゾルを含んだ大気がどのように拡散して行くのかの調査ですから、ものすごく精密なわけです。それを「風向きを調べた」というのは最初から勝負を避けたとしか言いようがありません。

島田　疫学調査に関しても最初から具体的にどのような問題が起き、どのような病気にかかるのか具体的に調査すべきだと言っているのに、全く調べもしないわけです。安全だ安全だと言っているのですから納得できるわけがありません。

武藤　疫学調査という点で言うと、コリンズ博士が来日したとき「周辺に存在するレジオネラ菌と、感染症研究所の排気筒から採取したレジオネラ菌をＤＮＡ鑑定するというやり方だってある」という発言がありました。これをやっても良かったかもしれませんね。

伊東　続きまして、この裁判で重要な私どもの支援者となってくださった新井秀雄先生に発言をお願いいたします。新井先生は感染症研究所の研究官として内部から反対の声を上げ続けてこられました。

新井　研究所の職員の立場からすると、職場に入ってしまうと何も考えず研究に没頭してしまうので、外の社会との交流も無くなってしまいます。自分の研究していることが客観的に見られなくなる怖さをしみじみ感じ、「これではいけない」と思いました。水俣病関係者の皆さんなどが大挙して上京し、厚生省に掛け合う様子など見ていますと、職員として他人事とは思えないような気持ちでした。研究機関の社会的位置については絶えず意識していたつもりでしたね。

しかし、当初は私自身も職場での意思表示以外はあまり強く関わろうとはしていませんでした。そんな意識を変える切っ掛けになったのは、やはり芝田先生と住民の皆さんとのかかわりですね。感染研内の職員の意識と言いますと当初は私一人ということではなかったです。バイオハザードの危険性を認識する人たちはたくさんいたんです。しかし、住民運動が激しくなっていく中で意見を所外に出す人は少なくなっていきましたね。私は当時、移転先に徒歩一〇分のところに住んでいましたから住民という意識も強かったのだと思っています。

伊東　芝田先生は哲学者、新井先生も感染症研究者として原則論で譲れない部分があったのではないかと思いますね。私自身も芝田先生から原告になることを勧められましたが、新井先生はいかがでした？

新井　芝田先生は住民サイドから予研に向けて随分たくさんの質問を寄せてられました。当時は『生命を守る方法』（晩聲社）という本になっていましたが、私は随分後になって他の職員から紹介されました。まあ私たちの職場の雰囲気というのはその程度だったのですが、書かれた内容を見て驚きました。全く反論できないんです。

当時の率直な印象は専門家と生活者の違いですね。専門家がよく言いますね。「素人をだますのは簡単だ」。専門家にはそういう思い上がったところがあるんです。芝田先生の意見は見事にそこをついているんです。その意味では『生命を守る方法』は本当によく調べてありましたね。よく調べ上げて私たちが窮地に陥るような質問を次々と出してきたものだと感心しましたね。

芝田先生は予研内部の組合ニュースや学友会報などを丹念に調べてバイオハザードについての意見を述べている人を個別に当たっていたようですね。その中の一人が私だったということになるわけです。初めてお会いしたのは近所の喫茶店でしたが、その人柄と勉強量に感嘆させられました。

伊東 当時の予研内部の様子について教えてください。

新井 内部の職員も頭の中では何が行われようとしていたのかよく分かっていましたね。個人個人と話すとだれも「あんなところで実験するのはねえ」という本音が出てきました。でもなかなか表だって言うことは出来なかったようです。最後は実際に生活している者の感覚なんだろうと思うんですね。研究者本人とか当事者とか言うと、仕事が第一ということになってしまうんだと思います。なんだか無責任な気がしますが……。

バイオハザードに関して最初から何らかの形で文章を寄せたり、危険性を指摘したりした人たちが段々沈黙するようになった背景には感染研内部の事情もありますね。感染研は以前は、つくば研究学園都市への移転計画を閣議決定を覆して阻止した歴史がありました。これは本庄先生がお詳しいかと思いますが、所長以下全職員が反対することになったんです。その後施設の老朽化が進み、新しい研究施設への将来構想を話し合う委員会が所内にできました。しかし、一九八二年でしたか、不正検定事件が起きてしまったんです。これは特捜が動くような大変な不祥事で、関連部署の実質の責任者が逮捕されることになりました。

その後何が起こったかというと、「研究所は内部の人たちの努力では何もできない」という決め付けがなされるようになってしまったのです。将来構想についても動きが止まり、所外に「見直し協議会」が作られ、そこから戸山移転構想が生まれてくるのです。ごく短い期間のうちでしたね。

なぜこのころ内部の人たちが上の方針に追従するようになったのか不思議ですね。「内部の人たちには何も言う資格はないんだ」「上部の意見に従うか、さもなければ廃止か」という誘導、説得がありましたね。これは企業などでも同じかもしれませんね。組合が頑張っても会社が倒産するようでは仕方がありません。妥協を前提にした受け入れがあったのかもしれませんね。「自分たちはやはり仕事をしていきたい。」「多少の問題には目をつぶろう」。そんな意識がどこかに生まれたのかもしれませんね。

まあ責任転嫁ですね。自分たちが考えたわけではないから、上の指示だから、という発想ですね。裁判が始まってからも、裁判対策委員会が所内に作られ、すべて下駄を預けるようになりました。所員は裁判問題に直接関与することなく研究に邁進するようになりました。

これと同じことを戦時中の七三一部隊で行われていたことを想像してしまうんです。「自分たちには責任がないんだ」という思いですね。強大な国家権力の中で、反対などしようものなら自分の命すら危ない時代です。それならお金も研究資材もある軍部につながってしまおう。まずは研究を推し進める。そこで生まれた実験や技術は戦争ばかりに使われるわけではないんだ、人類の役にも立つんだ、という意識ですね。自分の研究を正当化する責任転嫁はどこにでもあるのかもしれません。規模の大小はあるのかもしれませんが、私にはできませんでした。

伊東　私自身もこの問題を専門としているわけではありませんから、座談会の司会をやっているよりロシア文学論の原稿を書いているほうが実績になるだろうという気持ちが全くないと言ったらウソになりますね（笑）。新井先生は裁判所の判断を科学者としてどうお考えでしょう。

新井　やっぱり科学裁判ということが頭から離れないですね。これは日本の裁判制度上の限界なのかもしれませんが、これだけ多くの証拠が次々と出ているのに判決に結び付かないというもどかしさは強かったですね。

これが学術論文なら批判があるなら徹底的に受けて、その中から別の問題点が見つかったり、新しい議論が生まれたりという進歩がみられますが、裁判では一方的に感染研側の意見を取り入れるばかりでした。医学の分野なら、一つの裏付けある治験に関しては互いが認め合い尊重するところから始めないと科学は発展していきません。

ところが裁判所は判決を出すにあたってそれを取り上げるか否かから始まりますね。それもすべて感染研側の意見ばかりです。私たちは科学的根拠と客観性を問題にしているのにその点は全く問題にしていません。これでは科学論争にはなりませんね。私たちは研究機関との裁判を行ってきました。科学的な問題に対して議論を重ねてきたのに、客観的な科学的な方法で判決されなかったということはおかしな現象ですね。

やはり「相手は素人だ」という研究所側、裁判所側の思い上がりがあるとしか思えませんね。その意味では私たちにも正当性はあると思います。多少時間はかかっても少しでも多くの人たちに知ってもらえるように頑張っていこうと思っています。

他の運動への貢献

伊東　私たちの裁判は一応完結したことになりますが、判決が確定した以降、バイオハザード関連施設があちこちに建設される動きが出てきました。私たちももう二〇年以上活動していますので、そのノウハウをあちこちでお話しする機会が生まれています。各地のバイオハザード関連施設についてお話ししていただければと思いますがいかがでしょう。

新井　最近になって立て続けに東京近郊でバイオハザード関連施設の建設が問題になってきています。まず神奈川県藤沢市の武田薬品工場跡地に武田薬品の大阪にある研究所等を移転させ大規模開発を図ろうという動きがあります。これに対して周辺住民が反対運動を起こしています。

それから目白の学習院大学にバイオ関連の研究教育を始めようとして研究棟を建てようとしています。こちらでも反対運動が始まっていますね。さらに、府中市でも米軍基地跡地に厚生労働省の食品医薬品衛生研究所が移転してくる計画が実行されようとしています。同じく住民の方々が反対に立ち上がっていますね。

各地でバイオハザードの問題について話す機会がありました。藤沢では武田製薬に対して一二七項目にわたる質問が提出されましたが、回答を拒否されました。地元では多くの分野で活躍する人々がいらっしゃって真剣な議論が起こっています。

府中でも府中市議会に陳情してそれが評決なしで採決されるというところまで来ています。

このように短期間のうちに住民が反応するようになったのも新宿戸山の予研＝感染研に対する運動があったからだと思います。やはり立地条件の問題はだれも譲れない問題だし、裁判で国側は住民に対して納得のいく説明を示せなかったことが大きな原因になっていると思うのです。藤沢も学習院も、府中も最終的にはこの一点に集約されていくと思いますね。

伊東　それでは映画監督の本田孝義さんにもと思いますが。本田さんは新井先生への不当措置に対する裁判も中心的に関わって来られましたね。

本田　私のこの運動へのかかわりは一九八八、八九年の署名運動のころでした。当時の私はまだ学生で、早稲田の学生というわけではなかったのですが、出身県の県人会寮で同室だった早稲田の学生に内情を聞かされたことから始まります。

当時講談社が発行していた『デイズジャパン』というグラフィックジャーナリズムの雑誌で薬害エイズや七三一部隊に関するルポで広河隆一さんが写真と文を寄稿していました。そこに戸山庁舎建設予定地から人骨が出たことや、研究所内に移転反対を表明する新井さんがいてという様子を詳しく知ることになります。とても興味を持って読みました。

当時は法政大学の映画研究会に所属していまして、芝田先生の『生命を守る方法』『生物災害を防ぐ方法』（ともに晩聲社）に出会い、この問題を劇映画にしようと考え脚本を書いていました。元々が難しい問題です。そのうちにわからないことが多くて困るようになりました。そして、著者の芝田先生に直接お話を聞いてみようと思いたったのです。

先生のお話を聞いて、この問題はドキュメンタリー映画で描くほうがふさわしいと思いました。しばらくどのような角度から描けばいいのか迷いましたが、徐々に所内から反対を表明している新井さんを中心にこの問題を見ていこうと思うようになっていきましたね。一九九九年に『科学者として』が完成し、二〇〇〇年に映画館で公開しました。一審の結審のころです。映画を公開した後、幻冬舎刊の新井秀雄著『科学者として』の編集もお手伝いいたしました。新井さんが本を出されたのは、判決に向けて世論に訴えていこうとの思いがあったと思います。新井さんは以前からマスコミでも反対の立場を表明されていましたが、私としては新井さんが本を出版することにより圧力を受けるようなことはないか気がかりでした。残念ながら本の出版および、著者インタビューが掲載された『週刊文春』の記事について二〇〇一年一月四日付で厳重注意処分が下されてしまいました。

新井さんは処分撤回の裁判を行うことになり、芝田先生の助言もあって私も新井さんを支える組織を作っていくべきだと思うようになったのです。

この座談会に臨むに当たり、三つ気がついたことがありました。

一つは芝田先生のお話です。「バイオハザード」という問題はゲームソフトなどの影響もあり、一般の人にもなじみのある言葉にはなってきていますが、私たちが扱うような問題はなかなか理解できない部分もあるのではないかということです。そのことに関して芝田先生は「科学裁判といっても最終的には一般常識で判断できればいいんだ」とおっしゃっていました。どんな言い方をしても感染症研究所は病原体を扱っていることは事実です。そこに近づきたくないという気持ちはどんな人でも共感できるのではないだろうかというのです。

二つ目は反対運動の出発点が感染研内部の研究者の「感染研は危険な施設だ」という芝田先生あてに送られてきた匿名（新井さんではない）の手紙から始まったということです。三つ目は我々が大きな論点にしたWHOの指針についても感染研側が裁判の証拠として出してきたものです。原告側でその指針を厳密に分析すると感染研が多くの違反をしていることが明らかになりました。いずれも感染研自身の主張にそって、住民側は「危険性」を立証してきましたが、感染研は裁判の中では「安全である」という主張を繰り返し、裁判所はこの感染研の主張にそった判断をすることになりました。この論調で行くと病原体が漏出していることの証明は、住民に特定の感染症が増えるなどという具体的な危険が起こらない限り無理になってしまいます。住民側の情報は少ないわけですから感染研側が周辺環境の調査をするように、住民側から仕向けていく必要があると思いますね。

そして、本当に安全だと思うなら感染研の職員に対して、あなたたちは感染研のすぐ側に住めますかということを問いかけてみるべきだと思っています。

伊東　環境調査を全くやっていないということは、今日あちこちで進むこの種の施設建設にも言えることですね。

本田　環境影響評価は日本は不十分ですね。日本は遺伝子組み換え実験への法的規制に不備があり、野放し状態ですが、民主主義の観点からすれば住民が心配している限りは病原体の漏出調査は行うべきなんです。特に感染研は専門機関ですから多少の予算を組んでも行うべきなんです。

もう一つの動きとして、法的整備を進めることで研究所の活動に網をかけようとする動きはありますね。これはバイオハザード市民センターの動きになるかと思いますが…

伊東　本田さんは映像を通じてアピールする活動を進めてきましたが、今後の活動については何かご予定がありますか?

本田　今後特に決まった予定はありません。これまでの経験では裁判はアプローチする手段が少なく、苦労しました。変な例になるかもしれませんが、社会を揺るがすような大きな事件でも事件発生から犯人逮捕までは事件の背景や概要などよく報道されますが、犯人が起訴され、裁判になると映像的な報道は少なくなります。日本では裁判の様子は撮影が許可されていませんから裁判になったとたんに撮るものがなくなってしまうんです（笑）。報道では映像的なインパクトのあるものが優先されたりしますね。運動を行いながらマスコミにアピールしていくなら、大きなイベントを企画したり、新しい発見を発信し続けていくことが必要だと思いますね。

伊東　長島功さんはＷＨＯの指針にお詳しいですが、芝田先生の教え子でいらっしゃいましたね。

長島　私が予研裁判と関わるようになったのは、私が芝田先生の教え子だったという関係からでした。先生は、法政大学を退職された後、「マルクス主義研究セミナー（研究者コース）」を開講されましたが、私はその第1期生で、また先生が広島大学で教えるようになってから大学院で先生の指導を受けました。大学院を出てからは、私が就職した関係で先生とは音信不通となりましたが、ある日ＮＨＫのニュースで先生が拡声器をもって話している姿を見て、先生が予研裁判の中心になって闘っていることを知りました。その後、先生を招いてセミナーの同窓生と研究会を開いたことがきっかけとなって再び先生とのつながりが出来ました。そのあとは、「大ＯＢ会」が行われ、それをきっかけに「バイオ安全研」（現バイオハザード予防市民センター）が設立されました。そこに私も加わったわけです。ここから私は予研裁判と関わるようになりました。

私は、予備校で英語を教えていた関係で、ＷＨＯの二つの指針（『病原体等実験施設安全対策必携』と『保健関係実験施設の安全性』）に関心を持ち、この文献の翻訳と解釈で予研側と原告住民との間で食い違いがあり、これが裁判の大きな論争点となっていることを知りました。予研は当初は、病原体実験施設の立地条件について勧告しているＷＨＯの指針『保健関係実験施設の安全性』を遵守していると主張していましたが、彼らのこの主張が彼らによる英文の歪曲した解釈に基づいていることを芝田先生に指摘された以降は、ＷＨＯ指針に法的拘束力はないので従わなくても問題ではないという態度を取るようになりました。その後、私は、芝田先生の要請で、予研が訳した『実験室バイオセーフティ指針』（正しくは『病原体等実験施設安全対策必携』と訳すべきもので、原題は"Laboratory Biosafety Manual"）の翻訳を検討し批判しました。するとこの翻訳本は誤訳だらけであることが明らかとなりました。なかでも意図的な歪曲訳と思われるのは、Ｐ３実験室からの排気が入らないようにすべきとされた隣接する「人のいる建物」を単に「他の建物」と誤訳したことです。これではバイオ施設の周辺にある建物は人の住む住宅や公共施設ではなく、人のいない倉庫などであるということになります。このように予研の人間無視、住民無視の態度は翻訳の姿勢にも現れていると思います。

ところで裁判の判決ではＷＨＯの指針はどう扱われたかと言うと、病原体実験施設の立地条件に言及している『保健関係実験施設の安全性』については、地裁判決は同書が病院等を扱ったものであるとの間違った解釈をし、高裁判決にいたっては一言も触れていません。他方、『病原体等実験施設安全対策必携』に関しては、地裁判決は予研の実験施設の危険性を判断する根拠とは十分なりえないとし、その国際的基準としての拘束力を低く見ています。また高裁判決は、同指針の個々の箇所をバラバラに切り離して違反があるか検討するだけで、個々の違反が積み重なって大きな危険につながるという同指針の精神を無視したものとなっていると思います。この点については、皆さんも承知のことと思います。

伊東　本庄重男先生は芝田先生とご学友という立場でしたが、予研の名誉所員ということで新井先生と並んで研究所内部をよく知る立場でもいらっしゃいますね。

本庄　私は芝田先生というより、芝田君、いや芝田とは戦時中軍人学校（陸軍幼年学校）で同級生といういわば軍国少年時代を共有した仲間です。士官学校入学前に敗戦を迎えましたので、ともに生き残りましたが、二年半にわたり一緒でした。

私は予研在職中、組合運動や学友会活動にも参加し、自分の本務とする研究以外でも活発に動いていました。その意味では、私たち研究者と研究をとりまく状況をよく理解し、市民的な立場を考えながら研究活動を進めていこうと努めてきたつもりです。私は新井先生のお話にあったつくば研究学園都市への移転反対運動の折には、私の専門とする研究所を移転とは別に作ってほしいという要求を当時の厚生省に出していた側で、内心忸怩たるところはあったのですが、定年まで一二年つくばにおりました。芝田君が移転反対を打ち出したころは定年まであと二、三年という時期でしたね。

当時は率直に、あの人に食いつかれたら研究所に対抗できる者はいないのではないかと思っていました。彼の言い分を聞くつもりで彼の出した本を読みましたが、なるほどよく勉強していると感心しましたね。自然科学者ではないのに我々が知らないような情報まで集めてきてきちんと整理していました。私も彼の運動に協力しないといけないと思うちに定年を迎えました。ちょうど愛知大学から教職に来るようにというお話があり、大学なら自由な立場で発言ができると思いましたので、芝田君に協力するようになりました。予研を辞めてから柴田君に協力するというのでは新井さんと比べて少し卑怯であったと思いますが。

住民運動の中で中山英太郎先生をはじめ住民側の意見を拝見してみますと、我々は専門家として偉そうにしているわけにはいかないなあとしみじみ思うようになりましたね。国際査察のときはちょうど愛知大にいた時期で住民側の説明員のような立場で参加しました。当日まで写真撮影を許可することになっていたのですが、突然禁止ということになって、私はコリンズ、ケネディをはじめ原告側の人たちに対応しなければならず困ったのですが、「撮影にこだわるなら査察は中止だ」などと倉田に言われて、その傲慢さに実にいやな思いをしましたね。

裁判についてはバイオテクノロジーないし感染研で扱っている生物技術は本当に安全かどうか、あるいはどんな危険性があるのかについてはきちんとした議論に基づいて判決を下すべきだと思いましたね。市川定夫先生の証言、杉田史朗先生の意見書を始め、多くの意見も出されたわけです。それらについて一つ一つ検証するべきだったと思っています。私の論文についても「いたずらに危険性のみを主張している」という指摘だけで客観性がありません。バイオテクノロジーについてみると、本当に市民、農民、働く人々にとって有効な技術であるということはほとんどないのです。遺伝子組換え作物は収穫向上などという根拠はどこにもありませんし、遺伝子治療に関しても多数の実施例はありますが、本当にきちんと成功した症例は何もありません。現在流行しているiPS細胞もやがては遺伝子治療と同じ運命になる可能性は高いと思われます。それなのに裁判所は我々の意見をなぜ黙殺するのか不満を感じますね。

私はバイオテクノロジーの有効性とか安全性については基本的な原理で検討しないといけないと思っています。バイオテクノロジーは生物進化の流れに逆行する、あるいは阻害する要素を持っていると思っています。そればかりでなく、病原微生物に関わる危険性などは予防原則に立って危険性を含め、厳密な分析が必要であると考えているのです。

住民の立場から

伊東　本庄先生ありがとうございました。ところで、ここには実は執筆者以外の方々にもご来場いただいています。本来なら裁判にかかわられたみなさんにも全員原稿の執筆をお願いしたかったのですが、裁判の進行と論点を中心にした本にしたかったものですからかないませんでした。それぞれの方々は様々な点で私たちの運動にかかわっていただけた方々です。原告を代表するお話ということでお話しに加わっていただきたいと思います。

中山　私、中山英太郎は古くから戸山ハイツに住んでいます。その住民の立場からこの裁判運動にかかわりました。周辺住民にとっては感染研の立地は最悪です。私たちにとっては感染研周辺は災害避難地になっているのです。なぜあのような地域にというのが周辺住民の基本的な気持ちなのです。そのような住民感情があるのに、大した話し合いもせずに強引に移転してくるという傲慢さには大変な怒りを感じていました。その意味ではこの裁判は人権裁判であるという認識を強く持っているのです。住民たちの対応も真摯なもので、損害賠償請求をしようとか言う話は一切出なかった点でも純粋に国の対応に異議を申し立てたことになるのではないかと思っています。我々の裁判は日本のバイオハザード問題を提起した嚆矢であったと自負してもいいのではないかと思います。

内海　私、内海弘もこの問題には初期の段階から関わりました。当初、運動は住民が一斉に拒否反応を示し、大変な盛り上がりを見せていました。その中で、感染研側の一部住民（本当はたった一人だけですが）の籠絡を皮切りに、住民の組織を分断し、既成事実を積み重ねながら強引な建設強行を展開していくことになるのです。これが民主国家の姿かと思わせるやり方だったと今でも悔しい思い出になっています。住民の中には成田空港闘争の三里塚を例にして、「我々は暴力に訴えることなく裁判に訴えた」と胸を張る人もいるほどなんですね。

鈴木　状況が変わってきたのは、一つは危険であるというのが、阪神大震災以降ですね、あるいは柏崎原発事故から危険であるということから、立地条件の問題が言われるわけですよね。しかし、もう一つは、鳥インフルエンザを含め、感染症がどんどん蔓延しているので、やむを得ないという考え方も出て来ているんですよ。「こんないい研究施設はないんだし、ましてやここの医療センターにみんな搬入されてくる。しょうがないじゃないか」と、いう考え方があるわけです。それは研究所だけじゃなくて、治療する場所ですね。

本田　実際、感染研には、それこそ爆発物だの、放射線物質だの、病原体だけじゃなくても、危険なものを実際にいっぱい預かっているわけで、何か起きたときの対策というのは、やっぱり考えなきゃいけないだろうと思います。実際問題として、ここは牛込消防署と連携を取っているというふうには言っているんですけれども、どう連携を取っていて、仮に火災が起きたときに、住民にそれをどう知らせるのかとか。そういうことっていうのは、何にも知らされてないのが現状だと思うんですね。

新井　ちょっと考えてもらいたいのは、SARSにしても、インフルエンザにしたって、外から日本へ持ち込まれるものですよね。で、感染研がここにあると、感染研から何か出てくる、遺伝子組換え体みたいなもので、新たな病気が感染研から出るかもしれないんですよ。そういうことから考えると、一時議論されたように、医療センターみたいなそういう患者の人たちを治療するような組織というのは、関西空港であるとか、成田空港であるとか、海外から入ってきやすいところの近くに設けるのが、一番合理的なわけですよね。それをなんでここに持ってこなくちゃいかんのか。運搬する危険だってあるわけですし。

本田　皆さん共通の認識として立地をあげていますが、実は感染研を戸山に移転するという決定は特に大きな理由はなかったんじゃないかと思うのです。あれは中曽根内閣時代のことで、要するに分割民営化ですね。国鉄分割民営化と一緒で、小泉内閣の郵政民営化と似たところがありますが、国の機関移転の跡地を、できるだけ民間活用させるという名目で、三つバラバラだった研究所を、一つにまとめるという構想であそこの土地が選ばれた。それだけのことで、中曽根政権との関係というのはそういった、安易な部分も大きかったと思うのです。

中山　単に国の土地であったからなんだ、とか、その程度のもので、具体的に何故ここに彼らが決めたか。当時は私たちが反対を表明したことでお台場とか臨海地域に移転候補地を変えるというわさも流れましたね。

鈴木　むしろ住民の側からね、それこそ条件を備えたところにおまえが移れよというプレッシャーをかけるというか、そういう要求を出していくべきという、そういう感じがしましたね。

内海　厚生労働省というのは戦前の内務省を引きずっているところがあって、事務官の話によると、独特の雰囲気を持っていたそうです。それはたぶん、現在もあると思いますね。

本庄　厚生省独特の体質ということについては、芝田先生からたびたび、私どもがこの問題にかかわる前から、事あるごとに聞いていましたね。芝田先生も書いていますけれども、七三一部隊の歴史の流れの中で、今の感染研がその人脈を引き継いでいるという問題。それから二つ目は、国際査察で署名偽造までやったというこの体質、これは相当破廉恥な行為でしたね。

本田　芝田先生がこの運動を始めたときには、要するに「感染研をつぶせと言ったことは一回もないんだ」と。感染研を目の敵にしたことは一度もないわけですよ。むしろ先生が言われていたのは、こんな狭いところに来たら、住民にとって迷惑でもあるし、新井先生がよく主張されているように、感染研としての発展もないわけですね。そのことが、結果として日本全国民の感染症予防ということにとってマイナスにつながるわけですよ。例えば、今、問題になっている新興感染症など、感染症研究所自体が盛んに危機感をあおってますが、もし仮に本当にそう思うのであれば、あの狭い場所では、研究することさえ大変なんですよ。コリンズさんも、査察のときも「こんな狭いところでやっているのは信じられない」と言っています。要するに狭くて、一人ひとりの研究スペースも少ないわけですね。

新井　これは本庄先生が以前から主張されているように、こういうバイオ施設というのは、それこそ無人島か離島かというところで行われるべきなんです。僕は最近、テレビで見たんですが、アメリカのＰ４施設というのは、一つの小さな社会のように出来上がっていて、仕事をする人が、もし施設の中で、感染したかもしれないというような場合には、その施設の中に治療、診察をする施設が完備しているんです。要するに施設の中から外へ出ないで、それで、一週間なり一月なり過ごすという、検疫も含めて、大丈夫だということにならないと外には出ないというぐらいなんです。同じ条件を考えてみると東京近くに離島がどこにあるかなと思ったら、あるんですね、猿島という無人島がありますね。

中山　話を初期の住民運動に戻しますと、裁判を提訴するまで私たちは予研前での座り込みをやりました。天野さんを中心に今はもうなくなってしまった人たちばかりですが、芝田さん、甲斐さん、松野さん、武藤さんなどを中心に地裁が結審するまで八年数ヵ月続くことになりました。武藤さんは数学者ですが、松野さんも農林省の技官でしたし、甲斐さんも高校の化学の先生でした。私は新聞記者をしていましたが、学生時代は冶金学の勉強をしていました。科学については造詣の深い人たちが毎日集まって予研のことを話題にしながらそれは和やかな座り込みでしたね。裁判ではそんな私たちのやり取りから生まれた議論を一生懸命問いかけましたが、具体的な返答は全くなかったですね。一時は共闘した、血友病治療の薬剤エイズの問題とか、所長の署名偽造問題なども座りこみの最中の議論から生まれてきました。署名偽造問題などは座り込みにかかわった人たちを中心に感染研の幹部を刑事告訴することになりましたね。その結果は薬害エイズの問題はさておき、我々の主張に関しては全く取り入れられることなく裁判が終結することになりました。これは本当に残念なことだと思っています。

内海 住民側も当初は一斉に拒否反応を示しましたが、感染研側の少数（事実上一人）の住民の囲い込みや、着工への機動隊導入でいくつかあった住民組織も活気を失い、本当に強い問題意識を持った私たちが裁判にまで発展させることになったのです。

その意味では政党的な後ろ盾も労働組合の支援もなく、純粋な問題意識を持った市民の集団になったと思いますね。私は当初芝田先生と周辺住民を個別に回り、裁判のこと、原告になってもらうことを説得して回りました。「ここまで来たら裁判しかない」という問いかけに住民の皆さんの反応は温かったですね。芝田先生は最終的には裁判による運動しかないのではないかという覚悟が早くからあったので、少ない原告でもすぐに裁判を提訴しようという姿勢でしたが、私はこの反応なら一〇〇名の原告は集まるのではないかと感じました。案の定原告は七〇名を超えてから勢いがついてきました。それだけ住民の怒りは強かったと思っています。最終的に原告数が三〇〇名近くになったのは誇っていい数字だと思いますよ。

中山 住民感情という意味では戸山ハイツの自治会の反応も速かったですね。感染研の横暴極まりないやり方は住民感情を全く無視したものなんですよ。

感染研は再移転して範を示せ

内海　裁判終結後、各地にＰ３実験施設の建設計画が持ち上がって、住民たちとの間で折衝が始まっているようですが、慎重な折衝が展開されることを望みますね。そういう意味では我々の行った裁判が、本来、建築説明会などで話し合われるべきことだったのではないかと思うこともあります。感染研ほどの研究規模を持つ施設が建設されるのですから、環境影響評価＝環境アセスメントなど、建設に伴い、住民との間で具体的に何か協議事項を設けるとか、具体的に裁判でこれだけの争点を提示されているのに、一部の住民とは合意ができたということでは筋は通らないと思いますね。私たちが二審で行った大気汚染調査など、立派な環境アセスメントでしたよね。

鈴木　具体的な運動という意味では初期の早稲田大学での模擬裁判やデモンストレーションなどもいい思い出ですね。署名を集めてデモをして、感染症研究所の周りを住民たちで取り囲んだりしました。裁判提起直後の住民たちの怒りがまさに一つになった時だったのではないかと思い出しますね。

中山　そうだね。感染研の周りをみんなでグルグル回ったね。住民たちも早稲田大学も一致団結して運動を展開できたよね。

本庄　そもそも公務員とは憲法に規定された通り、国民の生命、生活を守る義務があるわけです。これは、研究者は当然ですが、それぞれ所属する省庁の関連する研究をしなくてはいけないわけです。しかし、この厚生労働省はというと、社会保険庁などの問題もひどいものですね。昔の社会保険庁というのも、まさにこれ、国民の保険金を強奪・管理する。そういうことを組織ぐるみでやっていたわけです。ということは、やはり、本当に公務員、この行政組織というものが、信用に足る組織ではもうなくなってきていたということが、あると思うんです。だから、表面上は国民の生活を守るといいながら、厚生労働省で働いている人たちのモラルの低下、あるいはこの官僚機構から派生するさまざまな問題点というのは、私はもっと、われわれの運動の中で追及していくべきものであると思うのです。

中山　結局作ってしまったから我慢しろということでは具体的な解決にはならないのです。官僚の無責任体質がそのまま表れることになったのがこの裁判の一番の問題点なのだと思いますね。それは裁判所も同じではないかと思います。

鈴木　運動の中で、国会議員が、だいぶ活躍してくれた時期もありましたね。例えば、社会党の岩垂さんなどは視察に来てくれ、早稲田大学の屋上から感染研を眺められました。環境庁長官をしていた方でしたね。特にバイオテロへの対応では、消防と警察で治安の考え方、対応が違うと仰しゃいました。

中山　今おっしゃった、岩垂さんなどの国会議員が、この予研問題について具体的に質問したり、その質問が『予研＝感染研再移転要求ニュース』に取り上げられていましたね。

鈴木　地域のことで言うと七三一部隊の石井四郎は、感染研近くの若松町に住んでいたのです。また、石井家の墓もあるんですよ。米軍との関係の深かった石井四郎はそこで簡易宿泊所を経営していたようなのです。戦後は進駐軍がそこにいっぱい来て、寄って帰ったんです。そんな関係で親しかった人も多くて、あまり軍関係の悪口は言わない土地柄だったようです。ですから、予研に対して批判的な市民運動に対しては、若松町は冷たい雰囲気だったようですね。

田頭　私はこの運動には途中から参加したわけですが、今後の取り組みに関して一言。予研裁判の会を引き継いだ「国立感染研の安全性を考える会」は、現在、国立感染研の安全性確保のため、陳情書を新宿区議会に提出したり、感染研と直接の交渉などをおこなっています。感染研当局は、明確な根拠を示すことなく「安全」を繰り返しています。私たちは、あらゆる方面から、感染研に対し、安全の根拠を具体的に引き出させていく必要があると思います。そのために、例えば、下水道の調査、周辺住民の健康に関する疫学調査をやらせ、結果を公表させる。阪神・淡路大震災規模の地震が発生した場合、感染研の建物は、本当に耐えられるのか、などの具体的な問題について、感染症の責任者である所長や厚労省の大臣との折衝をもやっていく必要があると思います。国会でも、安全性の問題について議論する場をつくっていく。こうした取り組みの経過を地域住民にも周知していく。今日、全国的に起こっているバイオ施設建設反対も含むバイオ関連の運動や運動団体との連携を強め、各地で行動している人々との交流を広げていく。このように、多種多様で総がかりの運動と具体的な取り組みを実行していくことが大切なことだと思いますね。

本田　住民運動ということでいうと、抽象的な話じゃなくて、具体的な話の方が大事だと思うんですよね。住民の方たちに対しても。ですから、感染研との話も、新宿区議会の話としても、できるだけ具体的な話をして、なおかつ感染研にも具体的に語ってもらうということが大切なんじゃないかと思っています。芝田先生が、この運動を始めたときには、情報公開法もなかったし、要するに感染研側に答えてもらうために、質問状を沢山出したというのは、できるだけ具体的なことを答えてほしかったからというのが、やっぱり原点にあったと思うんですね。感染研でいったいどういう研究がされているのかわからなかった、というところから出発しているわけです。そういう意味で、現在でもやっぱり、例えば地震のことが出ましたが、具体的に一つ一つ、本当に耐震診断をしたのか、という疑問。モニタリングということでいうと、病原体、例えば全部の病原体を調べるのは無理だから、例えば具体的にある細菌が漏れているのか、漏れてないのかを調べさせるとか。そういう具体的な話をしたほうが、お互いにもやりやすいのかなという気がしました。

中山　私は今年で八九歳になりましたが、最後までこの運動はやるつもりです。私は、生きている間はこの運動をやっていくつもりですよ。

武藤　私は感染研は、これからつくられるバイオ施設の模範となるべきだと思います。それには高裁判決が求めたような体制や最新、最高の設備を備えることもありますが、まずは再移転して立地はかくあるべしという範を示してほしいものです。

鈴木　恒例となっている平和のためのコンサートも現在でも続いていますし、クリスマス恒例のキャロリングデモもずっと行われています。私たちの運動がしっかり受け継がれていることは本当に誇れることだと思いますね。

内海　運動が始まって二〇年以上ということですからいろいろ感慨はありますが、現在までこの運動が党派にかかわることもなく、宗教や組合や組織に影響されることもなく続いているということが素晴らしいことなのではないかと思うのです。純粋な問題意識と疑問点を共有しながら活動しているのです。その意味では私たちの運動も本当の市民運動になったのではないかと思いますね。国立感染症研究所の安全性を考える会も民主的な運営が今後も続けられればと思います。

伊東　それぞれのこの運動へのかかわりと現在の思いを皆さんに語っていただきました。かつて運動にかかわられた方も、最初の原告団長でいらした芝田進午先生をはじめとして、多くの方々がすでに亡くなられています。みなさんの貴重な経験を伝え、今後の運動に生かしていくことが私たちに残された課題かと思います。皆さん今日はどうもありがとうございました。

資料

国立感染症研究所の査察鑑定書（要旨）

C・H・コリンズ　D・A・ケネディ

1　序文

予研＝感染研の業務の概要、査察にいたる経過、査察の時間（わずかに一日）、査察の方法（録音、写真撮影の禁止）、説明員の不公正（原告側説明員一名なのに、被告側には五名の助言者が付き添った）、等。

2　感染研と周辺の地理

感染研の敷地が傾斜地であり、激震ないし長期の豪雨の場合の危険性がありうる。

3　封じ込め方策

3・1　査察が認められた時間の短さによって、十分に査察できない限界があった。

3・2　査察中の職員の状態。査察中、実験中の職員をほとんど見かけなかった。これでは病原体の封じ込め方策を評価できない。

3・3—3、4　感染研で扱われる病原体の危険度のレベルを検討し、ヨーロッパと感染研（日本）では、病原体分類が異なること、前者で危険度三（地域社会にも危険性がある）と分類するウイルスのうち一四種類を後者では危険度二に分類し、危険度が低いとしていることは疑問である。感染研では危険な病原体を安易に扱っているのではないか。根拠を問いたい。

3・5　病原体保管のための冷凍庫室。管理が杜撰である。検知されることなく、病原体が、承認されない目的のために持ち出されることがあり得る。地震対策が不十分である。

3・6　ガスボンベ。いくつかは、固定が弱いまま、垂直に置いてあった。狭苦しい作業条件の結果、ガスボンベが偶然に倒れたり、地震で転がったりして、近くの備品類を壊し、病原体を漏出させる可能性がある。ボンベのバルブが壊れたり外れたりして、内部のガスが急速に噴出し、あるいはボンベが転がり廻る可能性がある。

3・8　一般目的用の遠心分離機。それらは、実験台や孵卵器のような他の設備の上に固定せずに置かれていた。回転部品が外れたり壊れたり、地震の場合、遠心分離機が床に落ちて、病原体放出の危険がある。多数の遠心分離機が固定されずに床に置かれていた。回転部品が外れたり、壊れたり、地震が起こると、遠心分離機が横ずれし、病原体が放出されるばかりか、近くの職員が負傷する危険もあるという状況だった。

3・9 P3実験室における超高速遠心分離機。小室に三台の超高速遠心分離機があった。それらは、回転部品が外れたり、壊れたり、地震が起こったりする時、横滑りを防ぐようになっていなかった。遠心分離機の一つが横滑りした場合、他の二つの遠心分離機があまりに接近しているので、次々に衝突して横滑りを繰り返す「連鎖反応」を引き起こし、回転部品が外れて病原体が排出される可能性がある。

3・11 フラスコ〔培養瓶〕振盪器。固定されていない孵卵器の上にフラスコ振盪器が固定されずに置かれ、使用中であった。フラスコ振盪器が横滑りする危険がつねにあり、その時は床に落ち、病原体が放出される危険がある。地震の場合、この危険は大きくなる。

3・12 クラス2型の安全キャビネット〔訳注:病原体を扱う実験台のことで、病原体を含む空気を実験者が吸わない構造になっている〕。多くの安全キャビネットに空気の流れの測定器が装着されていなかった。装着されているものがあったが、使用中の実験者からは測定器が見えない状態であり、安全キャビネットが適切に機能しているか判らない状態であった。いくつかの安全キャビネットは非常に狭い実験室で使用され、床に置かれた備品類で適切な空気の流れが妨げられる状態だった。向かい合わせや隣接して置かれた安全キャビネットの相互間の間隔が小さく、空気の流れが妨げられ、エーロゾルが漏出する危険がある。

3・13 ホルムアルデヒドの排出。安全キャビネットが消毒される時には、大量のホルムアルデヒド〔訳注:発ガン性があるので、イギリスでは使用していない〕が排出されるが、その処理方法が明らかにされなかった。

3・14 実験室の一般的条件。多くの実験室は、職員が不在の場合でさえ、非常に狭隘だった。実験台の上に多くの器具機材がごたごた置かれ、作業空間はほとんどなかった。いくつかの実験室では、小型の高圧滅菌器を含む多くの備品類が床の上に置かれていた。ある領域では、備品類が職員の動きに邪魔になっており、火災等の緊急事態の場合、実験室からの迅速な避難が困難である。このような狭隘で過密な状態では、事故が大いに起こりやすく、健康に有害な病原体や物質が排出される危険がある。地震の際に動きやすい備品類は固定されていなかったし、積み重ねられていて、ひっくり返る危険を増大させていた。

3・16 手の洗浄。多くの実験室では、手の洗浄は各室の流しでしかやれない状態だったが、不十分である。あるP3実験室の手の洗浄装置では、汚染除去剤が出てこなかった。

3・17 防護衣と履き物。P3施設以外では、職員の若干の者が防護衣を規則通り着用していなかった。P3実験室といくつかの他の実験室では、専用スリッパを履かなければならないとされているが、供給されている専用スリッパでは、針やガラス片による負傷にたいして、あるいは有害な液体がとび散ったりすることから足を守るには不十分である。

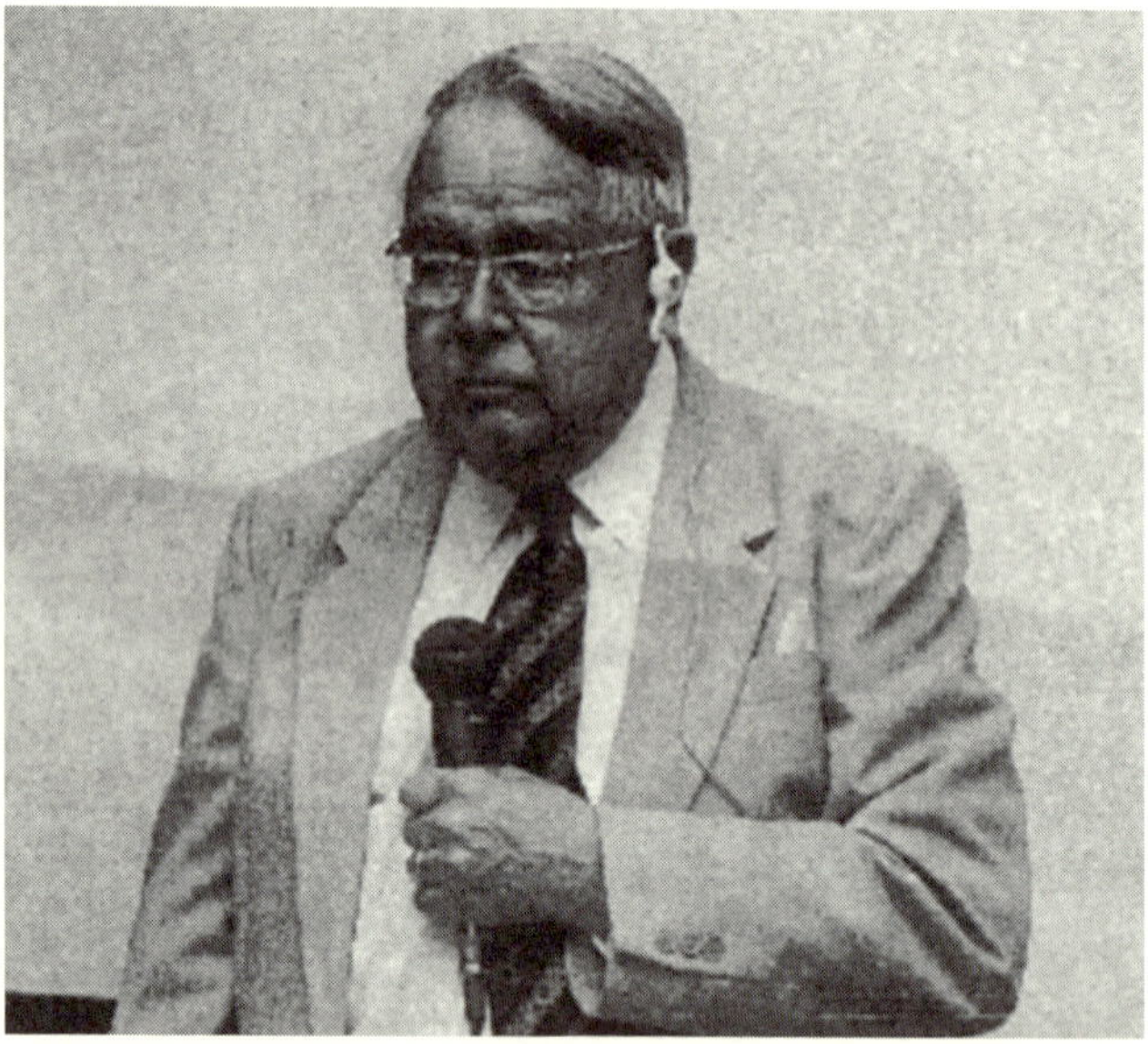

C.H.コリンズ博士

3・18　固形廃棄物の処理。いろいろの部屋に小さい高圧滅菌器が沢山あり、それらの効果をチェックする基準手続きがあるようにみえなかった。したがって、感染した状態の

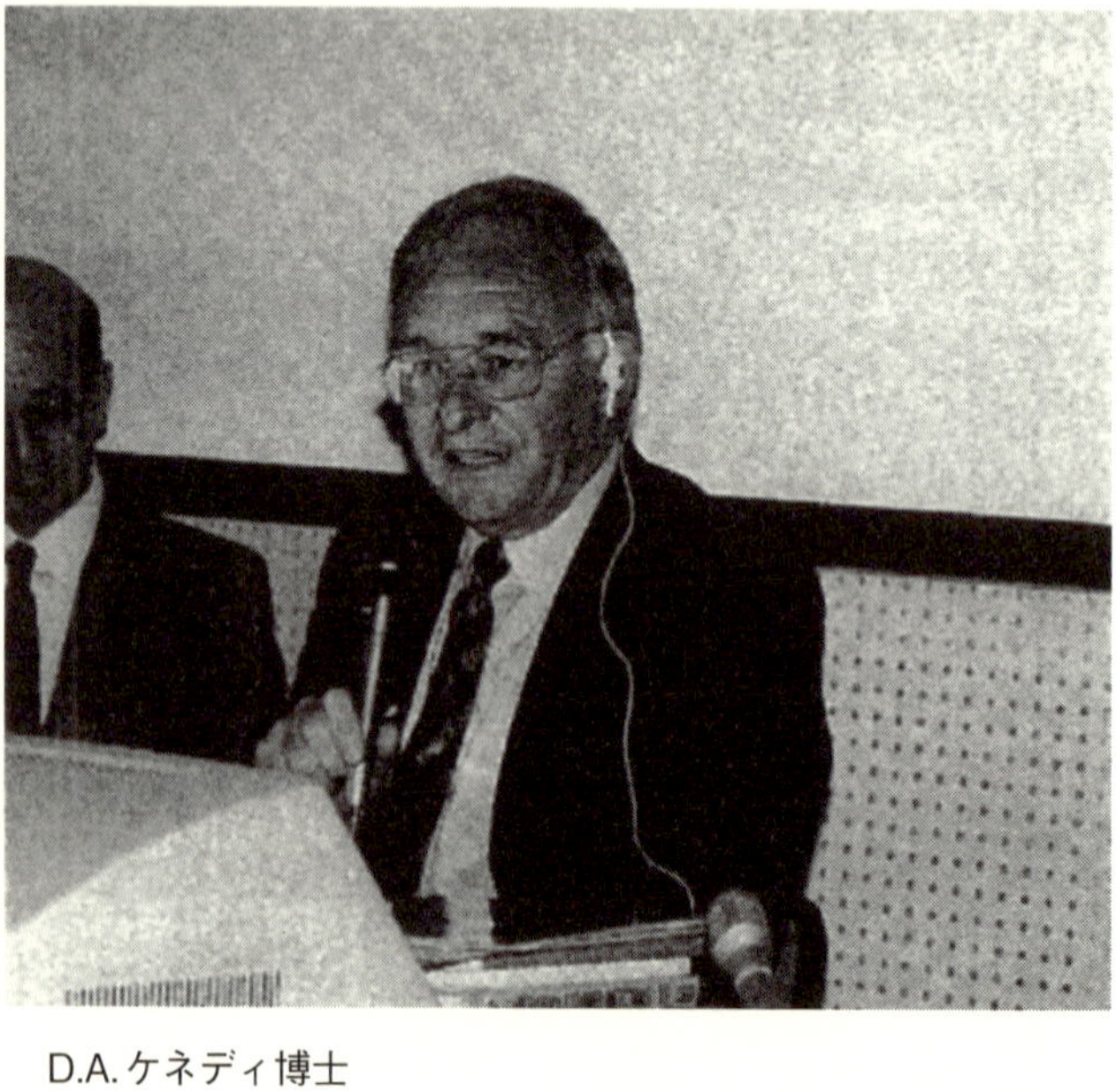

D.A.ケネディ博士

ものが実験室から持ち出され、敷地から運び出される可能性がある。

3・19　廃棄物の輸送。不十分にしか高圧滅菌されていない感染性廃棄物が研究所から持ち出され、遠くの最終処理場まで公道を運ばれることがありうる。最終処理方法（焼却炉の性能やごみ処理地の性質）について説明がなかった。固形廃棄物の処理についての取り決め、とくに病原体の漏出を防ぐに十分な現場の措置について、重大な疑惑が残った。

3・21　紙用の焼却炉。悪臭がした。炉のそばにあった廃棄物の袋には、プラスチック製の食品包装材が含まれていた。焼却炉の温度が低すぎるので、ダイオキシン、その他の有毒物質を分解できないまま、排出し、環境を汚染することになる。感染研で紙を焼却する必要があるのかと、質問したい。

3・22　施設の監視、安全管理、基本的な火災対策。「中央施設管理・監視室」で「緊急センター」でもある部屋は下請けビル管理会の従業員によって運営されていた。

3・25　施設の清掃と汚染除去。実験室以外の領域の清掃と汚染除去は下請けビル管理会社の責任だとされだが、清掃と汚染除去に使われる薬品類の仕様書は提示されなかった。

3・26　排気口。屋上の排気口の一箇所で悪臭がした。その臭いは、実験用マウスを扱う区域からの排気であることを示唆した。タイル壁の一部に変色部分があるが、おそらく燃料油から出る硫黄酸化物を含んでいる排気の漂白作用によるものであろう。排気口の設計が排気を的確に拡散できるようになっている証明があるのかとの質問に、それは建設省の責任だと説明された。

4　空調システムのための屋上の冷却装置

冷却板は汚く、腐食していた。ゼリー状沈着物があり、微生物が集落を形成していることを示した。冷却板の下の集水溝の水の表面には、生物性の薄膜があり、これも微生物の繁殖を示唆した。冷却水に微生物を殺す薬液を入れる装置を示された（容器はほとんど空っぽだった）が、微生物の繁殖を抑制することに役立っていなかった。冷却装置の一般的な外観を見ただけでも、レジオネラ（在郷軍人病病原菌）の増殖と環境への放出がありうること、その結果、健康への重大な災害がおこりうることを示した。レジオネラ症についての世論の憂慮に照らして、専門家による冷却装置の調査がただちに行われること、遅滞なく必要な是正行動がとられることを、われわれは勧告する。

〔訳注〕レジオネラ症とはレジオネラという細菌による劇症肺炎等に似た感染症で、主として空調冷却装置の不衛生な管理によって建物の内外で細菌が撒き散らされて発生する。一

九四〇年代から注目されてきたが、とくに次のような重大な惨事が記録されている。一九七六年、フィラデルフィアのホテルの内外で二二一人発症、二九人死亡。八五年、イギリスのスタフォード病院の周辺一〇数キロの範囲の住民約一五〇人発症、三六人死亡。八八年、ロンドンのBBC本部ビル内の職員と周辺住民七〇人以上発症、三人死亡。日本では、八〇-九〇年間に二八件の発症が確認され、九〇年代はじめにも新宿のペンシル・ビルで約三〇人が感染した。冷却塔の平均七〇%がレジオネラで汚染されているという報告もある。(以上は、藪内英子「レジオネラ症とその歴史」『空気清浄』二八巻六号、九一年三月一日、等による。)

この点で、レジオネラを扱っている感染研が「感染源」になる危険性についての筆者の警告は、きわめて重大であり、感染研の現所在地での立地の危険性を典型的に示している。

5 管理システム

5・1　安全のための全面的責任。感染研の公式説明文書では、感染研職員と地域社会の健康と安全についての所長の個人的責任が言及されていない。所長が地域社会の健康と安全に全面的な責任を負うことを特記しなければならない。

5・3　作業の仕様書と記録。実験室以外の区域の清掃と汚染除去、施設の運転と保全についてビル管理会社が請け負っているが、汚染除去のための薬剤(屋上の冷却装置で使用される微生物除菌剤を含む)の有効性等、清掃と汚染除去の仕様書について感染研は情報をもってはおらず、契約は厚生省によって行われている。微生物安全キャビネットのテストも業者によって行われ、固形廃棄物の処理についての契約の詳細も他の省の責任であり、排気の拡散処理の設計の効果も建設省の責任であるとされている。

健康と安全に関連する重要な業務が契約される時には、感染研の管理部門は、その業務が彼らが信頼できる仕様書に適合して適切に遂行されていると満足できるよう、記録文書を入手しているべきだが、そうなっていないようである。

6 感染研の業務とその敷地との関係

感染研の業務の多くは、自己閉鎖的で、人口密集地から十分に離れた敷地で容易に遂行できる。アメリカでは、感染研のような施設は建設と業務開始の前に、環境影響評価報告書の発表にいたる調査を行い、また公衆のインフォームド・コンセントを得ることが法律によって要求されている。イギリスでは、地方レベル、あるいはしばしば政府レベルの計画の認可が必要である。普通、公衆の意見の聴取になる。両国においては、公衆は、事前に相談を受け、また関与できる法律に基づく権利をもっている。今年、WHOは病原体実験施設の立地条件について次の国際基準をもうけた。

1可能な限り、実験施設は患者のいる地域、住宅地、公衆の集まる地域から離れて立地させられるべきである。

1高度の封じ込め実験施設ないし高度に危険な実験施設は、病院、公衆の集まる地域等から離れて立地させられるべきである。

7 結論

イギリスにおける事情とは異なり、感染研では、ただ一人の人が実験の安全確保について全面的責任をもつことになっていない。このような責任は、所長（あるいはバイオセーフティ管理者）ならびに他のいくつかの省との間で分割されている。たとえば清掃、廃棄物処理、封じ込め方策・空調等の技術、保全、設計等の契約の付与について然りである。

これらの責任の分散、病原体の漏出や地震被害への対策の欠如状態をみると、感染の危険からの職員と公衆の保護がどのように確実になされているのか理解できない。

感染研は、その立地と作業が公衆の健康と安全にとって危険でないと保証できる状態にはけっしてなっていなかった。その封じ込め方策と管理の有効性についてのわれわれの疑惑が解明されるまで、感染研がその立地と業務によって公衆の健康と安全にとって容認できない危険を及ぼす大きな可能性が存続すると、われわれは考える。

われわれが抱くもっとも重大な疑惑は、次のとおりである。

●検知されないまま、実験室感染が地域社会に伝染する可能性

●病原体が、管理部門の知らないうちに、承認されない目的、おそらく犯罪目的のために持ち出される可能性

●生きている病原体を含む固形廃棄物が送り出される可能性

●感染研に送られてくる、または感染研から送られる試料や培養物に含まれる病原体が包装の破れ、漏れ、こぼれ等によって地域社会に漏れ出る可能性

●汚染された排気が的確に拡散されず、地域社会に危険を及ぼす可能性

●空調システムのための屋上の冷却装置がレジオネラの発生源になり、地域社会でレジオネラ症を発生させる危険。

感染研が公衆の健康と安全にとって危険度が低いことをわれわれに確信させるには、はるかに及ばなかったことは確実である。

感染研が地域住民の不安をなくするほど、封じ込め方策と管理システムを十分に改善できないなら、住民がいない土地に再移転することを、感染研は真剣に考慮すべきである。

病原体の取り扱いを管理する効果的な法律ならびにそれを

施行するイギリスの「保健安全局」のような機関が日本にあったならば、住民の憂慮はもっと早く解決されていたであろうし、彼らが感染研を法廷に訴える必要もなかったであろう。

感染研をもっと人のいない土地に移転させるならば、公衆を憂慮させる危険がなくなるだけではない。もっと広大で、もっとよく設計された土地と施設が与えられるならば、いくつかの実験室でみられる現在の超過密度によって職員が曝されている危険が、減少させられるであろう。

一九九七年七月一一日

（署名）ＣＨコリンズ（署名）ＤＡケネディ

文献（略）

付録1　病原微生物ならびに健康に有害な他の物質を扱う研究所の立地と作業によって環境ならびに地域社会が危険にさらされる経路の予想

●排気
●実験動物の死体を含む固形廃棄物
●廃水
●輸送中の試料ならびに培養物の漏出およびこぼれ
●研究所から出る人びとの皮膚ならびに衣服についた病原微生物
●職業上罹患した感染の地域社会への伝播
●ネコ、齧歯類、鳥のような腐肉食性動物やノミ、ゴキブリのような昆虫による病原微生物の機械的移転
●逃走した感染実験動物や感染昆虫
●研究所から出て行く車両の内部ならびに外部
●保全ならびに修理のために研究所から持ち出される備品類
●病原微生物ならびに有毒物質の盗み
●病原微生物ないし有毒物質の漏出を招く破壊行為、サボタージュ、外部人間による妨害
●病原微生物ないし有毒物質の漏出に至るような自然界の混乱たとえば地震
●病原微生物や有害物質の漏出につながる火災
●汚染された空調設備からのレジオネラの放出
●逆流の結果の共用飲用水の病原微生物による汚染

付録2　感染研の査察のスケジュール（略）

付録3　衛生研究施設、獣医学研究施設、実験施設、動物施設に適用される物理的封じ込めのレベル（略）

国立感染症研究所の立地条件：公衆の健康と安全にとっての危険についての補論

1　序文

法廷が大きな関心をもつのは、感染研の立地条件についてであるとのことなので、補論を追加する。

2　感染研から病原体が漏出する可能性

公衆の健康と安全に危険をもたらす感染研の管理についての重大な疑惑は次のとおり。

●検知されないまま、実験室感染が地域社会に伝染する可能性

●管理部門の知らないうちに、病原体が持ち出される可能性

●生存病原体を含む固形廃棄物が送り出される可能性

●感染研に送られてくる、または感染研から送られる試料や培養物に含まれる病原体が、地域社会に漏れ出る可能性

●汚染された排気が的確に拡散されない可能性

●屋上の冷却装置がレジオネラの発生源になる可能性。

3　感染研の立地条件

3・1　感染研は小さな敷地にあり、しかも国立健康栄養研究所、国立医療病院管理研究所と共用している。その敷地は東京の人口密集地にあり、そこには早稲田大学、単科大学・短大、学校、幼稚園、公園、商店、食堂、飲み屋等のいろいろの建物が立地している。

3・2　個人住宅、早稲田大学文学部、障害者施設が感染研と境界を接している。

3・3　高層の集合住宅、国立国際医療センターの病院が感染研に隣接している。

3・4　地震等の場合の緊急避難地も感染研に隣接している。

4　危険度評価

感染を起こさせるに十分な数の病原体が感染研から漏出しうるか？

結核菌のような比較的強い微生物が滅菌されていない培養物や廃棄物内で大量に存在していることがあり得よう。

多くの周知のレジオネラ症の発生は汚染した水と関連していたが、これは、冷却塔や冷却水槽からのエーロゾル（噴霧状気体）の中に十分な数の病原体があることを示している。

ロンドンで発生した天然痘感染の場合、実験室での感染からはじまって、人から人への感染が広がった。この事件は、感染を起こすに十分な病原体があったことを示している。

感染研から漏れた病原体は宿主（人間）に接触できるか？

周辺に感染させられる人間が少なければ少ないほど、感染の件数も少なくなる。したがって、免疫不全の宿主が多数いる人口密集地である近隣に十分な数の病原体が漏出すれば、人がいない地域よりも、より多くの人びとが感染する。

病原体はどのように人間の身体の中に入るか？

最悪のシナリオは、一九七九年にスヴェルドロフスク市で起こった炭疽菌の大量感染のような、病原体を含むエーロゾル（病原体を含む空気）の漏出である。

〔訳注〕一九七九年、旧ソ連の人口一〇〇万人を超える都市、スヴェルドロフスク市の病原体実験施設から数ミリグラムの炭疽菌が漏出し、そのエーロゾルが風下四キロにわたって一一〇人を感染させ、うち六八人を死亡させ、風下五〇キロにわたって家畜に大損害を及ぼした生物災害事件である。

人びとは生きるためには呼吸しなければならない。人びとが病原体を含むエーロゾルを吸うならば、病原体は肺をとおって身体に入る。エーロゾルは、たとえばHEPAフィルターの欠陥や遠心分離機の重大な欠陥で、漏出しうる。レジオネラ症も、エーロゾルの経路を介して広がった。

逃走した感染実験動物に咬まれるとか、廃棄物の中に含まれる汚染された鋭利物、たとえば使用済みの注射器や針により傷つくことも含まれる。

宿主（人間）は感染研から漏出する病原体による感染に感受性をもつか？

幼児は免疫能を十分に発達させていないであろうし、老齢者やある種の入院患者は免疫抑制状態にされており、非常に感染しやすくなっているであろう。

結論

病原体を含むエーロゾルは最大の危険になっている。おそらく、現在、レジオネラの感染が、エーロゾル感染では最大の危険になっている。十分に免疫能を発達させていない子どもならびに免疫抑制状態にされた人びとは、もっとも多く感染する危険がある。

そこで、病原体を扱う実験施設を、感染に対する感受性の高まった人間がいる地域ではけっしてなく、ほとんど人がいない地域に立地させることには、強い論拠がある。

5　病原体を扱う他国の国立研究所の立地条件

米国のベセスダの国立衛生研究所ならびにアトランタの国立疾病予防センターは、広大な敷地に立地し、近隣には個人住宅はほとんど存在しない。英国のポートンダウンにある病原体総合実験施設は、農村地帯に立地し、近隣には個人住宅はほとんど存在しない。

ＷＨＯは「…可能な限り、実験施設は患者のいる地域、住宅地、公衆の集まる地域から離れて立地させられるべきである。…高度の封じ込め実験施設ないし高度に危険な実験施設は、病院、公衆の集まる地域等から離れて立地させられるべきである」と忠告している。

文献（略）

一九九七年八月一九日

（署名）Ｄ・Ａ・ケネディ（Ｃ・Ｈ・コリンズ博士が旅行中につき、彼をも代表して）

（［芝田進午訳］早稲田大学教職両組合『きょうとうニュース四五三号、一九九七年一〇一四日）』

平成一三年（ネ）第二四三五号
控訴人　芝田　貞子
外
被控訴人　国
○一年五月三〇日
控訴人訴訟代理人弁護士　島田修一
同　野澤裕昭
同　中野麻美
同　白川博清
同　水口洋介
同　金井克人

東京高等裁判所
第一一民事部　御中

控訴理由書

控訴の理由を、以下のとおり述べる。

第一　本件訴訟の意義

1　本件訴訟はバイオハザードという新しい人権侵害を未然に防止するためのわが国で最初の訴訟である。

しかしながら、原判決は、本件訴訟の意義を単なる不法行為法理の範疇に属するものと決め付け、本件訴訟の新しい公害事件としての意義をまったく理解していない。すなわち、原判決は、控訴人らの請求は「人格権に基づく差止め請求という形を装ってはいるが、その実態は不法行為法理（民法七〇九条）の範ちゅうに位置付けられるものであり、そうであれば、その違法性の主張立証責任を差止めを求める原告らが負うことは法の定めるところであ」（二五三頁）るとする。「人格権に基づく差止め請求という形を装っている」というのは、控訴人らの人格権に基づく差」止請求が偽りの主張であるかのような言辞であって、控訴人らを愚弄するものであり、きわめて遺憾である。

原判決は、上記判示の前段では、「人格権に基づく差止め請求」の項で「人格権に基づく差止め請求については、……それ自体不適法として排斥することは適当とは言えず」と述べ、控訴人らの人格権に基づく差止め請求の適格性を肯定したうえで、人格権に基づく本件差止めの許否を判断するという判決の構成をとっていることからすれば、「装っている」という言辞は判決の構成とも矛盾する。

2　原判決は、本件訴訟が「不法行為の範疇に位置付けられるもの」と規定し、そこから短絡的に一般不法行為の法理を適用して違法性の主張立証責任は控訴人らにあると結論付けているが、本件で問題となっているバイオハザードの危険性、重大性について、驚くほど認識が欠如していると言わざるを得ない。

控訴人らは、原審最終準備書面で、本件訴訟がわが国で最初の本格的なバイオ訴訟であること、アメリカではバイオ実験の危険性が早くから認識されて実験の差止めを認める判決が出されていること、州レベルでも各種の規制が行われていること、ヨーロッパでもEC理事会や各国内の法律によるバイオ施設への規制が強化されていること、を詳しく指摘した（序章、第四章など）。

これに加えて、今日、以下のとおりバイオ実験や実験施設に対する国際的規制、国内的規制の必要性が提唱されているのである。

(1) 九二年リオ・サミットと生物多様性条約

一九九二年、ブラジル・リオで開かれた地球サミットでは、「持続的発展」のための枠組みとして、地球温暖化防止条約（気候変動枠組み条約）とともに生物多様性条約が採択された。九三年に日本政府も締約国となった生物多様性条約の第八条「生息域内保全」では（締約国は）「(g) バイオテクノロジーにより改変された生物であって、環境上の悪影響（生物の多様性の保全及び持続可能な利用に対して及び得るもの）を与えるおそれのあるものの利用及び放出に係る危険について、人の健康に対する危険も考慮して、これを規制し、管理し又は制御するための手段を設定し又は維持すること。」とされ、遺伝子組換え生物による生態系や生態系の一部である人の健康への悪影響が憂慮され、それらを未然に防止するための施策を講じることが締約国の役割であると規定されている。

ここではバイオテクノロジーの危険性が指摘され、これに対する対策の必要性が指摘されているのである。

(2) 環境基本法

九二年のサミット開催をきっかけに、日本国内の「持続的発展」の枠組みとして、九三年に環境基本法が施行された。同法は、「環境憲法」と言われ、公害対策や環境保全のための国の政策や制度などの基本理念と基本方針を定めた法律である。個別的、対症療法的な規定だったそれまでの公害対策基本法と異なり、総合的、予防的（未然防止）で規制的手法に加え、管理的・経済的手法を採用している。

環境基本法第三条では、健全で恵み豊かな環境が憲法二五条の生存権＝健康で文化的な生活にとって欠くことのできないとするとともに、微妙な均衡を保つことにより成り立っている生態系が、人類の存続の基盤であると明言している。

リオ・サミット、生物多様性条約内容と照らしあわせると、環境基本法において、バイオテクノロジーによる公害の未然防止という視点が内在しているものと理解すべきである。同法第一一条では法制上の措置等を講じなければならないとされていることに注意するべきである。

(3) 感染症の予防及び感染症の患者に対する医療に関する法律（感染症新法）

新たな感染症の出現や、既知の感染症の再興などにより、感染症が新たな形で人類に脅威を与えるとし、「感染症の発生を予防し、及びまん延を防止する」ことを目的（第一条）に、九八年に同法は制定された。そして、政府答弁書（内閣衆質一四七第一四号）も認めるように、政府は病原体の取扱いに関する法律については、その必要性について今後検討すると述べている。

(4) 最近における重大事件の発生

(ア) 大阪・高槻JT研究員放射性物質持ち出しばらまき事件（二〇〇〇年一二月）

昨年一二月二〇日、JT医薬総合研究所の研究員が、JR高槻駅改札口付近で、研究所から持ち出した「ヨウ素一二五」などの放射性物質の入った容器を投げつけ、汚染をまねくという事件が発生した。高槻市及びJT研究所は、これまで地域住民に対して、研究所で扱っている病原体や放射性同位元素、遺伝子組換え体、化学物質等は、IDカード、監視カメラや関係法令、所内規定などで厳重に管理しており、たとえ人為的行為によっても環境中に漏れ出ることはないと主張してきた。また、高槻市とJTの間で締結された「組換えDNA実験等に係る環境安全に関する協定」に基づく「専門者会議」が定期的に開催され、市、JT、専門家の三者により環境安全対策の確認が行われていると主張してきた。

しかし、高槻市は事件翌日、JTに対し、RI物質、組換え体、病原体等の厳重管理など六項目の申入れを行わざるを得なかったのである。ばらまかれたものがRIではなく、遺伝子組換え体や病原体であっても何ら不思議ではない。内部の人間の持ち出しを想定外だったとしているが、「想定外」としている人為的ミス、過誤や意図的な不法行為を前提とした危機管理（評価）の視点が求められているのである。

(イ) 阪大DNA指針違反事件発覚（二〇〇一年二月）

今年二月、阪大健康体育部で、国の指針に反して学内の安全委員会の承認を得ていない実験室（大阪府吹田市）で遺伝子組換え実験を繰り返していたことが発覚した。

遺伝子組換え体や病原体の取扱いについては、これらを規制する法令はないが、吹田市では全国で唯一、国の指針の遵守や施設の届出などを義務づけた条例（吹田市遺伝子組換え施設に係る環境安全の確保に関する条例）を制定していたことから、同市は条例違反として阪大総長あて実験中止などを求める勧告書を提出し、阪大も勧告を受け中止した。他の自治体ではこうした対応をとることは困難だったと思われる。

(5) 以上のとおり、今日、国際的にも国内的にもバイオテクノロジー、病原体による生態系や人体への悪影響が懸念されている。政府は、災害を未然に防止するための必要な施策を講じることが、環境基本法や生物多様性条約等によって要請されているのである。

バイオハザードは、被害の大きさや重大性からみて、原発事故にも匹敵する新しい公害といえるものである。こうしたバイオハザードに対し、わが国にはこれを防止するための法的制度がないなかで、本件訴訟は、新たな公害に対する法的保護を求めるものである。原判決は、こうした本件訴訟の意義、本質をまったく理解していない。

バイオ施設に対する規制の必要性は、もはや国際的にも国内的にも異論のないところであるにもかかわらず、国は無策のままこれを放置していること、バイオ施設の安全性については、専門的知識や資料に依拠しなければならないこと、そうした知識や資料のほとんどが被控訴人側に偏在していること、バイオハザードが発生した場合、感染によって多数の被害者が生まれるおそれがあること（被害の重大性）などからすれば、違法性の主張立証責任を一般の不法行為法理の枠内でとらえることが不当であることは明らかである。

第二　危険性について

原判決は、そのほとんどが被控訴人の主張を無条件に正しいと認める一方で、控訴人の主張には全く耳を貸さない姿勢が貫かれている。また、控訴人の意見をところどころで数少なく引用し、批判しているが、それらは曲解と誤謬に満ちている。

ここでは、その典型例を挙げて、再度、控訴人の見解を述べることとする。

1　控訴人がバイオハザードの一般的特徴を列挙し、それらに照らし合わせて感染研の危険性を指摘したことに対し、原判決は、「バイオハザードの発生の危険性との関係では具体的裏付けを欠くものであり、漠然とした不安感を述べるものに過ぎない」と論断した。

しかし、この論断は、バイオハザードに関する理論を無視した非科学的観念によるものである。そもそも、バイオハザードの生起の具体的様相は千差万別である。だからこそ、共通して認められる一般的特徴を的確に把握・認識し、それをもとに現実に起り得る危険を推定するという方法論をとることが必要である。加えて、感染研は、病原体を扱う自らの研究活動が周辺住民の環境にどのようなバイオハザード的影響を及ぼしているかの系統的な疫学的調査を全く実施していないのであるから、控訴人の主張に「具体的裏付けがない」などと論断する以前に、感染研のこの怠惰と不誠実を問題にすべきであった。

2　原判決は全体にわたり、危険の立証責任を控訴人側に転嫁するという根本的誤謬を犯しているが、上述のように、控訴人の科学的推論を認めないという頑迷さに凝り固まっている。

感染研というわが国最大の病原体実験施設の危険性を控訴人が指摘する場合、いわゆるバイオハザードの一般的特徴を踏まえて議論を展開するのは当然のことである。一体それ以外に控訴人が依拠すべき何があるというのであろうか。控訴人のそのような主張に対し、感染研が誠実に応え、控訴人の不安を除くに足りる実証（疫学証拠）を示すよう導くのが本筋である。

3　原判決は、バイオテクノロジーにつき、

(1)　「原告らはバイオテクノロジーの危険を繰り返し主張し、組換えDNA実験により生み出されるものについて危険を強調し、専門家もその旨を指摘しているとして、それに沿うかのごとき資料（本庄重男著の論文他）を提出している……、右の本庄論文にみられるように科学的用語を駆使した専門家の論文調の体裁を装ってはいるものの、実質はDNA組換え技術の本質的部分に触れることを意図的に回避し、右技術の未知の分野に関する危険性のみを殊更に強調するという極めて偏った論旨であって不当なものである」と断言した。

控訴人らは、このような独断が罷り通るとすれば、およそこの世に科学的論争は成り立ち得ないことになるのを恐れざるを得ない。

まず、原判決がこの下りで言う「DNA組換え技術の本質的部分」とは一体何を指しているのか、全く不明である。語義不明の語を発して判決を下す態度は許容し難い。原判決は、「技術の本質的部分」というとき、おそらく技術の有効性・有用性を指しているのであろう。しかし、科学技術で言う「技術の本質的部分」とは、その技術を構成してい

る諸要素の構造・機能および相互関係を意味するのであり、本庄論文はまさにバイオテクノロジーを構成するそれらについて検討し、そこに潜在する危険性を抉り出した総説論文（外国人科学者数人による）を紹介し解説したものであり、それは余りにも無批判に推し進められているバイオテクノロジー（特に食糧分野、医薬・医療分野）に対する一つの警鐘である。冷静に読めば、本質的部分に触れることを意図的に回避するどころか、それを真っ正面から批判し、不可避的に存在する危険性を指摘している論文であることは誰しも解るものである。

(2)　次いで原判決は、「人類ははるか彼方の古い時代から……生物の持つ機能を実に上手く活用してきているのであるが、DNA組換え技術は、このような生物の持つ機能を上手に利用するために開発された技術の一つであり……。そして、この技術開発は、周知のとおり、二一世紀の食料難等の人間社会が迎えることが必至の事態を切り抜けるために必要な試みであり、大きな期待を寄せられているものである」という。

この見解は、実は古いバイオテクノロジーと今日の新しいバイオテクノロジーとの質的違いを無視したものであり、新しい技術に批判的、さらには反対的立場をとる人々に対して、推進派がしばしば叫ぶ主張とまったく同じである。今日のバイオテクノロジーは、生物種間の差を乗り越え、進化的時間の差を乗り越え、きわめて強引かつ恣意的に遺伝子を操作する技術であり、それ故に多くの危険（健康障害や生態系の撹乱）が潜在、顕在しているのである。また、実際の成功率も決して高いものではないことが明らかになってきている。そして、反対派と推進派の間で、いまなお激しい論戦が展開されており、科学上のデータとしては推進派にとり不利な新事実が次々に発見されてきている。このような情況を知つてか知らずか、原判決は、控訴人提出の科学文献を一方的に否認し、推進派の意見に組みしたのである。まるで天動説対地動説の頃の宗教裁判のようなものである。

また、二一世紀の食料難云々に関しても、その予想が当たるか否かを深く考えもせずに、きわめて通俗的な判断をしている。最近の国連計画によれば、一九八〇年以来の穀物生産増加率は二・二%、人口増加率は一・七%であり、現在の食糧総生産量は地球全人口の一倍半をまかない得るという。しかし、一方で一〇億人も飢餓線上の人々がいることも事実であり、根本は分配の不公平にあるという見方もある。さらに、新しいバイオ技術が増産を招くというのは真実には程遠い言説であり、現実には逆に減産を招いているとの研究報告さえあることを無視するわけにはいかない。

(3) 原判決はさらに、「DNA組換え技術には未知の部分もあることから、ここに危険があるのではないかとの不安を抱く向きがないとはいえないが、それは要するに未知の分野であり、危険があるかもしれないという不安であって、具体性がないというべきで……」とも述べている。

この見解も推進派がよく言う意見と同じである。つまり、未知の部分があることを一応認めておいたうえで、未知に危険が潜むと不安に思うのは具体性にもとづかない不安であり、問題とするに当たらないと切って捨てるという言説である。この言説は、実に単純で乱暴である。今日のバイオテクノロジーについては、既に実証された危険性があると同時に、未知の危険性の潜在が憂慮されている。未知の危険性の解明は今後の重大な課題であり、その実態が解明されるまで、人々が「未知への不安」を抱くことは人間として全く当然なことである。控訴人は、この人間としての当然の不安を重視し、考えられる危険を回避するために、感染研の立地を問題にしているのである。このような人間的感性を踏みにじる原判決は、人権を無視する非近代的裁判思想の産物と言えよう。

(4) 次いで、あたかも結論を叩きつけるかのように、原判決は、「未知の部分のみの危険をいたずらに書き立て、喧伝して一般人の不安を煽るような論者らの態度は、およそ科学者として公正で責任あるものとはいえない」と、本庄論文が紹介している外国人科学者や本庄氏自身の言論を非難している。

判決にあらわれたこの非難は、きわめて感情的である。冷静・正確に本庄論文を読めば、このような感情を抱くことは決してなかったはずである。今日、バイオ技術推進派は、バイオ技術の光の部分だけに人々の眼を向けさせ、万事うまくいくという宣伝に躍起となっている。一方、批判派は冷静・慎重にバイオ技術をみつめ、推進派により意識的に無視されている陰の部分を抉りだし、とくに健康や生態系の被害を長期的かつ総合的な観点で検討すべきであると主張している。批判派はバイオ技術の光の部分を一概に否定しているわけではない。だが、批判派は、バイオ技術の全てが問題なく予期するように進み、地球や人類の未来がそれによりバラ色に描かれるようになることなどは、決して有り得ないと警告しているのである。そして、バイオ技術には陰の部分が予想以上に多いから、私たちの社会をそのような欠陥技術に委ねることを止めるべきではないかと警告しているのである。

(5) 上記のようなバイオ技術をめぐる今日の思想・言論情況を、原判決は正確かつ十分に認識していない。主として最近の一〇年間位にわたる生物科学分野の研究論文に依拠しながら、バイオ技術批判の見解を多くの人々に伝えることを意図して書かれた本庄論文が、どうして一般の人々の不安を煽ることになるのか。一体そのどの箇所が不安を煽ることになるのか。原判決は何ら具体的な指摘をしていない。文字どおり感情的意見であり、被控訴人に肩入れする余りの目茶苦茶な論旨である。原判決は、本件が単に感染研裁判に関わるだけの問題でないことの認識、危機意識が著しく欠如している。

以上の如く、原判決は、バイオテクノロジーについての一面的理解と感染研の主張の鵜呑み、とによりもたらされた重大な誤謬と曲解を物語る以外の何物でもない。

(6) なお、以上の問題と関連するので、ここで、被控訴人が主張する「組換えDNA実験の安全性」について、反論する。

(ア) 被控訴人は、原審での最終準備書面（三七八、三七九頁）において、「組換えDNA実験の安全性」について次のように主張した。

「原告らは、—中略—、結論として、病原体等の保管、取扱い及び組換えDNA実験に関する安全管理体制は、これを徹底しようとしても現実に不可能であるばかりでなく、重大な矛盾をかかえるものであることが明らかになったとして、科学的・技術的な今日の知見に基づいて採用されるべき唯一の安全対策は、設置場所を住宅密集地から切り離すこと以外にはありえないと主張するが、右主張にいずれも理由がないことは、被告準備書面(八)の二1（二〇ないし三一頁）で述べたとおりである。」

そこで、被控訴人の同書面でいう控訴人の主張に理由がないことを述べたとされる被告準備書面(八)の二1の二〇及び三一頁に見られる被控訴人の見解を検討するとともに批判する。同準備書面（二〇頁）において、被控訴人は次のように主張した。

「もし今日何らかの必要により、再びこのウイルスや類似のものを扱うことになれば、確実に事故の再現を防ぐことが可能であろう。ただし、この感染例を、単純に「ミス」とか「事故」と呼称するのは妥当ではなく、経験と知識の不足及び取扱設備の欠如によるものと結論することが適当であろう。したがって、原告らのこの点に関する主張も失当である。」（引用文A）

また、同準備書面の三一頁においては、次のように主張した。

「そして、「病原体等の保管、取扱い及び組換えＤＮＡ実験に関する安全管理体制は、これを徹底しようとしても現実に不可能であるばかりでなく、重大な矛盾をかかえるものであることが明らかになった」として、「そのような場合、科学的・技術的な今日の知見に基づいて採用されるべき唯一の安全対策は、設置場所を住宅密集地から切り離すこと以外にはありえない」とすることが、原告らの推論の到達点であるとすれば、それは、今日の科学技術の実態から全くかけ離れた観念論の所産としてしか評し得ないものである。」（引用文Ｂ）

(イ)　被控訴人は、上記に示したように、「この感染例を、単純に「ミス」とか「事故」と呼称するのは妥当ではな」いと主張する。ここで言われる「この感染例」とは、同準備書面の一九ページにいう「バイオセーフティの体系が確立されるまで」の時期に起きたものを指す。つまり、これを要すれば、バイオセーフティの体系が確立されるまでに感染研内部で起きた感染例を単純に「ミス」とか「事故」と呼称するのは妥当ではないというのが被控訴人の主張であるということになる。

しかし、被控訴人のこの見解は、被控訴人がその最終準備書面全体においてその主張の論拠としている「ＷＨＯバイオセーフティ実験指針」（乙六一号証）、控訴人訳の表題では「病原体等実験施設安全対策必携」（第二版）において、完全に否定されている。すなわち、同書の「第二部　適正な微生物取扱技術、第六章実験室における安全な作業技術」の冒頭部分に次の一文が掲げられている。

「実験室事故とそれに関連した感染の大半は人為的ミス、未熟な技術及び設備の誤用により起きている。」（乙六一号証三五頁、被控訴人訳三三頁）

このＷＨＯの「病原体等実験施設安全対策必携」（第二版）が発行された年は一九九三年であるが、この年には被告準備書面(八)の二－１の一九頁にいう「バイオセーフティの体系が」すでに「確立され」ている。同頁で被控訴人は感染研庁舎内で感染が発生した四つの理由のうちの二つに、「安全確保のための封じ込め施設」が「全く整備されていなかった」ことと、「バイオセーフティ委員会やバイオセーフティ管理室のような全般的な管理・教育システム」が「確立していなかった」ことを挙げている。日本でこの種の施設の設置や方策の採用が「組換えＤＮＡ指針」で定められたのは一九七九年であるが、この指針は一九七六年に世界で初めてまとめられたアメリカのＮＩＨ（国立衛生研究所）の実験指針を元にしている。したがって、被控訴人の言う「安全確保のための封じ込め施設」や「バイオセーフティ委員会やバイオセーフティ管理室のような全般的な管理・教育システム」

が世界ではじめて整備・確立されたのは一九七六年のことである。人為的ミス、未熟な技術及び設備の誤用を実験室事故とそれによる感染の大半の原因として挙げたＷＨＯの「病原体等実験施設安全対策必携」（第二版）の発行された一九九三年はそれからすでに一七年が経過している時期である。

(ウ)　以上の点からすれば、安全確保のための封じ込め施設やバイオセーフティ委員会、バイオセーフティ管理室のような全般的な管理・教育システムが整備・確立されてから一七年が経っても、人為的ミス、未熟な技術及び設備の誤用が主要な原因で実験室事故とそれによる感染が起きているのが実態なのである。ＷＨＯの同書が発行された一九九三年以降に起きたものも含めた実際の感染事故の例は、別冊宝島編『生物災害の悪夢』（二〇〇〇年、甲四九四号証）掲載の天笠啓祐「悪夢の『感染事故』クロニクル！」に列挙されている。それによると、アメリカのＮＩＨ（国立衛生研究所）の「組換え実験指針」が定められた一九七六年以降に起きた大きな感染事故だけでも十数件ある。したがって、被控訴人の主張するように、「もし今日何らかの必要により、再びこのウイルスや類似のものを扱うことになれば、確実に事故の再現を防ぐことが可能であろう」（引用文Ａ）などとはとても言えないのが実情である。

以上から、「もし今日何らかの必要により、再びこのウイルスや類似のものを扱うことになれば、確実に事故の再現を防ぐことが可能であろう。ただし、この感染例を、単純に「ミス」とか「事故」と呼称するのは妥当ではなく、経験と知識の不足及び取扱設備の欠如によるものと結論することが適当であ」（引用文Ａ）るとの被控訴人主張が失当であることは明らかである。

(エ)　次に、以上の点を引用文Ｂに関連させて検討する。引用文Ｂで被控訴人は、「原告らの推論の到達点」は「今日の科学技術の実態から全くかけ離れた観念論の所産としてしか評し得ないものである」と主張する。この文において被控訴人が「今日の科学技術の実態」として思い浮かべているのは、前述の「安全確保のための封じ込め施設」であり、より正確にはアメリカＮＩＨの指針によって採用された「物理的封じ込め」及び「生物学的封じ込め」である。

しかし、このような封じ込め対策を採用しても、前述のように人為的ミス、未熟な技術及び設備の誤用が主要な原因で実験室事故とそれによる感染が起きているのである。これが病原体等実験施設をめぐる実態なのである。したがって、「今日の科学技術の実態」のもとでは「確実に事故の再現を防ぐことが可能であろう」という被控訴人の主張こそ、感染事故をめぐる今日の病原体等実験施設の実態を見ることができない「観念論の所産」なのである。さらに現在の分子遺伝学の発展から見ると、人為的ミス等がなくても現在の「物理的封じ込め」及び「生物学的封じ込め」は、病原体等の漏洩防止対策としてはもはや有効ではないという科学的見解が登場するにいたっているのである。

4 以上指摘した以外にも、原判決は、数多くの誤謬と曲解をしているので、そのことを以下に指摘する。

(1) 二四九頁五行目：「被害発生の危険性は、原告らが主張するような抽象的なものでは足りないというべきである。」

この所論は、多くの公害裁判判決や生物多様性条約（前文第九文節）で既に国内的にも国際的にも広く認められている〈予防原則〉に、明らかに背離するものである。予防原則は、〝重大な害作用が発生するであろうとの合理的恐れがある場合、科学的に確実な知見とか合意が存在しないことを理由に、その恐れを回避または最小にするための予防措置を採ることを引き延ばすようなことがあってはならない〟とする考え方と行動の原理である。今日では、被害が発生してからでは遅いということに多くの人々が気付き、それ故に、予防原則に立つことの必要性が明確に認識されているのである。原判決は、このような時代の情況を全く無視した見地に立つ、時代錯誤的思想の産物である。恐るべき多種多様な病原体の実験施設が、住宅専用地域に存在するという単純・明瞭な事実が、公衆へ危険をもたらす恐れを生じているという、これまた単純・明瞭な事実を、原判決は理解していないのである。

(2) 二七八頁五〜一〇行目：「動物が逃げ出すことができないようになっている……ネズミ返しが設置されている。」

一九九七年六月一八日に行なわれた感染研庁舎の国際査察に控訴人側説明者として立ち会った本庄重男博士によれば、某部のＰ２実験室ではエイズウイルス（ＨＩＶ）を接種された重症複合免疫不全マウス（ＳＣＩＤマウス）を入れてある安全キャビネットの外側前面に、「このマウスは逃げやすいから充分注意せよ。とくにキャビネット外に逃がさぬように」という趣旨の貼り紙がしてあった。敢えてこのような貼り紙があるのは、過去に何回か逃亡事故を経験したものと見て間違いない。とにかく、逃げ出さないようになっていても逃げ出してしまうことがある、というのが実相である。だからこそ、逃げ出しても人々や環境に及ぶ害を最小に抑えられるようにせねばならない。

その最も基本的な対策は、ふさわしい立地条件の選択である。たとえば、離島という条件は至適立地条件である。原判決は、立地条件を顧慮せずに安全設備・備品や安全規則にだけ依拠する感染研の安全性の主張を鵜呑みにしている。安全確保の第一条件は危険物から隔たるということ（距離を保つ、すなわち、相応しい立地条件を求める）にあるという安全性の大原則を踏まえるべきであるのに、原判決は一顧だにしていない。

(3) 二八八頁八〜一〇行目：「原告らは、このような多数の規程ないし規則があること自体が感染研の行なっている業務の危険性の現れであるとの主張をするが、右主張自体漠然とした感覚的なものである。」

この論旨も全く奇妙である。守るべき多数の規程や規則があるということは、誰が考えても、関係する仕事が複雑・多岐であり、少しの違反や誤認でも全体に関わる事故や障害が発生し兼ねないことを意味するとみるのは常識である。そして、感染研の業務を考えれば、その事故や障害の多くは健康や環境に関わるものであることもまた当然である。このような常識を原判決は認めず、控訴人が漠然と感覚的なことを言っているかのように論断しているのである。

(4) 三三八頁九行目〜三三九頁五行目：「また、戸山庁舎が障害者福祉センターや早稲田大学と近接していたり、動物実験施設が他施設と分離されていなかったとしても、右のとおり排気中に病原体等が含有されたまま排出される危険性があるとは認められないのであるから、感染研庁舎との近接性等を強調したところで、そのことによって病原体等が漏出するとの具体的な危険性のあることを明らかにしたことにはならない。したがって、原告らの排気に関する危険性の主張はいずれも理由がない。」

原判決のこの文節は、感染研の主張に露骨に肩入れしたものである。福祉施設や大学校舎に著しく近接して、戸山庁舎やその実験動物施設が在ることは否定し得ない事実である。そして、そのような状態は市民生活の常識的感覚から言って全く危険きわまりない。感染研は控訴人を納得させるような具体的安全データを何ら示すことなく、設備や規程・規則があるから安全だと主張し、自分たちに不利な点（たとえば福祉施設や大学校舎との近接度）については口を閉ざしている。世界中の誰に訊ねても、あの場所が感染研のような施設の所在に相応しいという答えは返って来ない。「現実に危険があるわけでなく、単に危険の可能性をあれこれ考えているに過ぎない」として、控訴人の危険性に対する指摘を頭から受け付けない原判決は不公正であり、感染研に加担したものと言わざるを得ない。

(5) 三四〇頁二〜三行目：「しかし、ここでも原告らの主張は根拠の伴わない漠然とした抽象的なものである上、……」

控訴人は、戸山庁舎の設計図面を根拠に意見を述べていまうという点を、感染研はどう言い逃れるのか。

るのであって、これ以上に具体的根拠があるなら、感染研こそがそれを提示すべきである。たとえば、実験動物区域での清浄作業と汚染作業との作業動線が、設計図面から見るかぎりでは、分離されておらず交差・平行・混合してし

(6) 三四五頁二〜五行目：「……P2施設においても建物自体で物理的封じ込め機能が働いているのであって、病原体等が漏出する可能性は通常は認められないというべきである。それにもかかわらず右漏出の具体的危険性があると認めるに足りる証拠はなく、原告らの主張は理由がない。」

この原判決の前半部分は明白な誤りである。P2クラスの実験はクラスⅡ安全キャビネット内で行なうよう規定されてはいるが、そのキャビネットを設置する室や建物についての厳密な規定はなく、まして〝物理的封じ込め機能が建物自体に働いている〟というような言い方は出来ない。もちろん、実験者がそういう機能を持つ建物でP2クラスの実験をすることは自由であるが、原判決の判示は明らかに間違っている。加えて、〝漏出の可能性は通常は認められない〟というが、これは異常ないし事故で漏出することは有り得ると言外に認めていることである。だからこそ、予防原則で対処すべしと控訴人は主張するのである。

しかし、原判決は、「それにもかかわらず」以下のように、具体的危険性があるとの証拠はないとして控訴人の主張を一蹴したが、これほど乱暴この上ない判示はない。

(7) 三五四頁五〜一〇行目：「しかし、仮に本件耐震基準に合致していないとしても、そのことから直ちに……具体的危険性があることを立証する必要がある。」

この区切りのない長い部分は、国民向けの文章としては大変解り難いが、なにより、感染研の建物が「耐震基準に合致していない」ことを認めていながら、何故、具体的危険がないというのか。耐震基準に合わないという控訴人の指摘は、設計図面を十分に検討した結果である。そのこと自体が危険性を示していると見るのは、控訴人だけの見解ではなく、基準を作成した建設省の見解でもあり、さらには国民の受け取り方でもある。耐震基準違反は危険性を判断するうえで、きわめて重要な問題であるのに、原判決は、違反の事実をきわめて軽視している誤りを犯している。

(8) 三六三頁八行目〜三六四頁一行目：「予測し得る限りの……
……原告らの主張は理由がない。」

この文例は、科学的推論を認めない原判決の典型である。そもそも安全対策というものは、科学的に予想できる様々な危険情況に対処する方策の総合である。このことに反対の人はいないであろう。しかし、原判決はこの点でも「具

体的危険性」を示す証拠を控訴人が提示していないと論断し、簡単に切り捨てている。この類の「切り捨て」は、原判決の中で度繁に登場しているが、これは危険性の実態に目を塞いでいる大きな特徴である。なお、三七〇頁五～六行目で、「耐震診断を実施していないことを認めるに足りる証拠はない」と判示するが、耐震診断実施の件などは、裁判所の権限で感染研に釈明を求めれば直ちに判明することである。しかし、原審は、そこまでして危険性の有無を探ろうとはしなかったのである。

(9) 三七五頁七～八行目：「しかし、右の論理も現実社会を律する法規範の在り方として考えると、これを受容するには難解であり、非現実的にすぎるものである。」

人為的ミスを犯す確率についての控訴人の理論は別に難解なものではなく、中学校程度の数学的素養があれば十分理解できるものである。確率理論に依拠して定量的に危険性を論じた控訴人の意見に対し、原判決は、単に「難解」の一言で危険性の内容に立ちいらなかったのである。

(10) 三七七頁九行目～三七八頁一行目：「右指針を我が国の実体法規範と同一に扱うことはできないし、また、……失当なものである。」

控訴人が原審で繰り返し主張したように、わが国には病原体取扱いに対する法規制は存在しない。しかし、生物災害から国民の生命・健康を守ることは国家としての重大な義務であるから、WHOの指針に則った規制が図られてしかるべきである。WHOの重要文書類は、加盟各国政府代表が参加する総会で承認されるのであるから、日本国政府にも当然それらを尊重・普及する責任がある。したがって、原判決は、国内の法体制が整うまではWHOの指針類を順守すべきであり、それに対する違反は危険性の大きな兆表とみるべきなのである。

(11) 三八二頁一～二行目：「密閉されていないことは認められるにしても（証人山崎修道）、原告らの主張のように隙間があるとまで認めることはできず、」

P2実験室が密閉されていないことを認めながら、隙間があるとは認められないというのは論理矛盾もはなはだしい。通常の扉は床面や壁面柱との間に微細な隙間があるのは常識である。扉毎に隙間のサイズに微妙な違いはあるにせよ、隙間無しでは扉は開閉できないからである。しかし、P2実験室の扉に隙間があれば、病原体が漏出する危険があるから、WHOは「密閉」を要求しているのである。密閉されていなければ、隙間はあるのであるから、感染研のWHO違反は明らかである。しかし、原判決は、ここにおいても危険性を回避したのである。

(12) 三九一頁六〜一〇行目：「検査材料については、包装した状態のものを受け取り、そのまま物理的封じ込めがされた部屋で……」

検査材料が入った試験管やバイアル壜等を開封するときは、中身次第で物理的封じ込めの部屋で行なわれるであろうが、それらの試験管やバイアル壜等を入れてきた梱包袋や容器から試験管やバイアル壜等を取り出すときにも、果たして物理的封じ込めの部屋で行なっているのかは頗る疑問である。しかし、原判決は「そのまま物理的封じ込めがされた部屋で取り出す」と証拠も無く決めつけている。まことに贔屓の引き倒しである。

(13) 三九三頁五〜六行目：「一つのコンセントで複数の配線を引いている（いわゆるタコ足配線）と主張するが、これを裏付ける具体的証拠はない上、……」

このようなことは、見れば判ることである。しかし、控訴人らは施設内に立ち入ることが許されないのだから、現場写真等の具体的証拠を提出することは不可能である。しかも、国際査察の際、感染研は、査察者が室内の写真を撮ることを禁止したのである。具体的危険性の立証責任を控訴人に負担させた原判決の弊害は、ここにもあらわれている。同様なことは、三九四頁一〇〜一一行目「ダイオキシンや臭いの発生についてはそれを裏付けるに足りる証拠はなく……」にもみることができる。

(14) 三九九頁九〜一一行目：「レジオネラ菌は空調冷却装置の不衛生な管理によって発生するものであって、感染研の業務や取り扱っている病原体等とは関係しないものであるから……」

この認定は明らかな誤りである。第一に、レジオネラは冷却装置の不衛生な管理からだけ「発生」するわけではない。本菌は広く土壌中や淡水中に生息・分布しているが、時に砂や土埃とともに建築物のなかに入り込み増殖することがある。とくに冷房装置や浴槽などは好適な生息条件を提供するものである。第二に、感染研にはレジオネラの検査や研究を行なう任務を有する室が存在する（その名称は日和見感染細菌室である：〝国立感染症研究所概要〟平成九年版参照）。そして必要に応じ、同菌の培養・増殖作業が行なわれる筈である。それゆえ、同菌は感染研の業務や取り扱い菌とは無関係どころか、大いに関係があると言わなければならない。そうであれば、感染研では、普通の建物のように外部環境から入り込むレジオネラによるだけでなく、建物内部で扱われるレジオネラによっても空調装置の汚染が進行すると見なければならない。

(15) 四〇二頁四〜五行目：「両人の署名部分を倉田が行っている点に格別の不正義は認められないし……」

実に唖然とさせられる判示である。国家機関が裁判所に提出した文書で署名の偽造が容認されたようなことは、古今東西決してなかったであろう。ところが、原判決はいとも簡単に、感染研の倉田部長（当時）が偽造した署名で裁判所宛てに提出した文書を正当な文書として受理したうえ、その信用性まで認定したのである。司法の正義を自ら投げ捨てたものと厳しく批判されるべきである。

(16) 四一〇頁一一行目：「感染研の担う高度に公益的かつ公共的な役割を考えてみれば、」

感染研が判決の認定するような役割を担っているのであれば、自ら〝公害〟をばらまくことがないような地域において活動すべきである。公益的公共的機関であることは、人間の生命・健康を守る使命より優先する理由にはならない。

以上、原判決の誤謬と曲解について批判したが、全体を通して言えることは、判決は感染研の意見そのままの主張にもとづいており、逆に控訴人の意見は全く無視、否定していることである。控訴人は具体的に危険性の指摘と立証をしたが、原判決は、それに対して耳を貸そうともしていないのである。

5　WHO指針について

(1) 原判決は、WHO指針の性格を次のように判断した。「それ（WHO指針）は、国により病原性微生物の重要性等に差があり、設置できる設備、可能な訓練等が異なることを前提とした上で使われる指針であると解されるのであるから、右指針を我が国の実体法規範と同一に扱うことはできない」（三七七頁）

しかし、これは、WHO指針の規範としての性格を十分に把捉しないものである。原判決は、WHO指針が国による条件の違いを前提としたうえでどのように使われるべきであるかに関する考慮が欠落している。これではまるでWHOという国際機関そのものと、それが各国に提供する指針など必要がないかのようである。

したがって、以下において、WHO指針それ自体の持つ規範としての性格と各国の指針・規則との関係をWHOの見解に沿って明らかにする。

(2) まず、WHO指針の性格についてのWHO自身の見解を以下に示す。

"Chapters in the first part set out fundamental rules

governing safe laboratory design, equipment, and operation at each level of biosafety and in animal facilities." ("WHO publications : laboratories, Laboratory Biosafety Manual, Second edition," source : http ://www.who.int/dsa/cat98labAab8.htm)

（和訳　第一部の各章は、バイオセーフティの各レベルと動物実験施設における安全な実験室及び実験施設の設計・設備・操業を規制する基本的な規則を提示している。）

この引用文は被告＝感染研が自己の主張の論拠とする"Laboratory Biosafety Manual"（second edition、一九九三、乙六五号証、日本語の題名『病原体等実験施設の安全対策必携』）についての、WHOのホームヘージでの紹介文の一部である。ここで言う「第一部の各章」は、この引用文で述べられているように、P１からP４まであるバイオセーフティの各レベルの実験室及び実験施設ならびに動物実験施設に関する規則を扱うWHO指針の核心部分である。この引用文で重要な点は、この規則が「基本的な規則」であると規定されていることにある。すでに述べたように、この規則はWHO指針の核心部分である。とすれば、WHO指針そのものが基本的な規則であるといっても過言ではない。

そこで次に、日本語で「基本的な」と訳した"fundamenta."という英語の語義について検討すると、"fundamental."という語は「根本的な」とか「基本的な」と訳され、物事の根幹をなす不可欠な部分を形容する言葉である。したがって、WHO指針と各国の指針・規則との関係で言えば、「基本的な規則」とは各国の指針・規則に特有な特殊かつ末梢的な規則ではなく、むしろ各国の規則に共通に含まれていなければならない原則であるというべきである。

したがって、WHO指針は、原判決がいうように、「国により病原性微生物の重要性等に差があり、設置できる設備、可能な訓練等が異なることを前提とした上で使われる」もので、それは、各国の規則に当然含まれるべき共通原則として取り入れられるべきものである。このような意味ではWHO指針は各国の指針や規則が最低限の基準として取り込まなければならないものである。

この点について、"Laboratory Biosafty Manual"は次のように述べている。

"In many laboratories and national laboratory programmes, such a code may be given the status of 'rules' for laboratory operation." ("Laboratory Biosafety Manual" second edition, 1993, p.7)

（多くの実験施設や国の実験施設管理計画において、このような作業原則【P1・P2実験室における作業に関するWHOの指針—代理人註】は、実験施設の操業を規制する「規則」の地位を与えられている。）

この引用文によれば、WHO指針は各国の指針等に規則として取り込まれている。その意味では、WHO指針は「基本的な規則」であるとともに、「最低限の基準」でもある。実際、"Fondamental"の語には「基礎的な」ないしは「土台となる」という意味があり、こういう点では〝basic〟の語義をあわせ持つのである。

以上、WHO指針は各国の特殊性を超えた共通で最低限の原則・基準であり、全世界の実験施設と各国の実験施設の管理当局が尊重して遵守すべきものである。

(3) 次に、原判決は、病原体等の漏出の危険性の有無の判断をめぐって、WHO指針を次のように評価した。

「同指針（WHO指針）は…右指針を満たさないことから直ちに病原体等の漏出などの危険性があると認められるといった性質のものと解することもできない。」（三七七〜三七八頁）

しかし、この解釈は、WHOの二つの指針に見られる記述の内容を無視したものであり、とうてい容認できない。

第一に、"Laboratory Biosafety Manual"（second edition, 一九九三、日本語の題名『病原体等実験施設の安全対策必携』）のなかに、「封じ込め実験室」の代表格であるP3実験室の設置の条件に関する記述が存在するので、この部分の原文と和訳を以下に示す。

11. The building ventilation system must be so constructed that air from the Containment laboratory — Biosafety Level 3is not recirculated to other areas within the building. Air may be reconditioned and recirculated within that laboratory. Exhaust air from the laboratory (other than from biological safety cabinets) must be discharged directly to the outside of the building so that it is dispersed away from occupied building and air intake. It is recommended that this air is discharged through high-efficiency particulate air (HEPA) filters (see page 82). ("Laboratory Biosafety Manual" second edition, 1993, pp. 20-21)

（一一・建物の換気システムは、バイオセーフティレベル三の封じ込め実験室から出た空気が、建物内の他の区域に再還流しないような構造としなければならない。当レベルの実験室内では空気が再調整・再還流されるのは差し支えない。（生物学的安全キャビネットからの排気以外の）実験室からの排気は、人のいる建物とその空気取入れ口から離れて拡散されるように直接建物の外部に排出されるのでなければならない。この空気は高性能粒子含有空気用（ＨＥＰＡ）フィルターを通して排出されることが勧められる。）

以下、この記述がなぜ病原体の漏出の危険性と関係があるかについて明らかにする。

ＷＨＯは、単に実験室からの排気を直接、建物の外部に排出することを求めているのではなく、この排気を人のいる建物とその空気取入れ口から離れて拡散するように建物の外部に排出することを義務づけている。したがって、「実験室からの排気は直接建物の外部に排出して差し支えないが、その場合、この排気が拡散して空気取入れ口を通じて人のいる建物内に入ってはならない」と言い換えることができる。つまり、この眼目は、実験室からの排気が周囲にある建物の中に入って、人がその排気を吸入することがないようにするということである。

では、なぜ実験室からの排気を人が吸ってはならないのか。それは、排気の中に人の健康に有害な物質、すなわち、有害化学物質、放射性物質、発癌物質及び感染症を引き起こす細菌・ウイルス等の感染性微生物が含まれているからにほかならない。ということは、人の健康にとって有害な物質が排気口を通じて排気に含まれて実験室から満出する危険性を、ＷＨＯが認めていることを意味するものである。

したがって、ＷＨＯの指針においては、原判決が判示するように、「指針を満たさないことから直ちに病原体等の漏出などの危険性があると認められるといった性質のものと解することはできない」のではなく、むしろ、ＷＨＯは実験室からの病原体等の漏出などの危険性があると認めているからこそ、実験室からの排気を人が吸わないようにするため、上記の「（生物学的安全キャビネットからの排気以外の）実験室からの排気は、人のいる建物とその空気取入れ口から離れて拡散されるように直接建物の外部に排出されるのでなければならない」と定めたのである。

以上から明らかなように、「同指針（ＷＨＯ指針）は…右指針を満たさないことから直ちに病原体等の漏出などの危険性があると認められるといった性質のものと解することもできない」という原判決のＷＨＯ指針の解釈は、大きな誤りである。

(4) 原判決は、ＷＨＯによる"Safety in health-care laboratories"（一九九七年）、邦訳名『保健関係実験施設の安全性』は、「主に病院等に適用されるもので、研究施設等に適用されるものではない」（三七八頁）と判示した。しかし、これはＷＨＯのこの刊行物のタイトルと記述内容の完全な事実誤認である。

第一に、原語のタイトルのなかの"health-care laboratories"の語句の訳し方及びその語義である。原判決は、"health-carelaboratories"を主として病院等を意味するものと理解している。しかし、病院等の施設は一般に「医療施設」に概括されるが、英語で「医療」を意味する語は、"medication," "medical care【treatment, attention, Service】"である。原語のタイトルにある"health-care"は"medical-care"とは意味の異なる語であり、前者は直訳では「健康管理」を意味するが、この書物のタイトルのように直後の語を修飾する形容詞として用いられる場合には単に"health"の語で置き換えることが可能である。そして、このように形容詞的用法で用いられる"health"（"of health"も含む）は、普通は「保健」または「衛生」と訳される。例えば、米国の"National Institute of Health"は通例「保健研究所」または「衛生研究所」と訳される。ちなみに、被告＝感染研の旧称の「予防衛生研究所」の英語名も"National Institute of Health"である。

したがって、米国の"National Institute of Health（NIH）"も同書の言う"health-care laboratories"の一つであり、米国ＮＩＨに相当する日本の研究機関である感染研も同様である。ただ付言すれば、"laboratory"と、"institute"には違いがある。前者が「建物」自体を示す語であるのに対し、後者は「建物」を含む「組織」を示す語である。したがって、特定の「研究・実験」施設の名称を示す語としては"institute"が使用されるが、その施設が"laboratory"であることも間違いなく正しい。また、特定の「研究・実験」施設を示すのではなく、その種の施設一般または全体を示す場合には、"laboratory"が通常用いられるが、その際には当然この語は複数形"laboratories"に変えられる。

このような英語の慣用語法があるので、ＷＨＯも本書の紹介文の中ではしばしば、"health-care laboratories"に代わって、"health laboratories"という語句を使用している。この紹介文を以下に示す。"health-care laboratories"の代わりに"health laboratories"の語句を使用している箇所は太字体で示してある。

Safety in Health-Care Laboratories

1997, ix＋148 pages [E]
WHO/LAB/97.1
Sw.fr. 35.-/US $31.50; in developing countries: Sw.fr. 24.50
Order no. 1930105

A logical, step-by-step guide to the broad range of measures needed to maximize safety in health care laboratories. Addressed to laboratory staff as well as directors and supervisors, the manual adopts a pragmatic, didactic, and preventive approach, alerting readers to virtually all risks and hazards - whether related to staff attitudes and training or specific items of equipment - that may be encountered in routl'ne practice. Emphasis is placed on measures that can prevent injury and illness in all medical , technical, and ancillary laboratory personnel. The protection of other people with right of entry is also covered.

Throughout the manual, numerous diagrams, checklists, charts, tables and illustrations of equipment and premises are used to help readers r ecognize risks and find ways to minimize them. Information ranges from advice on how to prevent bacterial contamination of water systems, through examples of design features that make standard equipment less hazardous, to guidelines for the safe recycling of reusable items and the recovery of salvage from waste.

The manual has twelve concise chapters. The first two describe the principles and components of a laboratory safety programme and outline the training required to establish and maintain safe work p ractices. Chapter three, on laboratory premises, covers the many factors that need to be considered when siting and designing laboratory facilities for maximum safety. Information is provided on hazard zoning and on standard safety requirements for electri city supplies, lighting, water supply and drainage, fuel gas, piped compressed gases, equipment and furniture, and storage facilities.

Against this background, chapters offer detailed advice on risks and their prevention specific to fire hazards, the electrical supply, hazards posed by equipment, microbiological hazards, and chemical hazards. Advice on radiation safety in the radionuclide laboratory is also provided. The chapter on equipment, which is especially detailed, gives numerous examples of equipment-related accidents and the remedial steps needed to protect personnel. The remaining chapters cover the safe transport and receipt of clinical material, describe procedures for the disposal of waste and recycling of materials, and provide instructions for first aid in the laboratory.

Since some of the chemicals, equipment, and procedures used in health laboratories are intrinsically hazardous, the book includes a step-by-step guide to procedures for risk assessment. Also included in annexes are advice on how to prepare standard operating procedures and an outline of the specific hazards and corresponding precautions for some46 chemicals commonly used in **health laboratories.**（ＷＨＯのホームページの World health Organization Publications 1991-1998 Laboratories の項の http://www.who.int/dsa/cat98/lab8.htm#Safety in Health-Care Laboratories を参照）

以上から明らかなように、タイトルの言葉の検討により、ＷＨＯ発行のこの書物が、「主に病院等に適用されるもので、研究施設等に適用されるものではない」とする原判決の判断は成り立たない。

最後に付け加えれば、同書は例えば、「衛生研究施設の安全性」または「保健関係実験施設の安全性」と訳されるべきである。また、同書の内容が仮に原判決のとおりであれば、タイトルは日本語では「医療関係施設の安全性」、英語では〝Safety in medical-care facilities〟とならなければならない。

第二に、原判決は、この書物の記述内容ついても誤認している。このためには、同書が〝health-care laboratories〟に包含される施設を分類して示した記述を提示するだけで十分である。以下がその部分である。

The laboratory building

The health-care laboratory may occupy part of a hospital building, sharing it with units for in-patient and out-patient treatment. Alternatively, it may be a stand-alone building on a hospital or similar site or be a separate building complex housing research and teaching activities as in a university, medical school, or a public health laboratory....

（"Safety in medical-care facilities" WHO, 1997, p.15）

（実験室及び実験施設の建物

保健関係実験施設は、入院患者と外来患者の治療のための部屋とともに病院の建物の一部を占めている場合がある。他方、同施設は、病院やその類の施設の敷地に別個に立つ建物であるか、または総合大学、医科大学及び衛生研究所内にあるような、研究教育活動が行われる独立した建物群である場合もある。…）

この記述によれば、〝health-care laboratory〟には病院内の実験室も含まれるが、それだけでなく、病院と同じ敷地にある独立した実験施設と総合大学、医科大学及び衛生研究所内にある研究・教育施設もそれに含まれるのである。したがって、原判決の「これ（『保健関係実験施設の安全性』）は、主に病院等に適用されるもので、研究施設等に適用されるものではない」という認定は、研究施設をＷＨＯ『保健関係実験施設の安全性』の適用対象から排除している点において、明らかな誤りを犯しているといわなければならない。

(5) 感染研の庁舎は、同書の分類で言えば、「衛生研究所内にあるような、研究活動が行われる独立した建物群」に該当し、当然"health-care laboratory"であるので、WHO『保健関係実験施設の安全性』で明示されたこの類の実験施設に適切な立地条件に照らし合わせて、現在の立地の是非に関して裁判所の判断を仰がなければならない。しかし、原判決は、この判断を避けている。

(6) 原判決は、「指針」を一般的・抽象的な規範にとどまるとして、たとえ感染研がWHO指針に違反していても、そのような個別的案件における具体的な危険性の存在の有無を確定することはできないと判示する。判決文はこのような判断を以下のような文言で表している。

「それ（WHO指針）はかかる指針というものの性質上極めて一般的、抽象的な規範性を有するにとどまるものであって、個別具体的な事案において右指針の違背をもって直ちに具体的な危険性や違法性を確定するに足りるものではないというべきである。」（三七八頁）

まず、この「個別具体的な事案において右指針の違背をもって」からすると、原判決は、被告がWHOの指針に違反していることを認めていると判断できる。しかし、この違反をもって「直ちに具体的な危険性や違法性を確定する」ことはできないとしたが、その根拠は、指針はその性質上一般的、抽象的な規範性しか有しないということである。

しかし、このような根拠自体、果たして正しいのかが問われなければならない。原判決がその判断の根拠とする指針の性質に関する判示は、WHO指針そのものの記述内容やWHO当局による指針の解説に全く相反している。以下において、指針そのものの記述及びWHO当局による指針の解説の提示を通じてWHOの指針に関する見解を明らかにする。

①The manual is not to be intended to be a complete treatise on safety in the laboratory ; it offers a pragmatic approach to the problem encountered in routine practice. ("Safety in health-care laboratories",(1997), in Introduction, p.vii)

（本必携は実験室及び実験施設の安全性に関する完全な学術論文であることを意図したものではない。むしろ、それは日常的な実験作業において直面する問題への実用的な取り組み方法を提供するものである。）

② A detailed practical guide to essential precautions and

techniques that should be followed in all laboratories handing infective microorganisms.

（"WHO publications：laboratories, Laboratory Biosafety Manual, Second edition," source：htt://www.who.int/dsa/cat98/lab8.htm）。

（感染性微生物を取り扱うすべての実験室及び実験施設で遵守されるべき本質的に重要な予防策と技術への詳細な実際的手引き）

ＷＨＯは、①の引用文のなかで"Safety in health-care laboratories"が「日常的な実験作業において直面する問題への実用的な取り組み方法を提供するものである」と述べている。この言葉のもつ意味を検討してみよう。まず、「日常的な実験作業において直面する問題」は果たして抽象的かそれとも具体的か。この点については自明である。なぜなら、この問題は、実験者が日常的な実験作業で直面するものである以上、具体的にどのような問題であるか明らかになっているものであるからである。次に、同書が提供するとされている「問題への実用的な取り組み方法」は抽象的かそれとも具体的か。これも自明である。というのは、取り組み方法が実用的であるなら、それは具体的な問題の解決に実際に役に立つ解決方法となるからである。

したがって、同書で提供されている指針は、原判決が判示するような「極めて一般的、抽象的な規範性を有するにとどまるもの」ではなく、逆に、具体的な問題解決に具体的な解答を示す極めて具体的な規範性を有するものである。原判決の、ＷＨＯ指針違反をもって「直ちに具体的な危険性や違法性を確定することができない」との判示は、同指針の解釈を誤り、その規範力に目をつぶるものである。

次に、ＷＨＯは②の引用文のなかで"Laboratory Biosafety Manual, Second edition"を「感染性微生物を取り扱うすべての実験室及び実験施設で遵守されるべき本質的に重要な予防策と技術への詳細な実際的手引き」であるとしているが、次にこの部分のもつ意味を検討してみると、同指針が、「本質的に重要な予防策と技術への詳細な実際的手引き」であると述べられていることに注目すべきである。というのは、この「手引き」が「実際的」であるなら、それは果たして抽象的かそれとも具体的か。この答は自明である。なぜなら、実際的な手引きであるなら、個々の問題への具体的な取り組み方法を実験者に提示してくれるのであるから、そのような手引きは抽象的ではなくまさに具体的である。さらに、「すべての実験室及び実験施設で遵守されるべき」と、本指針はすべての実験室及び実験施設で遵守されるべきものであるから、当然個々の事案に適用されるものであり、被告＝感染研にも適用できるのである。

(7) 以上、検討したとおり、ＷＨＯ指針に違反することは、当該施設の具体的危険性を物語るものである。それにもかかわらず、その違反をもって直ちに具体的な危険性があるものではないとした原判決は、ＷＨＯ指針の解釈を誤ったものであり、破棄されるべきである。

(8) なお、以下の重要な事実を付言する。

「感染症の予防及び感染症の患者に対する医療に関する法律案」（感染症新法）の審議において政府は、病原体の取扱いを定めた法律が日本にないことから制定の必要性を検討するとしたが、その際、ＷＨＯ規程との整合をとることが政府としての基本姿勢であると答弁した。

政府答弁書（内閣衆質一四七第一四号）では、「国立感染症研究所病原体等安全管理規程（昭和五六［一九八一］年一一月五日国立予防衛生研究所部長会議決定）は、世界保健機関が企表した実験室バイオセーフティ指針に準拠して同研究所が定めたもの」としており（この経緯については被控訴人の主張と異なる）、今後の法令の整備については、「世界保健機関においては、現在、実験室バイオセーフティ指針の改訂を検討中であると聞いており、その動向及び各実験研究施設の規程等を踏まえつつ、病原体の取扱いに関する法律を定める必要性等について検討してまいりたい」と述べている。

また、感染症新法の成立にあたって立法府である国会からも、ＷＨＯ規定との整合性が求められている。すなわち、感染症新法等に対する衆議院、参議院付帯決議は、「一四.世界保健機関その他国際機関等により新たな基準等が定められた場合は、必要に応じ、それとの整合を図るため速やかに適切な対応を行うこと。」（九八年九月）を要求している。

しかし、政府は、これまではそれに反し、ＷＨＯ規程や報告について明確な根拠もなく無視あるいは軽視する姿勢をとってきた。こうした姿勢についてハンセン病国賠訴訟判決では、国内法に固執しＷＨＯ報告内容を無視したことを厳しく批判したのである。同判決では、患者の隔離の必要性が無かったことの根拠の一つに、五二年ＷＨＯ第一回らい専門委員会報告内容を挙げているのである。

こうした政府や国会の動き、ハンセン病訴訟判決の内容からすれば、ＷＨＯの基準は国際基準として遵守されるべきであることは明らかである。

6 ＨＥＰＡフィルター

被控訴人は、最も捕捉しにくい大きさの粒子でも九九・九九％以上捕捉する性能を有するとは主張してはいない。被控訴人は、捕集効率が最小となる粒径は〇・一―〇・二ミクロンとし、安全キャビネット等に使用しているHEPAフィルターは〇・三ミクロンDOPを九九・九九％以上捕集するとしている。また、原審においては、設置時、及びその後の検査により性能の保持を図っていることは何一つ証明されていない。大地震動時のHEPAフィルターの耐震性能等（落下防止、破損防止など）についての基準もない。

原判決後、情報公開法が施行されたが、これによる公開請求で、平成一〇［一九九八］年度から一二年度の「国立感染症研究所・バイオセーフティ施設　フィルタ交換作業報告書」が開示された。これには、P3施設の排気系HEPAフィルターの現場におけるDOP試験の結果が示されているが、下流側で一ミクロン以上のサイズのDOPが一分間の測定で排気二八・三リットル内にほとんどのケースで数十個カウントされている。このことは、被控訴人の「ウイルスのように小さな病原体も、他の水滴や塵埃に付着して二―八ミクロン径のエーロゾル粒子として感染するので、HEPAフィルターの使用により、事実上すべての感染性エーロゾル粒子を除去することができる」（被告最終準備書面P．一六五）という主張が、事実でないことを明らかにしたものである。

7　建築基準法違反―四八条に追加して八条違反も問われる

原判決は、控訴人らの「バイオハザードの危険性、同地域で許容される規模をはるかに超えた複合用途施設である」→「居住環境を害する恐れのある用途が主である」→ウ「設計上の工夫によっても『恐れ』は解消していない」→「昭和五二［一九七七］年建設省七七八号通達に反する」→「建築基準法四八条違反（→特定行政庁（東京都）は国に要請し、国は直ちに必要な措置をとる義務（基準法一八条の九）がある）という具体的根拠に基づいた主張をまったく無視している。設計上の工夫により「恐れ」が解消していない以上、直ちに病原体漏出等の危険は存在するのである。

また、原判決は、「建築基準法違反がない」との論証はしていない。建築基準法違反があれば、国は当該施設の移転、用途の変更を含む対応を行わねばならない。

さらに、現況の用途は建築基準法第八条第一項「維持保全義務」に違反している。一旦、適合通知を受け工事に着手し竣工しても、建築物の所有者、管理者または占有者は、竣工後七七八号通達に従い用途として周辺に公害を及ぼす恐れが主ではない使い方をし、常時適法な状態に保全する義務がある。この努力義務を怠った結果、建築物が法に定める基準に不適合（策九条第一項、第一〇条第一項）になった場合には、法第一八条の九により、特定行政庁は直ちに必要な措置を採ることを要請し、要請された国は必要な措置をとらねばならないのである。建設省耐震基準に基づく耐震診断を実施していないこと、明らかに建設省耐震基準に反する部分について改修工事を行わないこと、設計図書等での安全性不十分ヶ所については明らかにこの「維持保全義務」違反に該当する。

8　官公庁施設の建設等に関する法律違反

(1)　原判決は、控訴人らの「九六年耐震基準を満足していない」→「耐震診断や必要な改修を行わない」→「九六年耐震基準違反」→「本法律の保全義務違反」→「用途の変更や移転を含む対応（九六年耐震基準規定）」という具体的根拠に基づいた主張を無視している。九六年耐震基準に違反しているということは、大地震動により直ちに病原体等が漏出する具体的な危険性があると言えるのである。

(2)　バイオハザード等の防止という観点だけでなく、当該施設が災害対策基本法第二条により厚生省管轄機関として保健衛生及び防疫活動に関与するべき施設であり、周辺地域との協定により救護施設や避難所としての機能を持つべき施設であることからも、大地震動後も相当長期間にわたり継続利用できる施設であることが要請されている。控訴人らは、設計図書などからそういう社会的使命を果たすことが困難な施設の実態があることも主張したが、原判決はこの点について何ら言及していない。

(3)　戸山庁舎が耐震診断を実施していないことは、情報公開法に基づく情報公開で明らかになった。筑波霊長類センターでは、構造について建設省耐震基準に基づき行われたことからすれば、戸山庁舎について行わない理由はない。なお、筑波で行った理由は当該施設が新耐震以前の設計だったとしているが、あくまでも比較対象は九六年耐震基準であることからそのことは戸山で行わない理由にはならない。

原判決は、耐震基準を充たしていないからといって直ちに病原体等が漏出するとは限らないとしているが、耐震基準を充たしていない建物が大地震の際にどうなるかは予測がつかないのであるから漏出はない、と結論づけることの方が非科学的である。建築物の安全性は、まず法の基準あるいは技術基準を満足しているかで判断されるべきである。

(4)　建築物の事実上の安全性を確定するには、建築物の事実上の耐力の確定、将来加わる荷重や外力の値を断定すること、の二点が必要である。しかし、この二つを特定することは不可能であり、それゆえ科学的ではない。したがって、建築の専門家が科学者として答えられるのは、まず当該施設が法や技術基準が要求する基準を満足しているかどうかということである。経験的に発生する可能性が低くても、発生しないと断言できない以上、「発生するおそれがある」ということであり、この「おそれ」こそが「危険」であり、この危険のないことが「安全性」である。

大地震動時においては、被控訴人がほとんど有り得ないという、外部拡散の第三のルート（施設から排出された病原微生物を含むエーロゾルが直接外部に拡散）による可能性が高まる。

九六年耐震基準は、大地震動後の施設の気密性維持に大きなウェートを置いているが、これは外部汚染の第三のルートによる拡散防止を主な目的としている。

9　原判決は、環境影響評価実施義務違反、パブリック・アクセプタンス違反について、何の判断もしていない。ＷＨＯの指針では、「実験室からの排気は、人のいる建物との空気取り入れ口から離れて拡散されるように直接建物の外部に排出されなければならない。」としているとおり、空気の流れ、地形、周辺の地域の状況など実験室の立地に大きな影響がある。環境影響手続きを経ていないという不備は、被害発生の蓋然性を補強するものである。アメリカのバイオ訴訟では環境影響評価を実施していないことが実験差し止めの根拠にされている。また、事前調査をしていないことは、施設の公共性の主張を減殺するものともなる。パブリック・アクセプタンスの違反は、地域住民から周辺地域の環境情報を十分得ていないことを意味し、環境影響評価手続き違反と同様の問題がある。

また、原判決は、感染研の品川庁舎跡地の汚染問題について一顧だにしていないが、感染研が地域環境保全の責任を実際には果たしていないという事実は、感染研の安全対策の不備を反証するものであり、被害発生の蓋然性を補強する。これらの被害発生の蓋然性を立証する事実に対する判断を欠如していることも原判決の欠陥である。

10　阪神淡路大震災の教訓なし

被控訴人は、「特に、地震国日本においては、施設の耐震性が最大の目安となる。すなわち、大地震の再来が懸念される東京においては、少なくとも、過去の関東大震災に匹敵する地震に対しても耐えうる耐震性が要求される。また、施設内部の諸設備についても、耐震保持の設計がなされなければならない。」（準備書面六）というが、この点については控訴人も同感である。

しかし、関東大震災と大きな違いのない阪神大震災の教訓を被控訴人が活かしていないことを具体的に指摘したことに対し、原判決は何ら言及していない。

11　建築設計図書からみた安全性の欠如

原判決は、控訴人らがWHO基準、九六年耐震基準、日本建築学会ガイドラインなどに基づいて安全性を欠いていると具体的に指摘したことについて、明確な根拠を示すことなく、「それにより病原体等が漏出する具体的危険性があるとは直ちに認めることはできない」という一言で片づけ、指摘内容を一つ一つ検討し判断することを回避している。安全の基準として公的に定められた規定を、遵守していなくとも具体的な危険性がないと断言する姿勢は極めて不当である。

施設の安全性の確保は、ハード面、ソフト面に関し一見直接関係ないように見える項目を含め、膨大な安全策を一つ一つ確実に遵守し積み重ねることによってはじめて成り立つものであることは、もんじゅ事故、東海村JCO事故など過去の教訓からも明らかである。以下、原判決の問題点を列挙する。

(1) HEPAフィルターについて

原判決は、「ホルマリン消毒後の排気を含めてHEPAフィルターで病原体等を除去」するとしているが、被控訴人の書証（設計図書）によれば、ホルマリン系にはHEPAフィルターは設置されておらず、P2施設からの排気や排煙系にもHEPAフィルターは設置されてはいないのであるから、これを見落とした原判決は事実誤認している。

一方、HEPAフィルターが取り付けてあるところでも、HEPAフィルターの破損や装着ミス、欠陥フィルターの設置などの「想定外」のことが起こりうるし、厚生省監修の「レジオネラ症防止指針」でも離隔距離とともに風向きを考慮することがうたわれている。WHO基準の遵守という点からも、離隔距離や風向きなど排気の拡散状況を検討した上で施設の立地・配置を決定すべきである。

原判決の言う通り「極めて高い安全対策が講じられている」というのなら、「想定外」の事態も含め事前の排気拡散状況を評価した上ではじめて判断できることであり、判決は具体的裏付けもないまま漠然と、「危険性があるとは認められない」と主観的に述べているだけである。

(2) 平面計画・立面計画

原判決は、控訴人らが建築学会のガイドラインに基づき、設計図書を確認した上で、清浄、汚染、物品、動物、人間の動線の交差防止という基本則が守られていないことを具体的に指摘したことに対し、「根拠の伴わない漠然とした抽象的なもの」と、それこそ根拠もなく漠然と抽象的に片づけている。また、廃棄物等の滅菌処理を専門業者に委託していることを評価しているが、そのことと交差防止の基本則を守る必要がないことが、どう結びつくのか理由不明である。

また、地下二階のP3実験区域、RI実験区域が室毎に防火区画されていないという指摘に対して、原判決は、「病原体が漏出する具体的危険性があるということはできない」と断定しているが、どういう事態を想定した上で断言しているのか理解できない。防火区画は火災時対応であり、当然、P3区域、RI区域内で火災が発生することを想定して設けられるものである。区域内で火災が発生すれば、各室毎に区画がないので煙、火が区域全体に広がる可能性は容易に想像でき、定められた手順がとられ、耐火収納庫に病原体等が一〇〇％確実に収納されるのでなければ、病原体の漏出の可能性も容易に考えられるのである。原判決の論理は常識では理解できない。

(3) 空調・換気設備・排煙設備

P3施設内の稼動時の安全キャビネットの気流バランスや室内の空気の流れについては、被控訴人に対し、調査を命じることが前提として必要である。空気の流れ方によっては、実験室内に病原菌等が漏出した場合、実験室に出入りする人間や物品とともに、実験室外まで漏出する可能性がある。しかるに、原判決は、かかる調査がないにもかかわらず、その可能性がないと根拠もなく断定している。

(4) 衛生設備

原判決は、戸山庁舎の設備について、すべて耐震設計が施されていると認定したが、控訴人は、耐震設計のレベルを問題にしており、設計図書からは水槽について明らかに九六年耐震基準と比較して耐震性が不足している。また、原判決は、仮に水槽や配管が破損しても、それだけでは病原体が漏出する具体的な危険性があるとは認められないとしているが、控訴人が主張しているように、水槽や配管の破損が続いて給水停止、地下二階の水損事故を引き起こす可能性をどうして否定できるのであろうか。給水停止すれば、消火作業や、非常用発電機による発電もできず、また地下二階の水損事故により、機械類の停止、電気盤の停止、感電事故、RIやP3区域への水の侵入の危険性なども考えられる。大地震動時において、火災や停電はつきものであるが、P3施設、RI施設等で必要な措置を施すために必要な電源の確保や消火水の確保も困難となり、そのことが病原体が漏出する具体的な危険性に繋がることは容易に考えうる。

なお、最終準備書面では触れなかったが、地下二階にあるRI排水処理設備の流入槽（二・四トン×二）、貯留槽（三〇トン×三）なども耐震性能が不足している（「RI廃水処理設備系統図」四／二五）。図面に明記されている設計用水平震度が〇・六であり、九六年耐震基準の一・五の半分以下である。設計用大地震動がくれば破損し、地階がRIにより汚染される危険性が高い。

(5) 排水処理設備

P3施設の排水系統で外気に接する部分にはHEPAフィルターが設けられているが、P2施設の排水系統についてフィルターが設けられていないことについて、原判決は、「外気に直接接する部分があるからといって、病原体が漏出するとする具体的危険性があると判断する証拠はない」としているが、それでは、P3の排水系統にフィルターが設置されていることをどう考えるのか。

原判決は、バックアップ能力不足でも病原体は漏出しないというが、控訴人は、施設が社会的使命を果たすために業務の継続が求められるにも関わらず、研究排水槽のバックアップ能力が不十分なため、公共下水道が不通の場合、業務継続が困難になることを指摘したのである。原判決は、勝手に問題をすりかえている。

(6) 電気設備

被控訴人が自家発電設備の運転可能時間は七二時間だと言うので、控訴人は、九六年耐震基準を適用すれば一週間程度になること、設計図書からは断水の場合一時間も持たない可能性があること、以上を指摘した。しかし、原判決は、九六年耐震基準を満たしていないとも言えないと意味不明の「言い訳」をしている。

さらに、物理的封じ込めがされているから、連続運転可能時間が不足しても、病原体等漏出の危険性はあるとは直ちに認めることはできないと言うが、物理的「封じ込め」が機能するには機械換気設備を稼動するための電源供給が不可欠であり、停電すれば直ちに「封じ込め」は解除されるものである。原判決は、「物理的封じ込め」の機能を理解していないものである。

(7) P3施設

停電時、安全キャビネットの封じ込めは瞬時に解消し、その後実験を中断しても実験終了時の所定の操作手順を踏むこともできないので、安全キャビネットから室内に病原体等が漏洩し、実験室や実験者を汚染する可能性があるという控訴人の主張に対し、原判決は、単に実験の中断と、キャビネットの封じ込め機能とは何ら関係がない陰圧保障ファンの運転により問題なしとしたが、これも誤りである。

火災時、給排気ファンが停止すると、安全キャビネット、実験室の封じ込めが解除され、病原体等が安全キャビネットから実験室内、実験室から室外へ(人、物品、空気の移動、排煙とともに)漏洩する可能性を控訴人は主張したが、原判決は、給排気ダクトにHEPAフィルターが設置してあるから問題なしという場違いな理由をあてはめている。地震時、機器故障時についても同様である。

(8)　九六年耐震基準との照合

控訴人は、設計図書などに基づき、基準に合致しない部分を具体的に指摘しているにもかかわらず、原判決はそうした事実に反し「具体的な証拠がない」という言葉で片づけている。構造耐力については、控訴人が保有水平耐力が一般施設の一・五倍以上、層間変形角一／二〇〇以下であることの確認を求めているのに、原判決は何も明らかにしていない。

建築非構造部材A類の耐震性、建築設備甲類の耐震性は具体的な基準であり、八七年耐震基準と比較して強化されたのは明らかであるにも関わらず、原判決では何の根拠もなく「抽象的な基準で、八七年耐震標準と比較して直ちに強化されているということもできない」とし、事実を捻じ曲げている。甲四七一号証を一読もしていないことが伺われる。官庁施設の位置は、地震災害時においても、人命・財産の安全が充分確保されるように選定することという規定について、原判決は何ら言及していない。

控訴人は、受水槽が耐震基準を満たさないことを具体的な数値で示したのに対し、原判決では、「受水槽も予想しうる限りの規模の地震に対して耐震性が不足するにたる証拠はなく、破損しても水損事故を起こす具体的危険性を示す証拠も提出されていない」というが、これはまったく事実に反する。原告最終準備書面「第二　阪御大震災の教訓なし」で具体的かつ詳細に記述している。

発電機室の給排気方法を機械式ではなく自然方式で行うという規定は、自然方式の方が機械の故障や停電時の心配もないという信頼性によるものであるが、原判決は、基準の意図をまったく理解せず、機械式の方が発電機室を陰圧に保ち病原体の漏出防止に役立つという勝手な解釈を行っているものである。この裁判は、九六年耐震基準内容の妥当性を問うものではないのである。

第三　その余の主張

追って提出する。

平成一五年（ネオ）第八〇六号
上告人　仙葉喜美子ほか一一〇名
被上告人　国

二〇〇三年一二月一五日
上告申立代理人
弁護士　島田修一
同　　野澤裕昭
同　　中田直人

上告理由書

はじめに

バイオ施設は原子炉と同様に危険な施設であるから、平常運転時、事故時における潜在的危険の顕在化を防止する義務が施設側にあることは論を待たない。したがって、バイオ施設の安全審査に重大な過誤があれば、重大な脅威と実際の被害を受ける者は周辺住民である。バイオ施設がこのような特性を持つ以上、その安全審査、つまり被害防止対策が十全に講じられているかどうかは最新の科学技術水準に照らして判定しなければならず、非科学的な安全審査は当然に拒否されるべきである。しかし、原判決は、感染研を潜在的危険施設と認めながら（二五頁）、その具体的危険性を全面否定した。非科学的判断にもとづく全面否定であり、このような裁量行為が司法に与えることは許されるべきではない。現に病原体が外部に漏出している事実がもつ危険性を歪曲したり、過小評価しているばかりか、バイオテクノロジーの有用性のみ評価して「負」の科学的意見を根拠もなく否定し、生物学者の貴重な意見（甲三一二、五四六その他）まで一切無視している。以下、その非科学性について指摘する。

第一　具体的かつ正確な検討の懈怠

1　立地条件

(1)　控訴人らは本訴提起以来、一貫して「立地こそ最大の安全対策」を主張してきた。これに対し国も、バイオ施設の立地条件につき、「ＷＨＯ指針等の〝Safety in health-care laboratories〟（一九九七）〟を感染研のような研究所に適用することは可能である。しかしながら、感染研の実験施設がＷＨＯ指針等に違反するか否かは、具体的かつ正確に検討される必要がある」（原判決一四頁）と、立地条件を無視できないことを認めざるを得なかった。

上記「SAFETY〜」は、感染研のような危険施設を公衆が集まる場所、道路等から離して設置することを求めているから、この点だけでも感染研の立地条件がWHO指針に違反していることは明白であるが、国自ら、「具体的かつ正確に検討される必要がある」と言う以上、原判決は、立地問題について具体的かつ正確に検討しなければならないはずである。しかし、原判決は本件において最も重要な争点につき、その判断を怠った重大な過誤をおかしている。

(2) 感染研は大量の病原体等を取扱う日本最大のバイオ施設である。このようなバイオ施設は施設自体が潜在的危険を保有しているため、世界各国では広大な立地条件の中で初めてその稼動が許されている。アメリカの国立衛生研究所や国立疾病予防センターは広大な敷地に立地し、イギリスのCAMR総合実験施設も農村地帯に立地し、いずれも近隣には個人住宅はほとんど存在しない環境下にある（甲三四三、一九〜二〇頁）。日本においても、環境庁長官は参議院環境特別委員会において、バイオ施設の立地条件に対する行政の立ち遅れを認め（甲二八二）、現に稼動しているほかのバイオ施設は住宅地から相当離れた環境下にその施設を設置しているのもそれが危険施設だからである（例えば甲三二三）。

しかし、感染研の場合、その立地はすこぶる劣悪である。国際査察を実施したコリンズ、ケネディ両博士がその報告書において、敷地の狭さ、人口密集地にあることから、地域汚染の危険性を警告し、「感染研の立地と業務によって危険にさらされる住民がいない土地に再移転することを、感染研は真剣に考慮すべきである」（甲三四二、一四頁）と要求したように、世界の水準から大きく立ち遅れていることが驚きをもって指摘されたのである。

そうである以上、原判決は感染研が選択した立地が世界水準から大きくかけ離れている実態の危険性に目を向けるべきところ、後に述べるように国際査察の結果に何の耳を傾ける姿勢をとらなかったばかりか、立地条件に関する「具体的かつ正確」な検討も懈怠したのである。

(3) 情報開示の結果、感染研においては針刺し事故等の実験室内事故が多発している実態が明らかとなった。この点について、原判決は、「いずれも比較的軽微で初歩的なミスであり、回復が容易で、その影響も施設外に波及したものではなく小さかったということができる」「直ちに近隣の病院や施設の療養所において抗生物質等の投与がされ、その後健康観察が行われており、二次感染は発生していない」（一一三頁）というが、そもそも感染研は二次感染の調査を行っていないのであるから、そのような断定はできないはずである。

また、研究者が事故を起こした場合、潜伏期間が経過して発症の危険が解消されるまで施設内に当該研究者を隔離して治療・観察を行い、危険の解消を確認して初めて施設外に出ることを許可すべきであるが、感染研はそのような措置を施さないまま当該研究者の帰宅をこれまで認めてきている。二次感染の危険が発生しているにもかかわらず、感染研はその防止策を何ら取っていない。

したがって、実験室事故が発生している実態からみても、感染研の立地条件は重要である。感染研は新宿区戸山の人口密集地にあるから、研究者が実験室事故を起こした場合、施設外に一歩踏み出した時点の二次感染の危険は、近隣に住民がほとんどいない立地と比べて十分にあり得ることなのである。

原判決は、「これらは原因を究明し、再発防止を徹底すること」と述べるが、実験室内事故において、どのように原因を究明し、再発防止を徹底したのか、感染研はその具体的な証拠も提出していない。このような事故は感染研が年一回行うバイオセーフティ講習会での格好の研修課題となる事例だが、再発防止を徹底したのであれば、その証拠が提出されてしかるべきである。しかしながら、証拠は一切示されなかったのである。

控訴人らは人為的ミスが引き起こす二次感染、三次感染の危険性が高いことを指摘したが、原判決は、実験室内事故がもたらす危険性についても「具体的かつ正確」な検討を怠っている。

2 国際査察

一九九七年、感染研に対し国際査察が実施された。一審において原告らは感染研施設を現場検証して安全対策の実態の調査を求めたところ、地裁は自ら行う検証に代わる措置として、外国人科学者による査察を行うこととなり、国もそれに同意した。住民側と国は各二名の外国人科学者を立て合同査察を行った。しかし、原判決はその査察結果につき、「コリンズ・ケネディ報告書には、数多くのＷＨＯ指針等違反が指摘されているとの点については、同報告書を検討すれば明らかなとおり、同報告者らがＷＨＯ指針等違反とするものは、同人らの推測及び危険発生の可能性を述べたものに過ぎ」ないとして（一〇八頁）、感染研は地域汚染の危険性を与えているとした査察結果を直視しようとはしなかった。

しかし、コリンズ、ケネディ両博士は、具体的な証拠に基づいて判断するという姿勢を査察のなかで一貫させたのであり、その結果、「疑惑が残る」を多々指摘したのである。この指摘は推測ではなく、感染研が具体的な証拠を示すことが出来なかった結果にほかならない。国自身、「具体的かつ正確に検討される必要がある」との態度を示す以上、その検討材料である証拠を十分に示すべきであるが、コリンズ、ケネディ両博士の追求に回答できなかった結果、両博士が「疑惑が残る」としたことこそ科学的な調査結果というべきである。感染研がその疑惑を解消できなかった事実は、その安全対策が十分に講じられておらず、したがって周辺地域に具体的危険を発生させている事実を示すものである。

原判決が危険性の指摘に耳を傾けなかったことは、オビアット、リッチモンド報告書に対するコリンズ、ケネディ両博士の意見書を無視したことにも現われている。コリンズ、ケネディ両博士は、オビアット、リッチモンド報告書が査察時に提示されなかった証拠に基づき多分に感染研側からの伝聞による断定が多いことを指摘し、査察者としての態度を厳しく批判している。「安全である」という結論を導き出したオビアット、リッチモンド報告書こそ「同人らの推測」と言うべきであるが、原判決はオビアット、リッチモンド報告書の信用性について検討した結果に全く触れていない。双方の報告書を詳細に比較検討したとは言えない原判決は、国際査察の結果内容に関しても「具体的かつ正確」な検討を怠っている。

3　病原体等安全管理規程

原判決は、「病原体等安全管理規程及びそれに基づいて制定した各種実験指針等に従って運用する体制が執られている」（九五頁）と判示し、感染研の安全対策を高く評価した。

病原体等安全管理規定は安全対策の骨格を示したもので、同規定だけでは不十分だから実験指針等が定められている。しかしながら、国は実験指針等を原審に提出したが、それがどのように運用されているか明らかにできなかった。一例として、控訴人らは研究者各人が実験指針等を日常的に所持して実験しているか疑問を呈したところ、国は答えることができなかったのである。実験指針は研究者各人に徹底されるべきもので、管理者だけが持てばいいものではない。原判決が、「実験指針等に従って運用する体制が執られている」と述べるならば、その運用実態を「具体的かつ正確」に認定しなければならないが、その認定作業は何もなされていない。実験操作指針の内容を強調したところで、「運用する体制が執られている」との認定に繋がるものではない。

4　エーロゾル

(1)　原判決は、「控訴人らの主張は、その前提として感染研において取り扱う病原体等の全培養量が一年間で使用され、病原体等のすべてがエーロゾル感染の可能性を有し、かつ、すべての実験でエーロゾルが必ず発生するものと措定しているものである」（七一、七二頁）と判示したが、控訴人ら主張は「措定」ではなく、事実に基づくものである。

感染研は、生きている病原体等の実験操作のすべてを安全キャビネット内で実行しているが、その理由は、病原体等のすべてがエーロゾル感染の可能性を有していること、すべての実験でエーロゾルが必ず発生すること、以上の事実から実験時の感染を防止するため安全キャビネットが使用されているのでる。「安全キャビネットは発生したエーロゾルによる感染から実験者を防御するための安全対策設備であって、実験操作中の誤飲による感染（経口感染）を防ぐことを目的とするものではない」（甲五五八、七頁）ことは明白である。

生きた病原体等を用いた実験操作が安全キャビネット内で行われる理由は、感染研のバイオハザード対策に指導的役割をした北村敬（当時外来性ウイルス室長）が報告しているように（甲九）、「我国に於ける実験室感染の原因調査では、注射器による刺傷や、菌液の誤飲など、原因の明らかな事故接種は感染件数の二〇％以下に過ぎず、大部分は、直接の原因は不明で、感染機序として、実験操作、あるいは病原体の取扱いそのものより病原体を含むエーロゾルが発生し、これが呼吸器、口、眼等を通して病原体を感染させるという機序が示唆された。エーロゾルの発生は、超音波処理、ブレンダーによる組織片の磨砕、ピペットによる混合などで起こる事は当然考えられるが、その他、病原体浮遊液を扱う実験操作でエーロゾル発生を伴わないものはないといえるくらい一般的な現象である」からである。このことは、バイオハザード防止の基本的事実である。したがって、感染研では、たとえば赤痢菌のような経口感染を主たる感染経路とみなされている病原菌であっても、生きた菌の状態での実験操作はすべて安全キャビネット内で行わなければならないのである。

(2)　原判決（七一頁）は、「感染研において年間七二〇ミリリットルもの病原体等を使用していることを認めるに足りる証拠はな」いと言うが、まず七二〇リットルであるにもかかわらず、七二〇ミリリットルと過小認定する過ちをおかしている。そして、七二〇リットルという膨大な使用病原体量の根拠は、国が提出した平成三（一九九一）年五月二八日付け準備書面⑽の添付資料に根拠があるから、控訴人らの主張に「証拠はない」とはとうてい言えないはずである。

また、「控訴人らが前提としている高濃度の病原体等が含まれる液を使用していることを認めるに足りる証拠もない」とも言うが、国自身が使用を報告している実績であるから、「使用していることを認めるに足りる証拠もない」とは明らかな誤りである。この箇所は、被控訴人準備書面⑷の「第二　エーロゾルの発生等について」の二項において、「全培養量とは保管量であって、実際に一年間に実験等で使用されるのはこの全培養量の一部にすぎず、感染研において、年間七二〇リットルもの病原体等の全培養量の全てが実験等で使用されている事実はない」と主張していることを受けたものであるが、甲五五八の二頁以降で詳述したように、感染研において一年間で培養される病原体のいくつかについて、その実績を集計したものが七二〇リットルであることは否定できない事実である。培養の後で、様々な処理を施してから以降の実験に用いる、あるいは保存用に処理する等々の実験経過があるが、このような各種の実験が可能になるためには、前提として七二〇リットルの病原体等が培養されなければ成り立たないのである。

控訴人らは、培養そのものと、それ以降の各種実験へ移行するにあたっての前処置（高速遠心分離機あるいは超高速遠心分離機等による濃縮過程等）の過程で発生するエーロゾルを問題にしたのである。培養直後の病原体等の濃度（一定容積中にふくまれる病原体の個数）は高濃度（極めて多数の菌が存在すること。一個一個の菌は肉眼では見えないが、培養後に一定容積中に極めて多数の菌個体が存在するようになると、白濁するようになって一見して極多数の菌が増殖して存在するようになったことが肉眼的にもわかる）であることは当然のことである（培養とは高濃度の病原体等を得るためになされるのが普通である）。このことは、病原体の培養があれば、ごく当り前のことであって、ことさら証拠を求められるような事柄ではない。

(3)　原判決は、「感染研が扱う病原体等のうちエーロゾル感染の可能性があるのは、化膿レンサ球菌のみであり」と断定している。しかし、感染研のような沢山の種類の病原体等を取り扱う研究施設で、「エーロゾル感染の可能性があるのは、化膿レンサ球菌のみ」ということを立証した科学文献は見当たらない。そのような文献があれば是非提示されたいものである。しかし、国はその文献その他の証拠を一切提出していない。

控訴人らは、甲五五八の五～七頁において、この感染経路に関する詳細を具体的な例をあげて国の主張の誤りを指摘した。さらに加えて一つの実例をあげれば、国と原判決の判断とは逆に、経口感染を主感染経路とする感染症として広く知られ、かつ世界的にも流行の絶えない腸管出血性大腸菌〇－一五七でさえエーロゾル感染の疑いが重視されている症例の科学文献報告がごく最近出版されている(JAMA,Varma et al. Vol.290, No.20, 2709-2712, 2003)。

さらに原判決は、「これは事前に塩酸処理されるから、実験時には生菌は存在しない」と国の苦し紛れの説明をそのまま踏襲している。しかし、塩酸処理するのは培養した後の生菌に対してである。したがって、まずもって化膿レンサ球菌を培養（生菌でなければ培養できない）して生菌を集めなければならない。控訴人らは、この時（培養・集菌時）に不可避的に発生するエーロゾルを問題にしたのであるから、原判決の判示が失当であることは明らかである（甲五五八の八、九頁において、この件に関する国の無理解と誤解について詳述している）。

(4)「容ねじ（スクリューキャップ）付きのサンプリングチューブ」に関する国の過った主張（被控訴人準備書面四の第二、四）と、それを受けた原判決（七二頁）に対しては、その根拠となった国提出の科学論文をその出典となった原著論文の科学文献に遡って分析した結果をすでに意見書（甲五五八の一〇、一一、一三頁）として提出した。国はこの意見書に反論できなかったが、意見書によると、国内最大規模の病原体等取扱研究施設である感染研を臨床病院の検査室規模におきかえる過った不当なものであること、両施設では病原体取扱いの量と質が異なること、以上は明白である。

原審は、感染研において病原体等に関連する研究者として永年の実績を有する元職員（本庄重男、新井秀雄）らによって作成されたこの意見書をまったく読まなかったか、あるいは検討する価値なしと無視したかのどちらかである。公平を欠く非科学的（可能なあらゆる角度から検討して客観性を求めることをしていない）な態度であると言わざるを得ない。施設から外部に強制排出されるエーロゾル、病原体を含む危険なエーロゾルに関しても、原判決の認定は「正確」さを著しく欠いたものである。

なお、このエーロゾルは施設外に連日放出されており、そのことを裏づける証拠も控訴人らは提出したが、原判決はそれも非科学的な理由で排出の事実を否定した。このことは後記「第二」において詳述する。

5　バイオテクノロジーの危険性

(1)　原判決は六六頁でバイオテクノロジーについての見解を判示している。その見解は一審判決と基本的に同じである。そして、原告らが一審に提出した「バイオテクノロジーがもたらす負の影響」と題する本庄論文（甲四五九）を再び名指して見解を述べている。しかし、控訴人らが原審に甲四五九を補強する意味で提出した本庄博士の別の論文（『バイオ技術は欠陥技術』甲五一〇）や杉田史朗博士の意見書（甲五四七）について、原判決は全く顧みるところが無く一言も触れていない。上記の論文と意見書を真摯に検討した形跡がまったくないのである。

「これらは、いずれも組み換えDNA食品等のバイオテクノロジーにより生み出されるものの危険性を訴えているものである」との判示は、バイテクノロジーの危険性に対する理解がまったく不十分であることを端的に現わしている。そもそも、本庄論文や杉田意見書は、遺伝子組換えを典型とするいわゆるバイオテクノロジー全般にわたってその過程やその産物（遺伝子組換え食品を含む）に潜在し顕在する本質的な危険性を指摘し警告しているのであって、組換え食品にのみ視点を置いて論じているのでは断じてない。だからこそ、現行の不備なバイオテクノロジー規制では安心できないと主張しているのである。

本庄・杉田意見は、現今のバイオテクノロジー暴走に反対するものであり、バイオテクノロジーを国策として推進する意見とは明らかに異なる。しかも双方の意見には学問的論争としては未だに決着していない問題が含まれている。それゆえ控訴人らは、原審が相反する両者の意見を十分に検討し公正な判断をするよう期待したのである。ところが、原判決はこの問題においても国に一方的な肩入れをし、「バイオテクノロジーの高度の有用性は世界的に承認されているところである」との偏った判断を下したのである。「高度の有用性」とは具体的に何を指しているか、についても全く触れていない。バイオテクノロジーの「有用性」の蔭に潜む危険性を少しでも考えれば、このような一面的見解を持つことはできない筈である。きわめて非科学的な判断といわなければならない。

(2) 「ボルナ病ウイルス」の危険度分類に関する原判決（一〇七頁）の誤りも明らかである。「レベル二は、ヒトあるいは動物に病原性を有するが、実験室職員、地域社会、家畜、環境等に対し、重大な災害とならないもの、実験室内で暴露されると重篤な感染症を起こす可能性はあるが、有効な治療法、予防法があり、伝播の可能性は低いとされている」に続いて、原判決は「ボルナ病ウイルスがこれ（つまりレベル二：引用注）に該当しないことを認めるに足りる証拠はない」と断定しているが、これは明らかな事実誤認である。

控訴人らが再三主張してきたように、ボルナ病ウイルスは、ドイツ以外の国々（たとえばイギリスやベルギー）ではリスクグループ三とされており、有効な予防法や治療法は未だ存在しないのである。この点で原判決の「レベル二に該当しないことを認めるに足りる証拠はない」の誤りは明白である。また、もし国の主張のようにボルナ病ウイルスが人獣共通病原体であるとの明白な証拠はまだないとしても、予防原則から言ってレベル三にランク付けして安全確保を一層厳しくすることが必要との控訴人らの意見は何故認められないのであろうか。ここでも、原判決は感染研の安易な考え方だけを一方的に支持しているのである。

なお、「腎症候性出血熱ウイルス」の感染様式に関する感染研の考え方を批判する控訴人らの意見に関連して、「病原体危険度分類を欧米と同一の分類基準に従って扱うのでなければ、分類基準として不当であると結論付けるのは科学的論議ではない」とした原判決が、「科学的」をどういう意味合いで使ったのかも不明である。そもそも感染研の病原体危険度分類は、三〇年前に米国ＮＩＨの基準を真似て作成されたものである。原判決は感染研の基準を科学的と見ているようであるが、控訴人らは、アメリカの基準を重視するだけでなくその他の国々の基準も参考にして一層妥当な基準にすべきであって、このことに耳を傾けぬ感染研の態度は不当だと主張しているのである。

ボルナ病ウイルスの実験計画が提出されて、それまで感染研の危険度分類リストに載っていなかったため、急遽その危険度分類を不十分な検討のままレベル二と決定（一九九九年）した感染研の態度は余りにも安易である。この点を原判決は完全に見逃している。

(3) 原判決の「無菌」という用語の使い方も誤っている。一一一頁において、「上記のとおり、戸山庁舎に持ち込まれる実験動物は無菌のものであり云々」と判示しているが、正しくは「持ち込まれる実験動物は特定の病原体が感染していないことの明らかな状態のもの」である。実験動物学分野の用語として一言で書くならば、〝ＳＰＦ動物〟つまり"specific-pathogen-free animals"という語でなければならない。「無菌」とは、ウイルス・細菌・かび・原虫・寄生虫等々一切の微生物が存在しないことを意味する微生物学用語であり、特定の研究目的で実験的に「無菌動物」を作出する技術は開発されているが、およそ自然界には「無菌動物」など存在しないのである。

以上のように細部でも原判決が平気で誤りを書いていることを、控訴人らは科学裁判の名において黙過するわけには行かない。原判決は、このような細部の誤りの集積の上に組み立てられているのである。

6　戸山庁舎の耐震性

(1) 控訴人らが戸山庁舎の耐震性について主張したのは以下の点である。

① 施設からの病原体等の漏出防止については、耐震安全性を確保することを第一に考えること。すなわち、大地震動後においても、病原体が外部に漏出しない気密性の確保などの必要な機能を維持できること。

② 地震学の最新の知見によれば、首都圏をマグニチュード（Ｍ）七級の大地震がいつ襲ってもおかしくなく、二一世紀はじめにＭ七級の小田原地震が発生し、それによりＭ八級の東海巨大地震の引き金がひかれ、それらをきっかけとして首都圏直下でＭ七級大地震が何回かおこるという可能性があること（甲二二五、二二六号）。

③ 一方、地震工学は、新潟地震、十勝沖地震、宮城県沖地震など震災のたび毎に改定されてきたようにいまだ発展途上にあり、現在制定されている耐震基準も一九二三年の関東大震災の教訓すら実際に即して反映されたものではなく、今後首都圏を襲う大地震に対するバイオ施設の安全性の保障にはならないこと（甲二二六）。

④ そのように、耐震基準そのものは「未熟」ではあるが、せめて一九九五年の阪神淡路大震災の教訓を反映して自ら

一九九六年に制定した「官庁施設の総合耐震計画基準」(「九六基準」) 内容を厳格に遵守する義務が国にはあること。

⑤ 「九六基準」に基づき戸山庁舎の設計図書を検討した結果、基準を満足しない多数の項目があること。

⑥ 特に、戸山庁舎の構造計算上、実際に各部材に期待できる耐力を大きく超える荷重が加わることになっており、大地震動時、多くの部材 (梁、柱) が完全に破壊し修復不可能となる可能性が高く、大地震に対して耐震安全性は確保されていないこと (甲五六〇)。

⑦ 一度、大地震動を受けた鉄筋コンクリート構造物は、耐震性能が相当低減するため、二度、三度の大地震動に対しては耐力が不足することを考慮しなければならないこと (甲五六二)。

⑧ 国が実施した耐震解析は、静的解析であり、実際の地震時の建築物の動的性状を的確に把握することはできない。そこで、表層地盤を考慮した動的構造解析を用いて戸山庁舎の動的性状や被害程度を把握する必要があること (甲五六〇)。

⑨ 構造的に十分な耐震性を確保できても、施設自体が大きく揺れることにより、固定されていないもの、例えば机上に置いた容器 (薬品や病原体などが入った) が転倒して中のものが散乱する可能性は解消できないことから、建築物に伝わる地震動を低減し、揺れを小さくするために免震あるいは制震改修を実施すること (甲五六〇)。

(2) 以上に対する原判決の特徴は以下のとおりである。

① 控訴人らの主張を上記⑤のみに矮小化し、他の項目については検討した形跡が見られない。

② 戸山庁舎の設計基準となった「官庁施設の総合耐震計画標準」(「八七標準」) と「九六基準」を比較し、国の主張を鵜呑みにして「全体として耐震性能、耐震安全性のレベルは概ね同等」と評価している。

③ 国が「九六基準」に違反していることを否定できない事柄についてはその事実認定を回避し、「九六基準に満たさないところがあるとしても、控訴人らが主張するような感染の具体的な危険性があるものということはできない」(八九頁) とし、一審判決と同じすり替えをしている。つまり、「九六基準」違反という事実と、「具体的な危険性がないと断言できない」事実を隠蔽しているのである。

したがって、控訴人らは以下のように反論し、上告審での適正な審理を求める。

(3)

① 「地震国日本においては、施設の耐震安全性が最大の目安となる。すなわち、大地震の再来が懸念される東京においては、少なくとも、過去の関東大震災に匹敵する地震に対しても耐えうる耐震性が要求される。また、施設内部の諸設備についても、耐震保持の設計がなされなければならない」(被控訴人準備書面(6)九六頁、九七頁) と、国も認め

るように、耐震性について厳密に検討すること、耐震性の目安となる地震の規模は、少なくとも過去の関東大震災に匹敵する地震を想定すること、施設構造のみならず内部設備についても厳密な耐震設計がなされなければならないこと、が求められる。

これらを含めた最新の地震学の知見を踏まえて、控訴人は(1)の①〜⑨の耐震安全性の検討が不可欠であると主張したが、原判決は①〜④、⑥〜⑨については検討されておらず、これでは戸山庁舎が耐震面において危険性が立証できていないとは何ら結論付けることはできない。

② 「九六基準」違反の事実そのものを問うべきであること

(ア) 「九六基準」に反することは安全管理の実態が厳しく問われる問題である。「九六基準」は「官庁施設の位置・規模・構造の基準」（建設省告示第二三七九号）に基づいて策定された技術基準の中でも特に重要と位置づけられるもので、「官公庁施設の建設等に関する法律」の第九条の三で、「各省庁の長は、その所管に属する建築物及びその付帯設備を、政令で定める技術的基準に従い、適正に保全しなければならない」という保全義務が適用されるものである。それ故「九六基準」に反する場合は、保全義務違反として安全管理の実態が厳しく問われるものである。ずさんな安全管理こそ「具体的な感染の危険性」に結びつくものである。

(イ) 建築物の安全性は、まず法の基準や技術基準を満足しているかどうかで判断される。

控訴人が控訴理由書（二六頁）や準備書面五（六頁）などで再三指摘してきたことであるが、建築物の事実上の安全性を確定するには、建築物の事実上の耐力の確定、将来加わる荷重や外力の値を断定すること、の二点が必要である。しかし、この二点を特定することは実際には不可能である。その場合、建築の専門家が科学者として答えられるのは、当該施設が法や技術基準を満足しているかどうかで安全性を判断することである。少しでも満足していない点があれば、経験的に発生する可能性が低くても、発生しないと断言できない以上、「発生するおそれがある」ということであり、この「おそれ」こそが「危険」であり、この危険のないことが「安全性」である。「九六基準」を満足していない戸山庁舎は、技術基準上、大地震動時に病原体等が漏出し周辺環境を害さないとは断言できない施設であり、「害するおそれがある施設」と解すべきである。

③ 「九六基準」違反について

(ア) 耐震診断を実施しないことについて

原判決は、「九六基準」が同基準を満たしていない可能性のある施設について優先的に耐震診断を実施するとしているのは、「『八一新耐震基準』の制定以前に建設された施設及び『八一新耐震基準』の制定以後で、かつ『八七標準』の制定以前に設計、建設された施設をいう。したがって、戸山庁舎は、これらの優先的に耐震診断を実施すべき施設に該当せず、耐震診断を行う必要がないのである……」（一七頁）としているが、「九六基準」にはそのような規定はない。国内で最大の病原体等を扱い国内最大の人口密集地に存在するという施設機能と地域的条件を考慮すれば、最も優先して耐震診断を実施すべき施設といえる。

(イ) 水槽や設備機器類の設計用標準震度不足について

原判決は、「地階に設置した上水受水槽の設計用標準震度は〇・六、また、五階に設置した高置水槽の上記標準震度は一・五とされており、「九六基準」において定められた各一・五、及び二・〇を満たしていないが（甲五一八）、……「九六基準」を満たしていないとしても、地震時にこれらの機器類が破損する可能性があるとは認められない」（四三頁）としているが、阪神淡路大震災における給水設備機器の二大被害は、高架水槽（一九・五％）と受水槽（一六・八％）で破損亀裂が多く発生した（甲四七三）。そこで、「九六基準」で耐震性について大幅に強化されたのである。したがって、不足する場合は、大地震により破損する可能性が極めて大きいと言える。

「受水槽及び高置水槽が『九六基準』の設計用標準震度を満たしていないとしても、主要機器類については、転倒防止のための措置が執られている。……同基準の目標を満たしていないとしても、それが原因となって病原体等が漏出等する可能性があるとの結論に結びつけるのは、合理的根拠のある見解とは認めがたく……」（九一、九二頁）と判示するが、転倒防止措置の有無ではなく、大地震動に耐えうる転倒防止措置かどうかという耐震強度＝耐震基準値が妥当かどうかが問われるのである。さらに、他の機器類や配管類の転倒や脱落、破損も同時に発生すると考えられる故に、給水、排水機能の停止、水損事故に至ることは否定できない。控訴理由書で指摘した通り、「給水停止すれば、消火作業や、非常用発電機による発電もできず、また地下二階の水損事故により機械類の停止、電気盤の停止、感電事故、ＲＩやＰ３区域への水の浸入の危険性なども考えられる。大地震動時において、火災や停電がつきものであるが、Ｐ３施設、ＲＩ施設等で必要な措置を施すために必要な電源の確保や消火水の確保も困難となり、そのことが病原体が漏出する具体的な危険性に繋がる」（二九頁）可能性が高いのである。すなわち、「停電、火災、地震等の災害が発生した場合に備えて、緊急対策が講じられていること……、それらが遵守される限り病原体等が漏出等するおそれはないと考えられる」（原判決九五頁）とする「緊急対策」を講じることが困難となるのである。また、「地下二階にあるＲＩ排水処理設備の流入槽、貯留槽なども耐震性能が不足している。……大地震動がくれば破損し、地階がＲＩにより汚染される危険性が高い」（控訴理由書二九頁）のである。

7　一次バリアーとしての安全キャビネットについて

安全キャビネットはＰ３施設及びＰ２施設の一次バリアーとして実験者の感染防止や実験室内への病原体等の漏出防止として重要な機能を持つだけでなく、キャビネットからの排気による施設外への病原体などの漏出防止にも万全の対策が施されなければならない。日常運転時のみならず、地震、火災などの非常時においてもそうした機能が求められる。

(1)　控訴人らは、戸山庁舎で使用している安全キャビネットについて、以下の主張をした。

①　ＨＥＰＡフィルターの集塵効率がＰ３施設の現場においてＤＯＰ粒子などの試験エーロゾルを負荷して九九・九九％以上であることが確認されておらず、この点で組換えＤＮＡ実験指針違反であるとともに、国自ら遵守しているとして提出した（社）日本空気清浄協会「クラスⅡ生物学用安全キャビネット規格」（乙六九）にも反すること。

②　工場出荷時および設置現場において、大地震動時に構造的に変形、破損が起こらないことが確認されておらず、実験中に大地震が発生すれば安全キャビネットの変形、破損により病原体等が室内に漏出する可能性が高いこと。

③　②に記した地震時のみならず、停電時、火災時においても一次バリアー機能は瞬時に消失するため、実験中であれば病原体等が室内に漏出し、さらに人や物品、空気の出入りにともない実験区域外、施設外へ漏出する可能性が高いこと。

(2)　しかし、原判決は、

①　Ｐ３施設の安全キャビネットについて、組換えＤＮＡ実験指針では、ＨＥＰＡフィルター性能試験などを設置直後、年一回以上行うとされ、「ＨＥＰＡフィルターの一次側に試験エーロゾルを負荷して試験した時に、想定した各微小区画の透過率が〇・〇一パーセントを超えないこと」と要求されているが、具体的な現場試験の方法については示されておらず、ＤＯＰ粒子を用いた検査をしていないとしても、それが上記指針に違反するとは言えない。国が平成一四年度にＤＯＰを使用して検査したところ、捕集効率が九九．九九パーセントであることが確認された（三三頁、六八頁）。

②　安全キャビネットは、安定度試験（転倒試験、ねじれ試験、作業台のひずみ試験、傾き試験）を経ており、それ自体ある程度の強度を有するものと考えられる（八四頁）。

停電時には実験されず、非常用発電装置によってファンが稼動するから、安全キャビネットの排気ファンの稼動確保に支障はない。火災発生時には、給排気装置及び排水装置の稼動が自動的に停止するとともに、職員は直ちに実験を中止し、病原体等を高濃度消毒薬槽に投入して殺菌し又は高圧滅菌器に密閉して実験室を閉鎖するなどの措置が講じられている。従って、火災時に排気、排水、排煙等によって病原体等の漏出等して感染する具体的危険性はない（八三、八四頁）。

以上の理由で問題はないと判示した。

(3) しかし、この判決論旨は、控訴人らが具体的に繰り返し主張してきたことを意図的に無視したもので容認できるものではない。

① 国が現場試験で試験エーロゾルを発生することなくHEPAフィルターが九九・九九％以上の集塵効率を持つことを確認してこなかったのは、国も認める歴然たる事実である（被控訴人準備書面二、一四頁）。組換えDNA実験指針には具体的な現場試験方法についての記述がなくとも、試験エーロゾルを負荷し九九・九九％以上の集塵効率を確認することが明記されている。また、具体的な現場試験方法は、国も遵守しているとして提出した乙六九に詳述されている。その場合、測定誤差を考慮して集塵効率九九・九九％以上であることを確認するためには大量（数百万～数千万／分）の試験エーロゾルが必要である（乙六九、二五～二七頁）が、国はエーロゾルを発生させることなく「性能試験」を実施してきたのである。国は単にフィルター面にピンホールがないことを確認していたにすぎない。

これは明らかに、組換えDNA実験指針違反であり、「平成一〇～一二年度P3実験施設安全キャビネット点検報告書」の中の集塵効率試験の「集塵効率九九・九九％以上」、所見の「合格」という記載は虚偽報告に該当するものである。長年にわたり、周辺住民は現場において集塵効率などの性能が確認されていないHEPAフィルターを通過した排気に曝露されていたことになる。

大阪大学健康体育部では二〇〇一年二月、指針違反の実験をしていたとして地元吹田市の勧告を受け入れ実験中止に至った（控訴理由書三頁）。戸山庁舎でも、指針違反として実験中止措置がとられてしかるべきである。

② 原判決は、国が控訴人らの指摘によりようやく平成一四年一一月、DOP粒子を使用して初めて検査を行った結果（乙一五一等）、捕集効率が九九・九九％であることを確認したとしているが、それは準備書面六（二〇～二四頁）で控訴人らが主張した以下の点を意図的に無視するものであり、安全キャビネットHEPAフィルターの性能は乙一五一等によっても何ら確認されてはいない。

(ア) 検査項目、検査内容、合格基準の根拠が不明であること。

(イ) 乙六九に規定する内容を満足していないこと。

(ウ) リークテストで一次側に試験エーロゾルを負荷したのか不明であるなど、「リークテスト」「スキャンテスト」の詳細が不明であること。

③　乙六九違反という指摘に対し、原判決は何ら触れていない。

④　安定度試験で想定される荷重と大地震時に安全キャビネットに作用すると想定される荷重は、比較にならない値である。安定度試験では水平方向にそれぞれ四五・五kg、一一三・四kgであるが、「九六基準」の設計用水平震度値によれば（キャビネットの荷重が三〇〇kg～五〇〇kgであるので四〇〇kgとすると）、水平方向に四〇〇kg、鉛直方向に二〇〇kgの荷重が同時に加わることになり、安定度試験値は地震時の荷重よりはるかに小さな値である。このように地震時の安定性は何ら考慮されておらず、実験中に大地震が発生すれば、安全キャビネットの変形、破損により病原体等が室内に漏出する具体的な危険性が存するのは自明である（甲四六八、一審原告最終準備書面）。

⑤　停電した瞬間においては、実験中であれば病原体等取り扱い中であるが、ファン停止により一次バリアーは瞬時に消失する。その後四〇秒以内に非常用発電機が稼動するが（施設トラブルで触れたように稼動しない場合もあり得る）、稼動してもキャビネット内に病原体等を封じ込めるに足りるファン風量ではないので、室内への漏出あるいは実験者の吸引などが十分あり得る。停電→一次バリアー消失→病原体等の漏出の危険性→実験の中止と職員による定められた措置（どこまで確実に実施されるか不明である）という手順となり、必ず漏出の具体的な危険性が生じる時間帯が存在するのである。実験を中止し必要な措置をとるから問題ないと言い切ることはできない。

⑥　火災時は、陰圧ファンも稼動しないので、安全キャビネットのみならず実験室の陰圧状態も確保できない。つまり、一次バリアー、二次バリアーも瞬時に消失することになる。

　火災時は一般的に有毒ガスを含む大量の煙が発生するが、P3施設には自動消火設備もなければ排煙設備もない。自らの命が危険にさらされる一秒を争う中で、病原体の密封行為とハロン消火器による消火活動を職員が行うことになる。その結果、手順に従った「措置」の確実な実施よりも、まず職員の脱出が優先されることになるのは自明である。原判決は、何ら措置の実効性について検証していない。火災時に排気、排水、排煙、人の脱出等に伴い、病原体が漏出する具体的な危険性が存在するのである（甲四六七、一審原告最終準備書面）。

　以上のように、戸山庁舎のP3施設の安全キャビネットは一次バリアーとしての機能を果たしておらず、組換えDNA実験指針違反の管理が行われている。また、地震、火災、停電時には病原体等が施設内外に漏出する具体的な危険性が存するのである。

8 排水処理設備

(1) Ｐ２排水を通して病原体が漏出している可能性は否定できない。原判決は、Ｐ２実験室からの排水は、「原水槽において薬液層から〇・五ないし一〇ＰＰｍ程度の濃度の次亜塩素酸ナトリウムが注入され、塩素消毒され、さらに調整層、沈殿槽を経て消毒槽に送られ、塩素、ここで酸中性次亜塩素酸カルシウムが加えられて塩素消毒した後公共下水道に排出される仕組みになっているから、滅菌処理が施されており、病原体等が実際に漏出等したり、漏出等する可能性は極めて少なく」と断定している（七九頁）。

(2) しかし、それは国の主張を何の根拠もなく鵜呑みにしたに過ぎず、以下の理由により、実際はＰ２排水を通じて病原体が漏出している可能性は否定できないのである。

① 「Ｐ２排水滅菌処理装置」について装置がある以上、図面がなければならないが、あるべき「完成図書」上では、実験排水処理設備には滅菌設備がなく、中和処理だけで公共下水道に放流されている。したがって、「Ｐ２排水滅菌処理装置」が実際に設置されていることを認定できる証拠は提出されていないから、設置を認定することはできないはずである。しかも、国は施設が完成した後、しばらくしてから設置したと言うが（被控訴人準備書面(5)一一一頁）、そうであれば処理設備について追加の「完成図書」を提示すべきである。また、それが事実とするならば、しばらくの間は病原体が漏出する可能性が非常に大きい状態でＰ２排水の放流が行われたこととなるから、施設設計段階での安全面での不十分さも指摘できることである。

② 排水処理設備は設置後、専門業者による保守管理を綿密に行わなければその性能を発揮することは困難であり、したがって病原体の漏出を免れることはできない。しかし、専門業者との排水処理設備保守請負契約書（乙一三〇の一）にはＰ２排水滅菌処理装置に関するものはなく、専門業者の排水処理施設管理報告書（乙一三〇の二）にも見当たらない。専門業者による保守管理が行われていないのは明らかである。

③ 確実に滅菌されていることを示すデータ（排水中の塩素濃度、排水の滞留時間、培養試験結果等）も、国は一切提出していない。

④ 国の主張から、国が確実に滅菌する設備と主張するＰ３排水滅菌処理設備と比較し、仕様面、保守管理面において「Ｐ２排水滅菌処理装置」は以下の点で劣ることが明らかである。

(ア) 専門業者による保守管理がおこなわれていない（乙一三〇の一、二）。

(イ) 分解点検や機械内部の点検整備が行われた形跡がない

(乙一二四の一、二)。

(ウ) 機械故障時及び保守、清掃等非常時に対応できる仕様になっていない(甲五一八、図面七八)

(エ) 通気およびオーバーフロー管等外気に直接接する開口の装置側にHEPAフィルターを設けるなど、菌及びその他の汚染物質が外部に漏れない構造になっていない(甲五一八、図面七八)

9 建築基準法違反

(1) 控訴人らは、戸山庁舎は建築基準法第四八条違反(用途地域違反)、第八条違反(維持保全義務違反)の建物であることを指摘したが、原判決は、第四八条違反について、「建築基準法に基づく建築確認を得るとともに、官庁施設の総合耐震計画基準に則って建設されたものであり、関係法令、規則等に違反する施設ではない」(九四頁)とし、建築確認を得たことを持って違反しないと断定した。

しかし、建築時当該地域は第二種住居専用地域である。建築基準法では建築できる施設に研究施設が見あたらないが、昭和五二年建設省住指発七七八号通達(甲四六九)により、「居住環境を害するおそれのある用途が主ではない」研究施設に限り建築が許されている。そして通達は、「居住環境を害するおそれのある用途が主ではない」かどうかは、名称等による形式的な判断ではなく、設立目的、建築物の設計、利用形態等により実質的に判断することとし、騒音等により近隣の居住環境を害するおそれのある用途が主である建築物は除かれるとしている。

したがって、建築確認を得たことをもって基準法に違反しないとみるのではなく、戸山庁舎の研究内容、利用形態、施設の規模等により実質的に判断して違反の有無を検討しなければならないが、原判決はその検討を怠っているのである。

また、原判決は、仮に違反する施設であったとしても、病原体が漏出する具体的な経緯や可能性について「何ら明らかにされていない以上、それだけでは控訴人に感染する具体的な危険性があるということはできないから」、控訴人らが違反を主張する理由はないとしている(九四頁)。しかし、控訴人らは具体的な危険性について明らかにしてきたのであるから、原判決は事実に反する。なお、控訴人らは感染の危険性以外にも戸山庁舎は居住環境を害するおそれのある用途(大規模な事務所施設)が主であることを主張しているが、原判決はこの点についても何の検討もしていない。

(2) 一方、第八条違反について、原判決は、戸山庁舎は「九六基準」により耐震診断を行う必要はない施設であり、「耐震診断を経ていないことをもって法令違反となるものではない」としている。しかし、上記のとおり、最優先で耐震診断を実施すべき施設であり、それを実施していないことは維持保全義務違反である。また、耐震面のみならず、用途として建設時と同様の使い方～動物実験施設・研究実験施設・大規模な事務所施設～をしており、それらは近隣の居住環境を害するおそれのある施設といえる。戸山庁舎は七七八号通達に合致する使い方をされておらず、八条に違反する施設である。

第二　HEPAフィルターを巡って

1　一審において、国は、研究室の排気は、HEPAフィルターという高性能フィルターを通して外部に放出する、その捕集効率は、九九・九七%以上であること、特に、粒径〇・一ないし〇・二μmの粒子の捕集効率が最小になるという実験的な特徴があると主張した。原告は、粒子径によって捕集効率が異なることは、漏出した粒子を測定しなければわからないから、病原体を含む粒子が漏出していることは明らかである、したがって捕集効率算出の根拠となった粒子数を明らかにせよと求めた。しかし、国は頑なに拒否を貫いた。ところが、一審判決は、「病原体等が実際に漏出し又は漏出する具体的危険性があるものと認めることは非現実的であり、著しく合理性を欠くものであって是認できない。他に原告ら主張の危険があることを裏付ける証拠はない」としたが、国は捕集効率を算出しているのであるから証拠が存在していることは明らかで、国が提出を拒否したため書証の中に存在しなかっただけのことである。

原審では、控訴人らは以下の主張を展開し、国の主張を完全に論破したが、原判決は控訴人らの主張を黙殺した。しかし、以下のとおり重大な誤認がある。

2　情報公開法で入手した資料から

情報公開法が施行され、国が秘匿した情報を入手することが可能になった結果、エーロゾルがHEPAフィルターから漏出することが明らかとなった。P3実験室(4)、位置一八では、漏出総数は、一立方メートルに換算すると、第一回の測定では、一四七二〇個、第二回は二一三五七個、第三回は二二三一〇個となっている。原判決のいう「原告らの主張を裏付ける証拠」はないどころか、秘匿されていたのである。この資料から、四つの階級に区分された粒子径ごとのHEPAフィルターの捕集効率も明らかになった。測定は三回行われ、その測定値は、第一図の三本の横線で示されている。

これから、　$y = Ax^{\alpha}(x-10)^{\beta}$

第1図　粒子径による捕集効率の変化

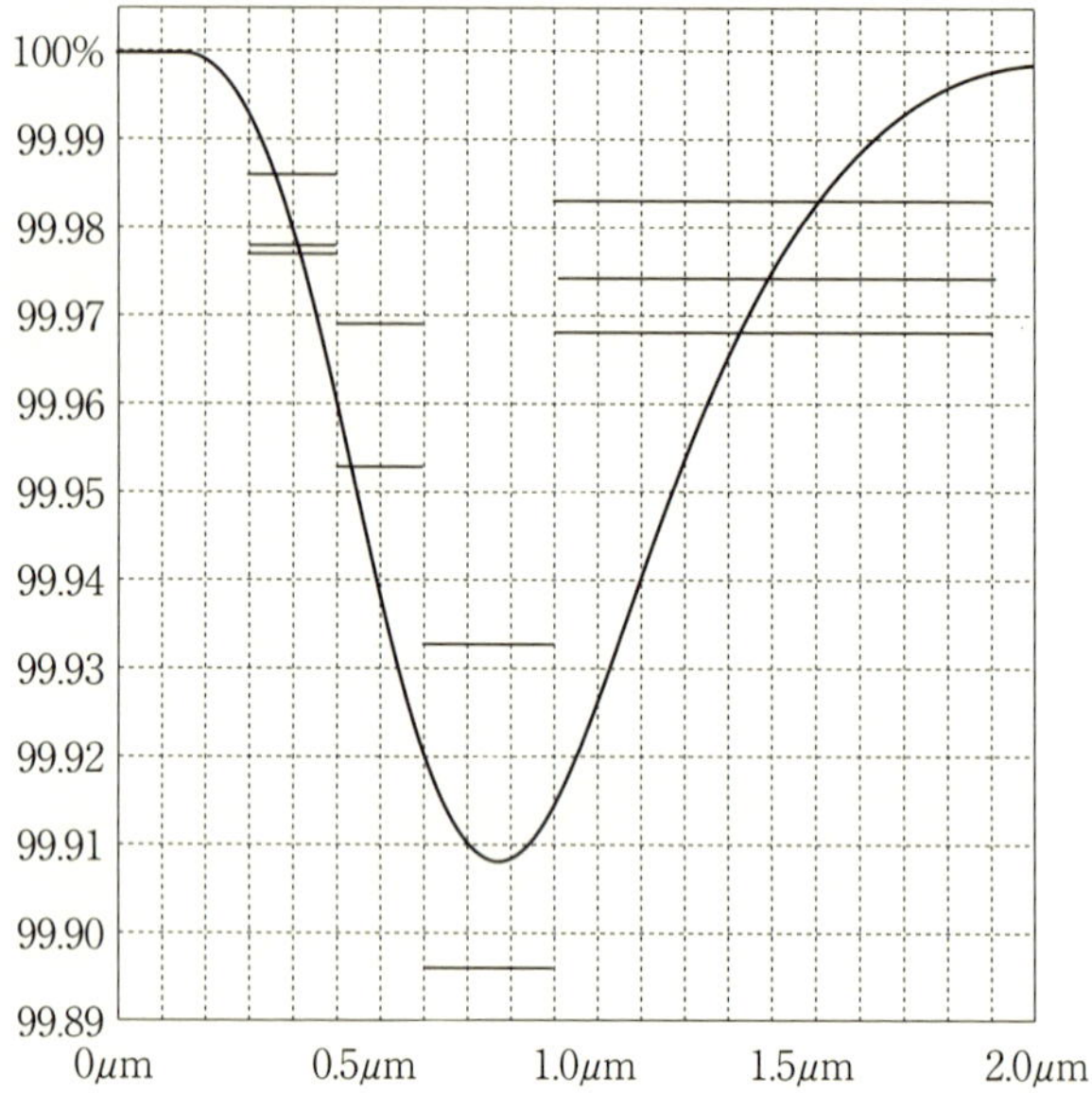

という実験式を考えてみた。全くの思い付きで何の根拠もない。位置と形を決める定数が、A、α、βと三個あるので三点を指定し、そこを通るように出来る。こうして描いたのが、第1図の曲線グラフである（甲五四二）

ここで、三点（x_1, y_1）、（x_2, y_2）、（x_3, y_3）を通るようにするには、

$$\log A+\alpha \log x_1 + \beta \log (x_1-10) = y_1$$
$$\log A+\alpha \log x_2 + \beta \log (x_2-10) = y_2$$
$$\log A+\alpha \log x_3 + \beta \log (x_3-10) = y_3$$

という三元一次連立方程式を立て、A、α、βを求める必要がある。

この連立方程式に、それぞれの階級の平均に当たる点の座標、

$x_1 = 0.4$　$y_1 = 0.9998$　$x_2 = 0.85$　$y_2 = 0.99908$　$x_3 = 1.5$

$y_3 = 0.99975$

を代入すると、$A=3.4262/10^{66}$、$\alpha = 6.1893$、$\beta = 65.3884$ がえられ上のようになる。この段階では、現象は忠実に表されているが、理論的根拠は、まだ、解明されるに至らなかった。その理論的根拠は、以下に、順を追って、明らかにされるであろう。

3　捕集効率の谷を巡る論争

控訴人らは、理由はともかく、計量的にグラフを示して、捕集効率の谷の存在を明らかにした。国は一審ではその存在を認めていながら、原審において控訴人らが主張すると空論

であると否定し、最終段階ではそれを認める醜態を演じた。

　国は、その存在理由を拡散による効率と衝突による効率によって二元的に説明しようとするのであるが（第2図）、概念的であって、計量的には解明できず、殊に両端部分に関しては、何ら説明していない。

　なにより、確率を足す以上は、確率の加法定理が適用できる理由を示すべきである。控訴人らは、国から入手した資料に基いて、粒径〇・八五μm前後のところに捕集効率の谷があると主張している。国は〇・一乃至〇・二μmのところに谷があると主張している。

　この相違を巡って、国は準備書面⑵において、「現場試験成績で〇・五μmを超える粒子が検出されているのはフィルター下流側のダクト部分からの塵埃を拾っている（誘引）と考えるのが最も自然である。」と反論し塵埃に関する論争に発展することとなった。

第2図　捕集効率低下の原因説明図（国立感染研による）

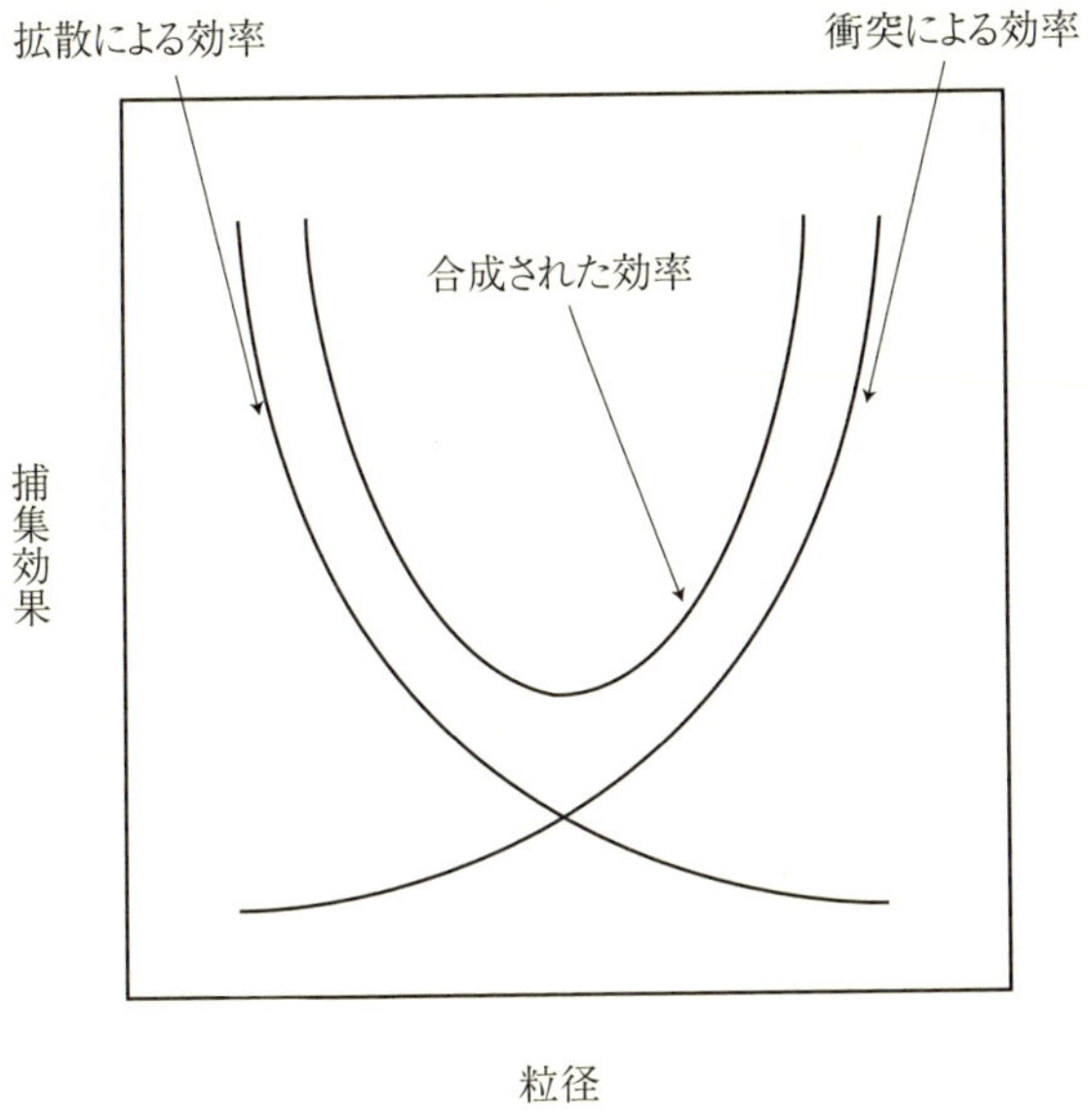

4　塵埃を巡る論争

(1)　控訴人らの反論

　国が主張する塵埃論に対して、控訴人らは次のように反論した。

　〇・五㎛を超える粒子が塵埃であるならば、誘引することによって減少するはずだから、塵埃が誘引されなくなるまで「ならし運転」を行ってから計測を行うべきである。これは、いわば検査技師にとってイロハとも言うべき心得である、と。

　ところで、上で紹介した実験室⑷測定位置一八のデータについて、国も漏出したものと認める〇・三〜〇・五㎛の粒子と、国が塵埃であると主張する〇・五〜〇・七㎛の粒子、〇・七～一・〇㎛の粒子、一・〇～二・〇㎛の粒子の個数がどのように変化しているかを調べた結果、これら四階級に区分された粒子の個数は、ほぼ比例して増加することがわかった。数学的に言えば、相関係数が、〇・九九六三～〇・九九八七となるのである。この事実は、これら四階級の粒子の間には本質的な差がないこと、したがって、〇・五～〇・七㎛の粒子、〇・七～一・〇㎛の粒子、一・〇～二・〇㎛の粒子が塵埃であることはありえないことを示しているのである（甲五五九）。

(2)　国の反論

国は、控訴人らの「塵埃ならば、次第に減少するはずだ」という主張の正しさを認め、それを裏付ける事例を探し出して、実験室(6)測定位置二三の測定データを提出してきた。

確かに、国が塵埃と称する〇・五～〇・七㎛粒子、〇・七～一・〇㎛粒子、一・〇～二・〇㎛粒子は、回を重ねるごとに減少しているが、実は国も漏出したと認める〇・三～〇・五㎛粒子もまた、同じように減少していることがわかった。それも、ほぼ比例して減少しているのである。相関係数は、〇・九九一〇～〇・九九七七である。四階級に区分した粒子の内、一階級は漏出粒子で、他の三階級は塵埃であるという根拠は、なくなった。

皮肉にも、国側が反論のために提出した資料が、控訴人の主張の正しさを証明する結果になったのである（控訴人準備書面六）。

(3)　国のもう一つの反論

国は準備書面(5)において、ＨＥＰＡフィルターから一ｍの距離にあった下流側の吸引管の位置を、一〇㎝まで近づけ「塵埃」を減らすことに成功したと述べている。いままで、〇・五㎛以上の粒子が多数観測されたのは、塵埃を誘引していたからであって、吸い込み口をＨＥＰＡフィルターに近づけた結果、塵埃がそれだけ少なくなったと言うのである。これは、装着の不具合など、全般の問題に答えない的外れの議論である。

国は、もう一つの新井秀雄氏処分にかかわる裁判において、ＨＥＰＡフィルターの下流側粒子のうち、「〇・五㎛以上の粒子はＤＯＰ粒子ではなく、測定域内の塵埃を計測している場合が多いと考えられる」と主張し、その理由として、「現場試験において上流側で負荷を行なったのは、〇・三㎛で正規分布する粒子であって、原告が問題とする粒径一㎛以上の粒子等については、上流側で負荷を行なっていない」と主張している。

ところが、国側がこの裁判に提出した乙証一二五－二のＰ３実験室(3)一三における第一回の上流側計測数は、一立方フィートあたり三九一二〇〇個となっている。したがって、一㎛以上の粒子は負荷していないのだから、ＨＥＰＡフィルターから漏出することはありえないとする国側の主張は、全くの誤りである。否、虚偽であるといってもよいであろう。

(4) 塵埃の由来について

国はダクト内に塵埃が存在すると主張するが、ダクトは外界に対して強制排気を行なう通路であり、その排出孔から塵埃が逆流して入りこむことは考えられない。また、ダクト自体は気密構造になっているはずだから、ダクトの隙間から外部の塵埃が入りこむ可能性はない。そうすれば、塵埃の入りこむ唯一可能な場所は、実験室からダクトへ通ずる排気孔だけになる。つまり、塵埃というのは、以前にHEPAフィルターを通過したエーロゾルが、壁面などに付着して排出を免れて残留しているものということになる。「塵埃」は単なる塵埃ではなく、病原体、あるいはそれの芽胞化したものを含んでいると考えられる。

今回、国は、この批判をかわすために「準備書面(7)」で、この塵埃はフィルター交換時等に付着した塵埃であるとの主張を持ち出してきた。その結果、新しい矛盾に逢着した。「工事完了に際しては、建築物内外の片付け及び清掃を行う」という契約が取り交わされている（乙一二二の一）から、ダクト内の清掃を要求するのは当然である。せめて、入り口から検査用吸い込み口のある一〇cm乃至二〇cmまででも清掃すれば、「塵埃」を誘引することは避けられたはずである。

ところで、国はまた、「ダクト内においては、ダクト内側に付着した塵埃が常に空気中にでていく状態にあり、一定時間の経過により、塵埃がゼロになるようなものでない」とも主張するのである。この「塵埃」はフィルター交換時に付着したものであり、それが常に空気中に出て行く状態にあると主張するのであるから、その塵埃が時間の経過によって減少することがなく、むしろ増加する場合すらあるというのは、不合理である。

(5) もう一つの新たな矛盾

最終書面で、国は〇・三〜〇・五μmの粒子についても、「HEPAフィルターから漏出した粒子であると認めたことはない」と言いだした。控訴人らの「四階級の粒子の間に、本質的な差異はない」とする主張を認めざるを得なくなったのであろう。その結果「乙一五四」は、たとえば実験室(1)位置三では一立方フィートあたり二六〇個、実験室(3)位置一三では一立方フィートあたり一一七個の「塵埃」が誘引されていることを認めることとなった。

ところで、HEPAフィルターからの排気量は、毎分八・六乃至一一立方メートル、立方フィートに換算すると三〇四乃至三八八立方フィートであり、風速は毎秒〇・二三m以上である（被控訴人準備書面(3)七ページ）。したがって、HEPAフィルターから一〇cmしか離れていない吸い込み口に到達するまでの時間は、一〇／二三＝〇・四三秒

第3図　DOPエアゾルの粒径区分

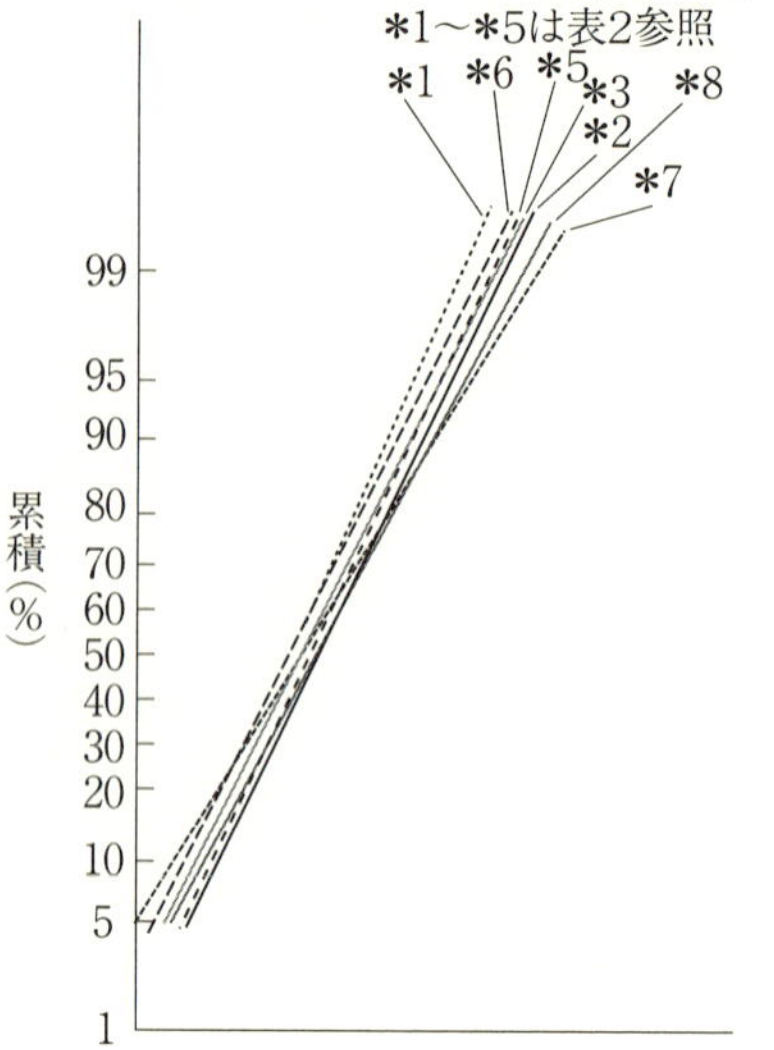

文献値等の比較(Laskinノズル、0.1μm以上について測定)

以下である。しかも、吸引する空気量は、毎分一立方フィートである（現地ＤＯＰ試験成績表）。排出された空気の三〇四分の一乃至三八八分の一でしかない。したがって、誘引された塵埃が入り込む余地がないどころか、ダクト内側に付着している塵埃が誘引される可能性さえほとんどないものと考えられる。すなわち、実験室(1)測定位置三や、実験室(3)位置一三で計測された粒子は、すべて、ＨＥＰＡフィルターから漏出したものであると判断される。

以上の考察によって、国の主張はことごとく根拠がないことが立証された。

3　結審後の発見

結審後、雑誌「空気清浄コンタミネーションコントロール」の第三〇巻第三号（一九九二・八）（甲五七四）に掲載されているＤＯＰエーロゾルの累積相対度数のグラフから、相対度数のグラフを導き出す仕事に取り組んだ。

この累積相対度数のグラフは、対数確率紙上で、直線で表されていた（第３図）これに目盛りを入れたものが第４図である。

これは累積相対度数であるから、これらの相対度数の分布を求めると、その第５図となった。もとのグラフには、七本の直線が引かれていたので、それぞれを表したのである。形はどれも同じである。これは、水の分子が、エーロゾルに捕捉されるかされないかという偶然の現象が無数に積み重ねられたことを示している。ただし、ｘは正の範囲に限られているために、通常の正規分布とは異なっている。これを、「有界正規分布」と名づけることにしよう。

この式は、

第4図

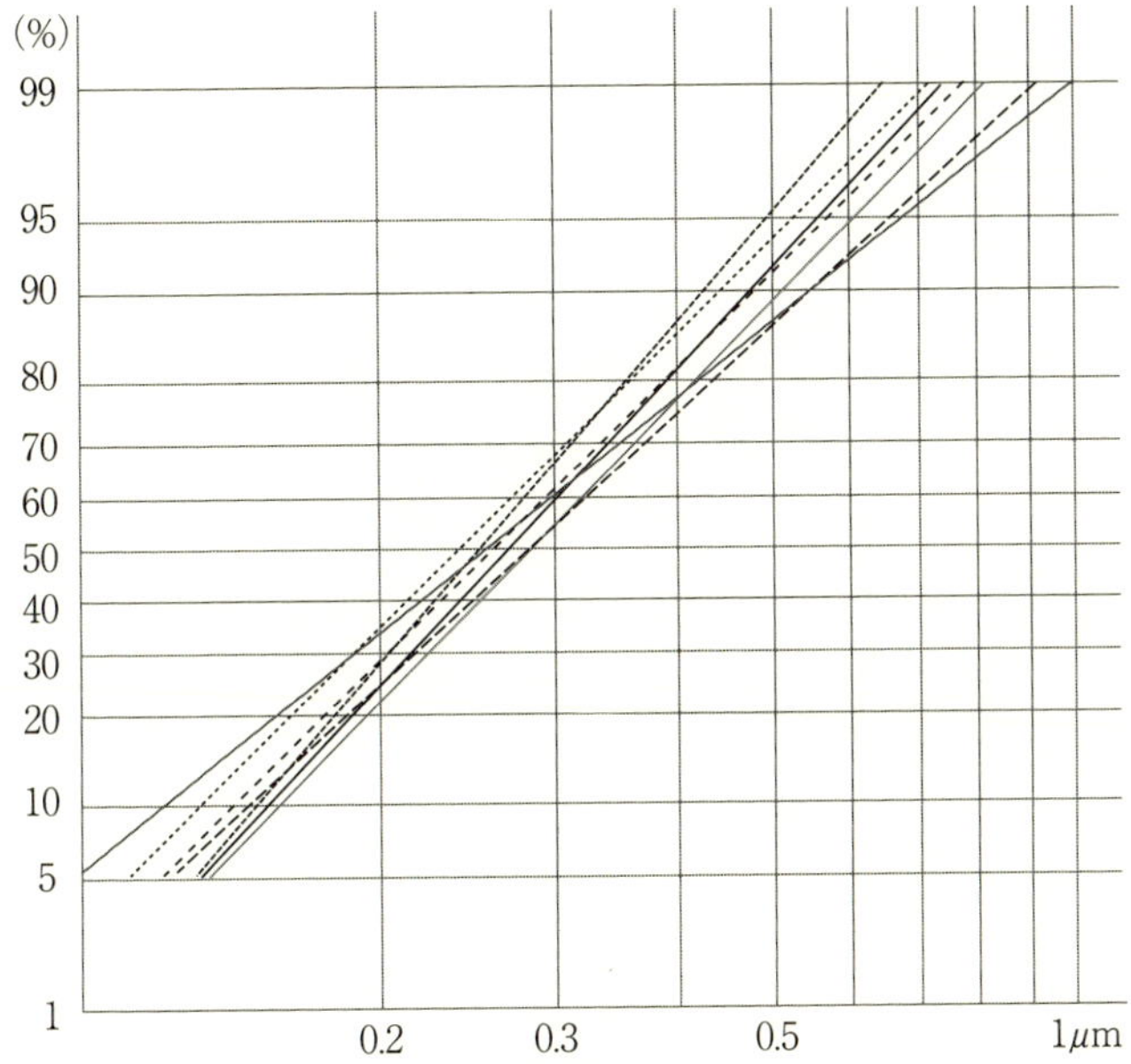
(%)
99
95
90
80
70
60
50
40
30
20
10
5
1
0.2
0.3
0.5
1μm

第5図

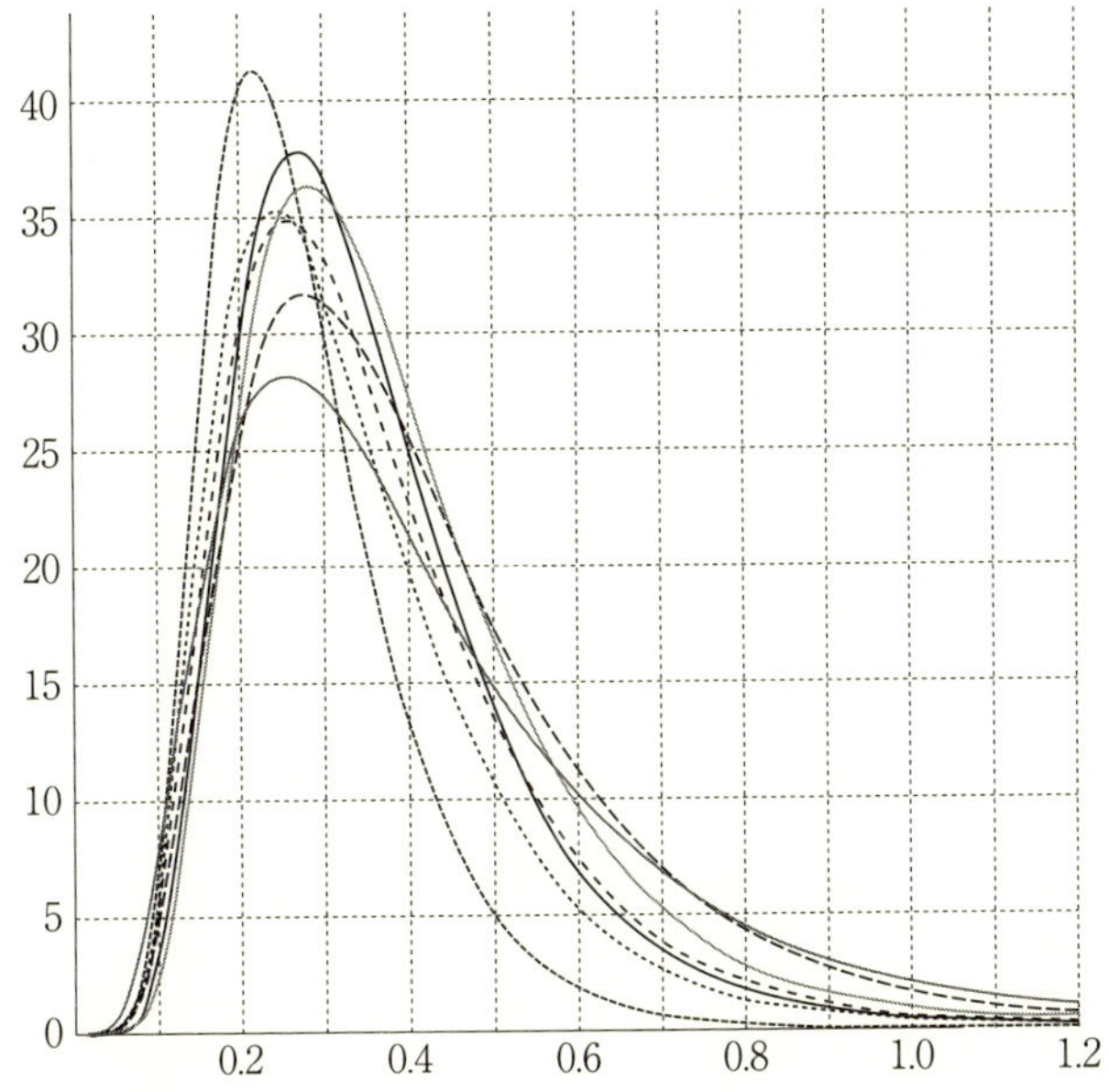
40
35
30
25
20
15
10
5
0
0.2
0.4
0.6
0.8
1.0
1.2

$$\begin{cases} x = 10^{t} \\ y = \dfrac{1}{\sqrt{2\pi\sigma}} e^{-\frac{(t-m)^2}{2\sigma^2}} \end{cases}$$

であたえられる。この有界正規分布の曲線は、先に求めたHEPAフィルターの捕集効率の曲線と、形が似ていることに気がついた。そこで、捕集効率でなく、漏出確率に注目することにしたのである。まさに、コペルニクス的転回である。

実際に重ねて見たのが第6図である。

……の曲線は有界正規分布曲線、――の曲線は捕集効率を漏出確率として捉えなおした曲線であるが、ほぼ一致していることがわかる。後者は私が勝手に設定した実験式のグラフでしかなかったのであるが、にわかに、現実性を持ってきた。

このように、漏出確率が、有界正規分布として一元的に表現されたことは、重要である。すなわち、四階級に区分された下流側の粒子は、等質なエーロゾル粒子であることを示しているからである。これらが等質であることは、さきに、相関係数によって証明されていたのであるが、今回、その分布が一元的に表現されたことによって、さらに裏付けられることとなった。一部が塵埃であるという感染研の主張は、完全

第6図

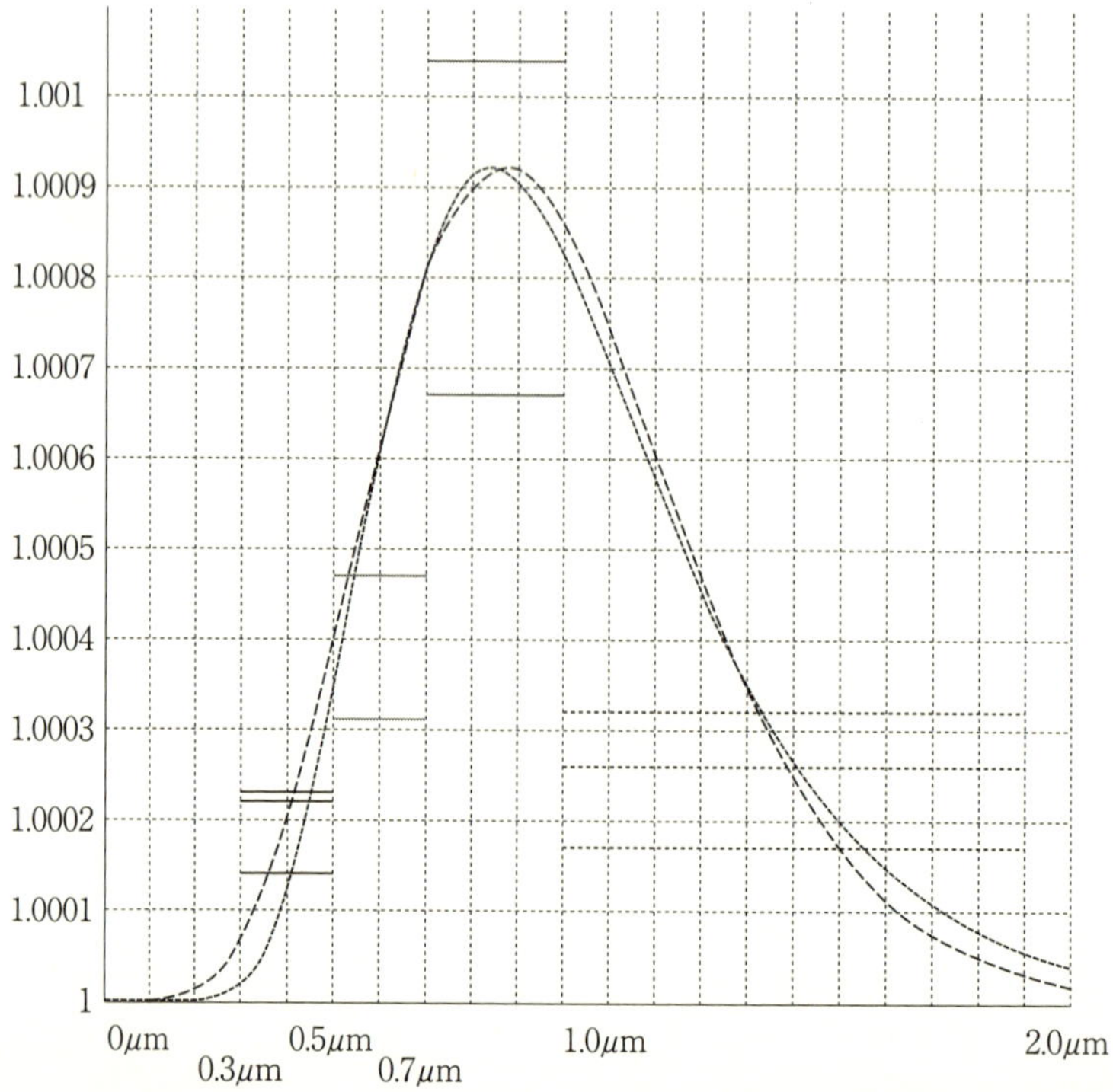

に否定された。

国は、捕集効率の谷の存在について、拡散、衝突の二元論で説明した。これは、俗耳の入りやすく、判決でも、慣性、拡散、衝突の三原理に言及している。しかし、慣性はすべての粒子が備えており、大きな粒子は慣性、小さな粒子は拡散というものではない。すべてを、分子運動として、統一的に捉えるべきであろう。

国は、また、〇・五μm以上の粒子は塵埃であると主張して、ここでも二元論を展開したが、今回示された見事な統一性によって、感染研の主張する二元論は、いずれについても、何の根拠もないことが、改めて明らかとなった。

5 漏出確率が有界正規分布をなす理由

漏出確率が有界正規分布をなすことは、グラフが一致することから推測されるが、それでは、なぜ漏出確率は有界正規分布をなすのであろうか。その理由を考えてみよう。

下流側の粒子径の分布も偶然事象であるから、有界正規分布に従うと考えることは、極めて自然であろう。それで、下流側の粒子径の分布は有界正規分布に従う、という仮説を立ててみることにする。上流、下流の有界正規分布の平均をそれぞれm、nとし、標準偏差をσ、τとすると、漏出確率の指数部分は、

$$\frac{(t-m)^2}{2\sigma^2}-\frac{(t-n)^2}{2\tau^2}=\frac{\tau^2(t-m)^2-\sigma^2(t-n)^2}{2\sigma^2\tau^2}$$

$$=\frac{(\tau^2-\sigma^2)t^2-2(\tau^2m-\sigma^2n)t+\tau^2m^2-\sigma^2n^2}{2\sigma^2\tau^2}$$

$$=\frac{t^2-\dfrac{2(\tau^2m-\sigma^2n)}{\tau^2-\sigma^2}t+\dfrac{\tau^2m^2-\sigma^2n^2}{\tau^2-\sigma^2}}{\dfrac{2\sigma^2\tau^2}{\tau^2-\sigma^2}}$$

$$=\frac{\left(t-\dfrac{\tau^2m-\sigma^2n}{\tau^2-\sigma^2}\right)^2+\dfrac{\tau^2m^2-\sigma^2n^2}{\tau^2-\sigma^2}-\left(\dfrac{\tau^2m-\sigma^2n}{\tau^2-\sigma^2}\right)^2}{\dfrac{2\sigma^2\tau^2}{\tau^2-\sigma^2}}$$

$$=-\frac{\left(t-\dfrac{\tau^2m-\sigma^2n}{\tau^2-\sigma^2}\right)^2+\dfrac{\tau^2m^2-\sigma^2n^2}{\tau^2-\sigma^2}-\left(\dfrac{\tau^2m-\sigma^2n}{\tau^2-\sigma^2}\right)^2}{\dfrac{2\sigma^2\tau^2}{\sigma^2-\tau^2}}$$

と変形される。従って、漏出確率もまた、平均が$\frac{\tau^2m-\sigma^2n}{\tau^2-\sigma^2}$、標準偏差が$\frac{\sigma\tau}{\sqrt{\sigma^2-\tau^2}}$である有界正規分布に従うという予想が導かれるのである。

ところで、漏出確率は、上に見たように有界正規分布に従うことが実証されているから、改めて実験して検証するまでもなく、上の仮説が成り立つことが検証されたこととなる。

因みに、$\rho=\frac{\sigma\tau}{\sqrt{\sigma^2-\tau^2}}$とおくと、$\frac{1}{\rho^2}=\frac{1}{\tau^2}-\frac{1}{\sigma^2}$という関係が成り立つ。

また、$l=\frac{\tau^2m-\sigma^2n}{\tau^2-\sigma^2}$とおくと、$\tau^2(l-m)=\sigma^2(l-n)$の関係が成り立

つ。

6　実験室(4)位置一八の場合

実験室(4)位置一八の上流側の粒子径の分布は次のようである。ただし、度数は〇・〇一立方フィート当たりのエーロゾルの数である。

粒子径（μm）	度数　第一回	第二回	第三回
〇・一〜〇・二	二三二七五	一九六四五	一九一〇三
〇・二〜〇・三	一一九二六	一〇四四九	一一一六五
〇・三〜〇・四	六二七一	五七五六	六二六九
〇・四〜〇・五	五四二一	四八九一	五三一六
〇・五〜〇・七	三四七七	三一二一	三三六八
〇・七〜一・〇	一三三五	一一四七	一一七三
一・〇〜二・〇	一一〇七	一〇六四	九一七
二・〇〜	六八	六一	四七

いま、第一回の測定値を取り上げてみよう。〇・〇〜〇・一の測定値が記録されていないが、正規分布となることが知られているから、仮に一五〇〇〇個としよう。このとき、累積度数のグラフは、第7図のようである。

第７図

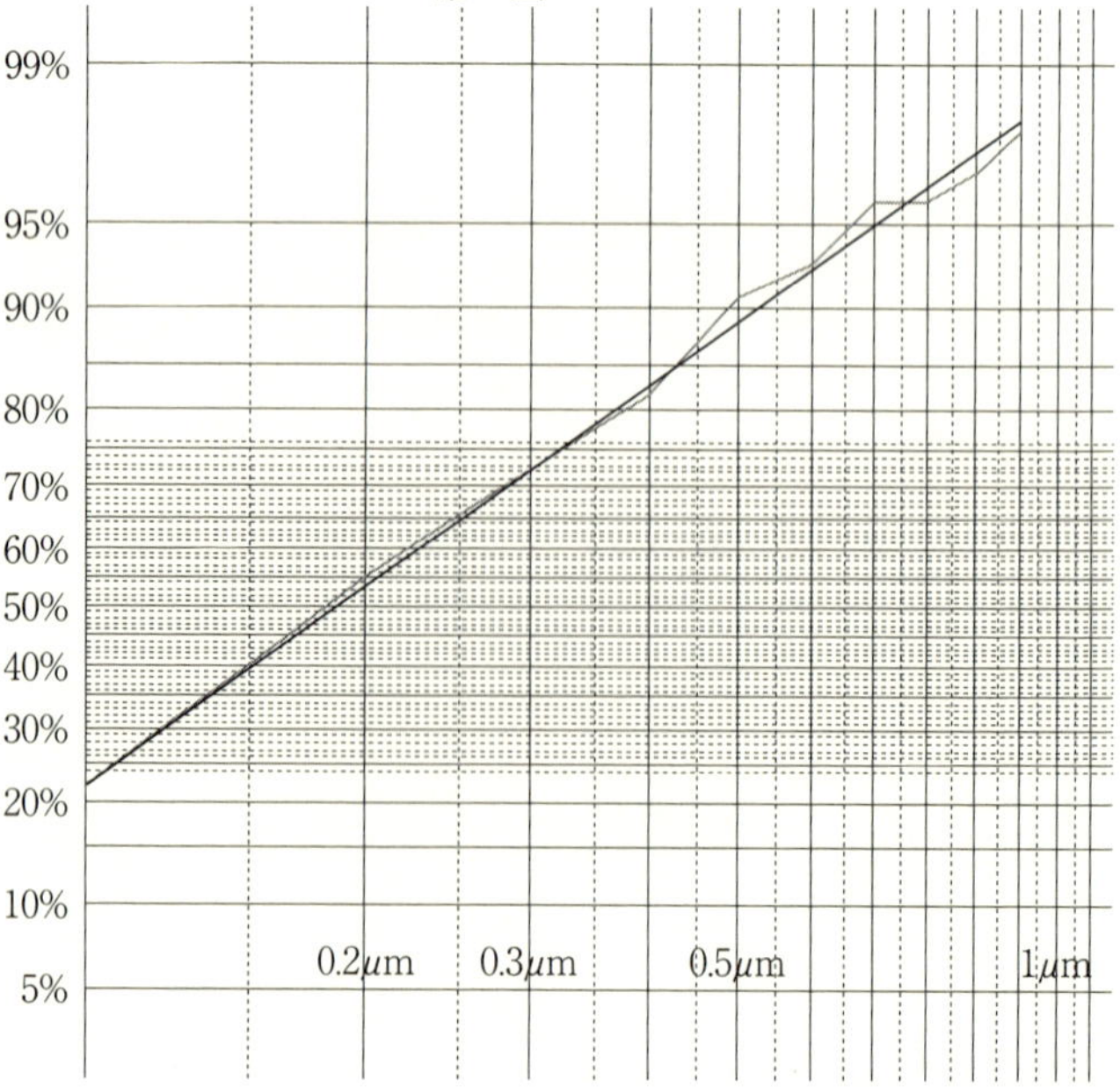

対数確率紙上で、グラフが直線になるから、上流側では、均質であると思われる。

平均値をM、標準偏差をSとすると、

$m = \log M = -0.98$

σ = log（M+S）-logM = 0.34

となる。度数分布は第8図のようである。

第8図

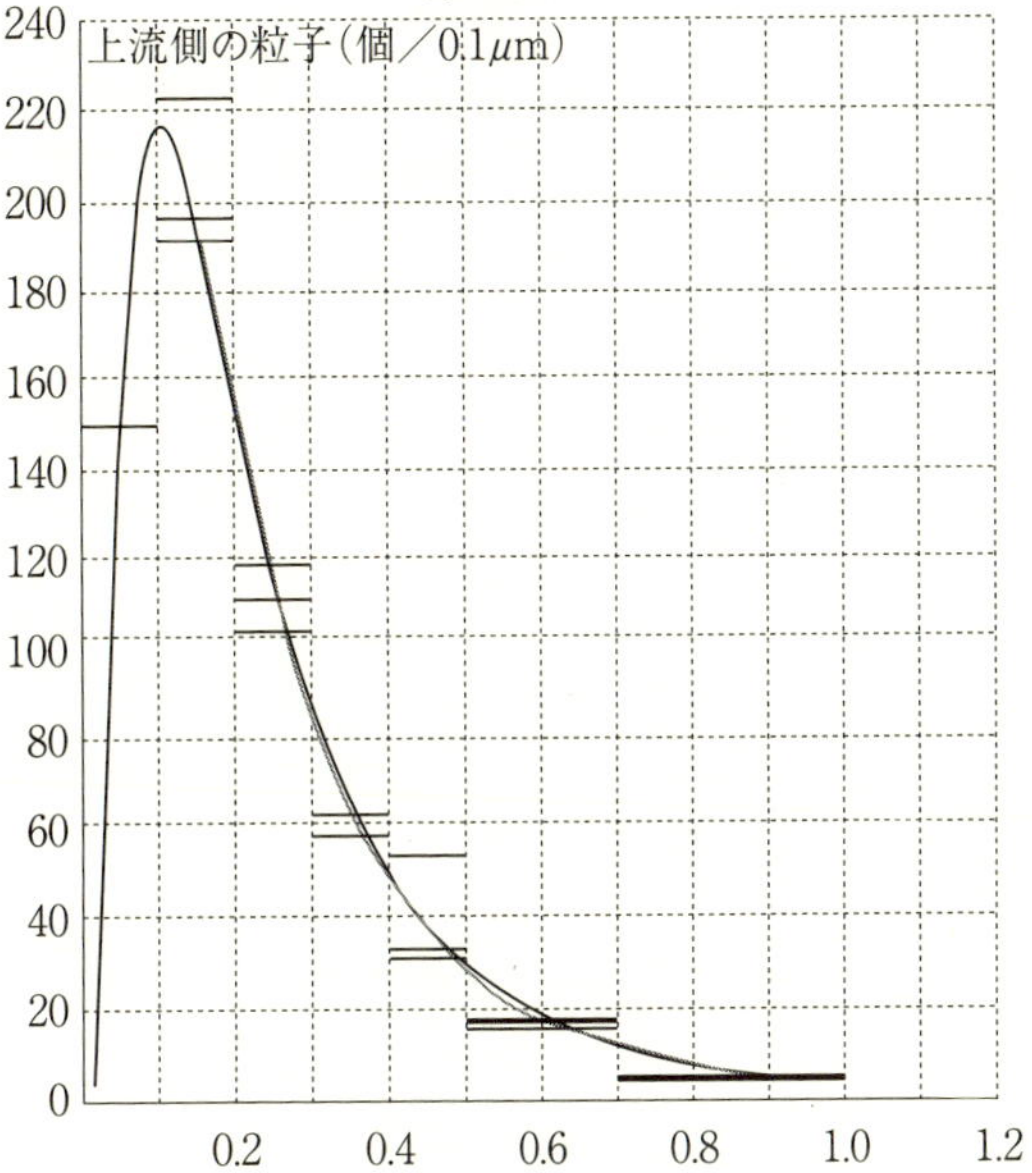

黒い線は、上のグラフから、読み取ったものである。また、紫の曲線は、有界正規分布の式に当てはめて描いたものである。良くあっていることが分かる。

赤い線分は、上の三回の測定値を表したものである。

m =-0.98、σ = 0.34、=-0.07、ρ = 0.16

であるから、n = -0.235、τ = 0.1447となる。

これをもとにしてグラフを描くと、第9図のようになる。

第9図

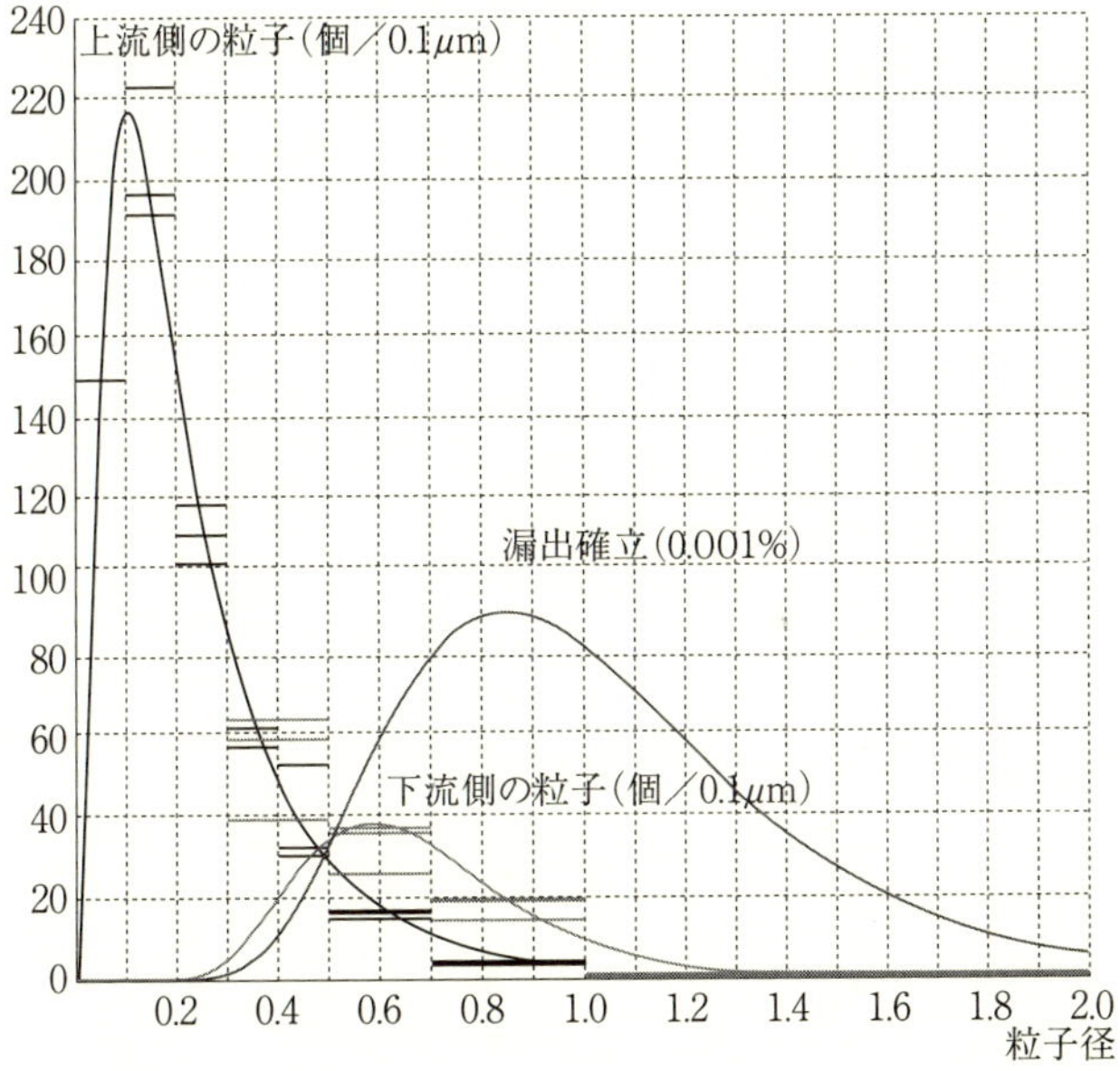

下流側の分布が、ややずれているが、何分測定がそれぞれ三回しか行われていないので、誤差がかなり大きいと思われる。

なお、目盛りは三つのグラフに共通であるが、単位は括弧で示したように、異なっている。

7　まとめ

情報公開法によって、現地DOP試験の結果がわかり、捕集効率の谷のグラフが計量的に描けたが、その時点では、なぜそのような曲線になるのかは不明であった。

HEPAフィルター上流側のエーロゾル粒子径の分布が理論的に解明された結果、捕集効率の谷と思われたものは、実は漏出確率の山形分布であって、それが有界正規分布であることが明らかとなり、なぜ漏出確率の分布が有界正規分布となるのかも、理論的に解明された。

国の主張では、粒子径〇・一ミクロン乃至〇・二ミクロンのところに漏出エーロゾルの分布の山（捕集効率の谷）があるというが、現地試験では認められないし、第九図のグラフで見るように、理論的にもその存在が証明されない。

国は、また、粒子径〇・五ミクロン以上の粒子は塵埃であるというが、それならば、分布は〇・五ミクロン以下のエーロゾルの分布と、〇・五ミクロン以上の塵埃の分布に分かれるはずであるが、捕集効率の分布も、下流側の粒子径の分布も、連続した一つの分布であって、二つの山を持った逆W型分布となっていない（第九図）。

国は、塵埃はHEPAフィルター交換時にダクト内側に付着し、絶えず空気中に出て行く状態にあるというが、三回の測定の結果では、国が塵埃だと称する粒子が次第に減少した場合もあるが、次第に増加した場合もあり、一旦減少してまた増加した場合もある。これは、確率現象の特徴であって、国の説明と矛盾する。

以上によって、「粒子径〇・五ミクロン以上の粒子は塵埃である」とする国の主張は完全に否定されたのである。

第三　立証責任

1　判例違反

原判決は、感染研の具体的な危険性の立証責任は控訴人らにあるとした（六三頁）。その結果、例えば、①RIモニターが警報設定値を超える高い濃度のベータ線ガスを測定しても、直ちに引火・爆発事故が発生する可能性があるとの証拠はないとか、②管理区域にクラックがあるとしても耐震性能が確保されていないとの証拠はないとして、控訴人らの危険性の指摘をことごとく否定したのである。

しかし、この判示は判例違反である。伊方原発訴訟の最高裁第一小法廷平成四年一〇月二九日判決（民集四六巻七号一一七四頁）は、原子炉施設の安全審査に関する資料をすべて行政庁が保持していることから、行政庁側において、具体的安全審査基準並びに調査審議及び判断の過程等の判断に不合理のないことを相当の根拠、資料に基づき主張、立証する責任があると判示している。以上の考え方は本件でも妥当し、別異の考え方をとる合理的理由はない（もんじゅ訴訟名古屋高裁金沢支部平成一五年一月二七日判決、判タ一一一七号八九頁）。

そうである以上、上記①の場合、引火・爆発事故が発生する可能性がないとの証明を国はしておらず、②の場合も耐震性能があるとの証明を国はできていないのであるから、原判決は引火・爆発事故が発生する可能性がある、あるいは管理区域が破壊されるおそれがあるとして、その具体的危険性を認定すべきだったのである。

2　また、控訴審においても、国は「病原体等が漏出」していない証拠を提出することは出来なかった。控訴人らが感染研の排気や排水を直接採取し、病原体の有無を調べることは不可能である。しかし、国は、排気口や排気ダクトの排気を採取したり、付着したものから病原体の有無を調べることは可能である。そうである以上、国はその検査結果を提出して「病原体等は漏出していない」ことを証明する責任があるのに、その責任を果たさなかったのである。他方、控訴人らは開示されたデータに基づき病原体が排気中に漏出されている事実を論証したが、原判決はその論証を非科学的な理由でことごとく排斥したのである。

第四　憲法違反

1　原判決は、「そのことから直ちに、病原体等が漏出等し、控訴人らに感染する具体的な危険性があるということはできない」を繰り返し述べている。「人口密集地でも排出される病原体等が原因となって感染する危険はない」「動線が交錯しているとしても漏出危険とはならない」「実験室・実験区域が室毎に防火区画されていなくても漏出可能性はない」「実験室内に漏出しても直ちに室外まで漏出するとはいえない」「受水層や高架水槽が破損したとしても漏出するとはいえない」「ＲＩ排気フィルターの交換値を超える数値が測定されたとしても直ちに危険であるとはいえない」「九六基準に満たないところがあるとしても感染の具体的危険があるとはいえない」「耐震診断がなされていないからといって漏出するとはいえない」「メディカルコンタクトカード不携行等の安全管理規程が守られていないからといって、漏出する可能性があるとはいえない」「人為的ミスがあっても漠然とした概念を理由に漏出するとはいえない」「WHO指針に違反していたとしても、漏出する可能性があるとはいえない」「法令違反があるからといって危険があるとはいえない」「ラット、マウスが敷地内で発見されたとしても管理体制が不十分とはいえず漏出の可能性はない」「施設トラブルがあるとしても漏出する危険はない」等々、夥しい。

しかし、世界中で繰り返されてきた原発、科学工場、バイオ施設にみる大事故は、その被害の大きさに注目が集まるが、原因を詳細に点検してみれば、意外に小さな不備やミスなどから引き起こされているものがほとんどである。場合によっては小さなミスが連鎖反応的に続き、予想もしなかった大事故につながる事例には事欠かない。したがって、「そのことから直ちに、病原体等が漏出等し、控訴人らに感染する具体的な危険性があるということはできない」との原判決の論理は、事故メカニズムの実態を全く考慮していないものである。控訴人らが開示請求して収集した情報を元に様々な事例を指摘してきた理由も、事故メカニズムを考慮してきたからに他ならない。原判決が「ひとたび病原体等が外部に漏出等するような事態が発生すれば、最悪の場合には回復が事実上極めて困難な甚大な被害が惹起される危険性がある」ことを認めている以上、WHO違反の数々の事例を細切れにするのではなく、複合した要因を考慮して具体的な危険性を検討すべきである。

2　バイオ時代の人格権

個人の生命、身体、精神および生活に関する利益、すなわち人格権は憲法第一三条で保障された基本的人権であるから、人格権に対する侵害の排除は憲法上の権利として認められる。これは大阪空港訴訟控訴審判決（大阪高裁一九七五・一一・二七判例時報七九七号三六頁）以降、確立された法理である。しかし、今日の人格権は事後対処型、つまり侵害による保障から侵害防止が国民の共通した要求であり、地球サミット（一九九二年六月リオデジャネイロ）に見られたように人類的・地球的課題ともなっている。そして、地球サミットで生物多様性条約が採択されたように、遺伝子組換え生物による生態系や生態系の一部である人の健康への悪影響を、未然に防止するための施策を講じることが締約国の役割とされるにいたった（日本も九三年に締約）。

このように、バイオテクノロジーの危険性と対策の必要性が世界で指摘されている今日、人格権がバイオハザードの犠牲とならないよう、行政はもとより、司法においても最大限に尊重されなければならない。アメリカやヨーロッパにおいて法律によってバイオ施設への厳しい規制がなされていることは、このことを物語るものである。日本では原子力発電所の設置と稼動については法律による規制がなされているが、バイオ施設のそれは無法状態にある。このような状況である限り、人格権侵害を事前に防止する責務が、とりわけ司法に強く求められている。

しかし、原判決は、バイオハザードの危険性を認定しつつも（二五頁）、感染研における実験の具体的危険性の立証責任を住民に押し付けたが、住民がその責任を尽くせないことは明らかだから、原判決の判示は、バイオ施設によってもたらされるバイオハザードによる住民の人格権を否定するものである。つまり、原判決はバイオ時代における人格権の解釈を誤ったというべきである。

以上

注記＝控訴理由書、上告理由書における術語は原本をもとに本文表記に統一しました。

「バイオハザード予防のための法律条例試案」集

○○市遺伝子組換え実験施設に係る環境安全を確保する条例

第1条　目的

この条例は、本市において遺伝子組換え実験施設に係る環境安全の確保に関し、遺伝子組換え実験に関する法律の遵守、環境安全協定の締結その他必要な事項を定めることにより、予防原則に基づき環境汚染、災害事故等を未然に防止し、もって良好な生活環境を保全することを目的とする。

第2条　定義

この条例において、次の各号に掲げる用語の意義は、当該各号の定めるところによる。

(1)「遺伝子組換え実験施設」とは、遺伝子組換え実験　を行うための施設であって、事業所に設置されたもの（以下「対象施設」という）をいう。

(2)「遺伝子組換え実験」とは、研究開発等に係る遺伝子組換え生物等の第2種使用等に当たって執るべき拡散防止措置等を定める省令（平成一六年文部科学・環境省令第1号）第2条第1号に規定するものをいう。

(3)「事業者」とは、○市内において対象施設を設置しようとするものをいう。

(4)「予防原則」とは、カルタヘナ議定書第1条（目的）の「環境及び開発に関するリオ宣言の原則一五に規定する予防的な取り組み方法」をいう。

(5)「自主管理マニュアル」とは、事業者が遺伝子組換えの作業における安全性を確保し、生物材料による環境への影響を未然に防止するために、事業所における生物材料の使用及び管理の具体的実施手法等を定めた文書をいう。

(6)「周辺住民」とは、事業の内容及び地域特性からみて、環境影響が予測される地域の住民をいう。

(7)その他の用語については、「遺伝子組換え生物等の使用等の規制による生物の多様性の確保に関する法律」(平成一五年法律第九七号)の第二条に定める定義を準用する。

第3条　基本方針

遺伝子組換え実験施設に係る環境安全の確保は、安全の確保に関する情報の公開及び協議を通じて、市長、市民及び事業者等がそれぞれの取り組みについて相互に理解し、協力することにより行われなければならない。

第4条　届出・協議

遺伝子組換え実験施設を設置しようとする事業者は、あらかじめ、事業所ごとに、次に挙げる事項を定めた「環境安全計画書」を作成し、市長に提出、届出なければならない。

(1)事業者の氏名及び住所

(2)事業所の名称及び所在地

(3)事業内容

(4)対象施設の種類、数及び配置

(5)給・排気の系統及び処理方法

(6)給・排水の系統及び処理方法

(7)廃棄物の種類及び処理方法

(8)安全管理組織体制の整備

(9)災害事故等の未然防止対策及び対応措置

(10)従業員等に対する教育訓練及び健康管理

(11)施設及び設備の保守管理

(12)その他環境保全に関して必要な事項

2　前項の規定による届出をした事業者は、同項第1号から7号までに掲げる事項を変更しようとする時、又はその届出に係る事業所に設置する遺伝子組み換え施設のすべての使用を廃止したときは、速やかに、その旨を市長に届け出なければならない。

3　1項の環境安全計画書を作成するにあたっては、次の各号に掲げる事項に十分留意するものとする。

(1)遺伝子組み換え生物等の使用等の規制による生物の多様性の確保に関する法律(平成一五年法律弟九七号)、研究開発等に係る遺伝子組み換え生物等の第二種使用等に当たって執るべき拡散防止措置等を定める省令（平成一六年文部科学省・環境省令第一号）等の関連法令、ＷＨＯ指針を遵守すること。

(2)「廃棄物の処理及び清掃に関する法律に基づく感染性廃棄物処理マニュアル」を遵守すること。

(3)生物の適正管理、生物材料等の環境安全情報の収集、整備

(ア)　取扱う生物材料の性質、環境影響等に関する情報を収集し、これを整備すること。

(イ)　取扱生物に係る排出状況、封じ込めの効果の確認等自主監視測定を適切に実施すること。

(ウ)　組換え体を譲渡する場合は、組換え体を譲受する事業者が行う環境安全情報の収集に協力すること。

(エ)　バイオハザード対策キャビネットの現場安全管理でＪＩＳ三八〇〇を遵守すること。

(4)地震、火災、停電、機器・システム故障など非常時においても、環境安全を確保できるよう、施設の立地、大地震動に対する耐震性などに配慮すること。

(5)周辺住民とのリスクコミュニケーションを推進すること。

(6)前５項に定めるもののほか、環境保全に係る技術の向上及び安全管理の徹底を図るなど、環境安全計画に最善の措置が講じられるよう努めること。

４　第１項の規定により届出た事業者は、速やかに、その内容について市長と協議しなければならない。

第５条　説明会の実施

事業者は、前条の規定により環境安全計画書を作成したときは、対象施設を設置しようとする場所の周辺住民に対し、環境安全計画の概要等を説明するために、別に定める時期までに説明会を開催するものとする。

２　事業者は、説明会が終了したときは、次の各号に掲げる事項について、市長に報告するものとする。

(1)説明内容

(2)説明会における質疑、意見の概要及び事業者の見解

(3)その他説明会に関すること

３　事業者は、前項に規定する説明会の結果を踏まえ、環境安全計画書に周辺住民の意向を配慮すること。

第６条　自主管理マニュアルの作成

事業者は、作成した環境安全計画書に基づき別に定める項目により自主管理マニュアルを作成するものとする。

２　市長は、必要に応じ前項の自主管理マニュアルの提出を

求めることができる。

第7条　環境安全計画書の提出

事業者は環境安全計画書の内容が確定したときは、市長に提出するものとする。

2　市長は前項の提出があったときは、速やかに環境安全計画書を公表するものとする。

第8条　遺伝子組換え実験施設に係る環境安全委員会

本市における遺伝子組換え実験施設の環境安全の施策について、市長の諮問に応じて調査審議し答申するため、市長の付属機関として「遺伝子組換え実験施設に係る環境安全委員会」(以下、委員会という)を設置する。

2　委員は市長が委嘱し、委員会は市民委員、専門委員、行政機関および関係団体の代表委員で構成される。委員の任期は二年とし、補欠委員の任期は、前任者の残任期間とする。但し、再任を妨げない。

3　委員会には委員長一名、副委員長一名を置き、委員会の議長は委員長がこれにあたる。

4　委員会の定足数は総委員の二分の一とし、議決は出席委員の過半数とする。

5　第4条に定める届出があった場合、届出を変更する場合、事故等が起きた場合、その他市長が必要と認めた場合、委員会を開催する。

第9条　協定の締結

事業者は、第4条の協議が整った事項について市長と環境安全協定を締結しなければならない。

第10条　記録の保管

事業者は、規則で定めるところにより、遺伝子組み換え施設の管理等に関し、必要な事項を記録し、その結果を保管しなければならない。

第11条　報告及び立ち入り検査

市長は、この条例の施行に必要な限度において、事業者に対し報告を求め、又は当該職員あるいは環境安全委員会」委員に事務所に立ち入り、遺伝子組換え実験に関係する施設、設備、書類その他の必要な物件を検査させることができる。

2　事業者は、事故等が発生した時は、直ちに必要な措置をとるとともに、事故等の状況等について市長に報告すること。

３　１項の規定により立ち入り検査を行なう職員あるいは環境安全委員会委員は、その身分を示す証明書を携帯し、関係者に提示しなければならない。

第12条　勧告

市長は、事業者が第２条第３項に反していると認めるときは、当該事業者に対し、是正のための必要な措置を勧告することができる。

第13条　公表

市長は、事業者が次の各号のいずれかに該当するときは、その旨及び当該事業者の氏名を公表することが出来る。

(1)第４条（届出）の規定による届出をせず、又は虚偽の届出をしたとき。

(2)第11条（報告及び立ち入り検査）の規定による報告をせず、もしくは虚偽の報告をし、又は正当な理由なく同項の立ち入り検査を拒んだとき。

(3)前条の規定による勧告を受けた場合において、当該勧告に従わないとき。

第14条　委任

この条例の施行に関し必要な事項は、市長が定める。

附則

１　施行期日

この条例は、○年○月○日から施行する。

２　経過措置

この条例の施行に際、現に遺伝子組換え実験施設を設置している事業者に対する第４条第１項の規定の適用については、同項中「設置しようとする事業者は、あらかじめ」とあるのは、「設置している事業者は、この条例の施行の日から起算して３月以内に」とする。

病原体等実験施設規制法試案

目次

（前文）新興・再興病原体の出現に伴う病原体実験及び研究の進展は、実験施設で取り扱っている病原体その他の危険物質の漏出による人の生命、健康に対する危害と環境への有害な影響の可能性を増大させている。本法は、この危害と有害な影響の発生を未然に防止し、人の安全と環境の保全を確保するため、病原体等実験施設の規制の基本を定めるものである。

第1章　総則

第1条（目的）

この法律は、病原体等実験施設の安全性の確保に関し、基本理念を定め、並びに中央政府、地方公共団体及び事業者の責務及び国民の権利を明らかにするとともに、これらの施設の設置・運営並びに病原体等の管理に関する規制の基本を定め、病原体等の人の生命、健康に対する危害と環境への有害な影響を未然に防止することを目的とする。

第2条（定義）

この法律に掲げる用語の定義は以下による。

1　病原体等―以下の4種類に分けられる生物物質

1）ウイルス（インフルエンザウイルス、肝炎ウイルス、ＳＡＲＳウィルス等）、細菌（赤痢菌、結核菌、炭疽菌等）菌類（かび類：アスペルギルス、クリプトコックス、ヒストプラズマ等）およびそれらの遺伝子改変体、ならびに異常プリオン（ＣＪＤプリオン、ＢＳＥプリオン等）

2　原虫（プラスモディウム（マラリア原虫）、トリパノゾーマ、赤痢アメーバ、ジアルジア等）およびそれらの遺伝子

改変体

3　内部寄生虫（蠕虫類）

4）裸のＤＮＡ（生きた細胞または死んだ細胞から取り出されたか排出されたＤＮＡ分子そのもの）

2　病原体等実験―病原体等を取扱う実験

3　病原体等実験施設―病原体等を実験で取扱う施設

4　事業者―病原体等実験施設の設置者

5　ＢＳＬ（バイオセーフティレベル）1、ＢＳＬ 2、ＢＳＬ 3、ＢＳＬ 4―取扱う病原体等の危険度に応じた実験室の安全対策の度合による各等級

第3条（基本理念）

病原体等実験施設の安全性の確保は、このために必要な措置が生命の安全と健康の保護など人格権の尊重が最も重要であるという基本的認識の下に、行われなければならない。

2　病原体等実験施設から、ひとたび病原体等が外部に流出する事態が発生した場合、条件如何によっては、被害の回復が極めて困難で甚大な被害を招来する可能性があることに鑑み、人の生命、健康、環境に対する危害と環境への有害な影響を未然に防止すること、すなわち「予防原則」を最優先せねばならない。

3　病原体等実験施設の安全性の確保は、このために必要な措置がＷＨＯなどの国際的動向を尊重し、及び国民の意見に十分配慮した上で科学的知見に基づいて講じられなければならない。この場合、国民への情報の提供、説明責任は果たされなければならない。

第4条（中央政府の責務）

中央政府は、第3条に定める基本理念に則り、病原体等実験施設の安全性の確保に関する施策を総合的に策定し、及び実施する責務を有する。

第5条（地方公共団体の責務）

地方公共団体は、基本理念に則り、病原体等実験施設の安全性の確保に関し、中央政府との適切な役割分担を踏まえて、その地方公共団体の区域の自然的社会的諸条件に応じた施策を策定し、及び実施する責務を有する。

第6条（事業者の責務）

事業者は、その事業活動を行うに当たって、基本理念に則り、自らが病原体等の取扱及び実験施設の安全性確保について第一義的責任を有していることを認識して、必要な措置を適正に講ずるとともに、中央政府又は地方自治体が実施する施策に協力する責務を有する。

2　前項に定めるもののほか、事業者は、基本理念にのっとり、病原体等の取扱及び実験施設の安全性確保に関する正確

かつ適切な情報を中央政府、地方自治体に提供し、説明責任を果たす責務を有する。

第7条（国民の権利）
国民は、病原体等実験施設の安全性の確保に関する情報を享受する権利と、それらの施策策定に関与する権利を有する。

第8条（法制上の措置等）
中央政府は、病原体等実験施設の安全性確保に関する施策を実施するため必要な法制上又は財政上の措置その他の措置を講じなければならない。

第2章　バイオハザード防止委員会

第9条（設置）
内閣府に、バイオハザード防止委員会（以下、「委員会」という。）を置く。

第10条（所掌事務）
委員会は、病原体等の実験施設の設置、運営における安全性を審査し、点検、確保することを任務とし、次に掲げる事項について事務を司る。

一　病原体等実験施設の安全性確保のための規制に関すること。
二　第25条による病原体等実験施設の設置許可申請の審査事務
三　第31条による病原体等実験の実施申請の審査事務
四　病原体等実験施設の管理運営状況の調査
五　前号に基づく、勧告、改善命令などの発布

第11条（資料の提出等の要求）
委員会は、その所掌事務を遂行するため必要があると認めるときは、関係行政機関の長に対し、資料の提出、意見の表明、説明その他必要な協力を求めることができる。

第12条（立入調査権）
委員会またはその代理人は、病原体等実験施設、病原体等実験及びその他の関連事業における安全性を確保するため、予告なしに施設の立ち入り検査をし、質問を行い、関係書類その他の資料の提出を事業者に命じることができる。

第13条（業務停止・改善命令、施設閉鎖命令）
委員会は、安全基準及び安全確保の指針に反する病原体等実験施設の事業者に対しては、業務を停止し、相当な期間を定めその改善を行うよう関係大臣を通じて命じることができる。

委員会は、前項の命令を履行しない施設については、事業者にその施設の閉鎖を命じるものとする。閉鎖命令に違反した事業者にもその施設の閉鎖を命じるものとする。

第14条（調査の委託）

委員会は、その所掌事務を遂行するため必要があると認めたときは、独立行政法人、民法第34条の規定により設立された法人、事業者その他の民間の団体、都道府県の試験研究機関又は学識経験を有する者に対し、必要な調査を委託することができる。

第15条（組織）

委員会は、委員一五人をもって組織する。

内、一〇名は専門家委員、五名は公募による市民委員とする。

第16条（委員の任命）

委員は、病原体等実験施設の安全性確保に識見を有する者のうちから、両議院の同意を得て、内閣総理大臣が任命する。

2　委員の任期が満了し、又は欠員が生じた場合において、国会の閉会又は衆議院の解散のために両議院の同意を得ることができないときは、内閣総理大臣は、前項の規定にかかわらず、同項に定める資格を有する者のうちから、委員を任命することができる。

3　前項の場合においては、任命後最初の国会で両議院の事後の承認を得なければならない。

この場合において、両議院の事後の承認が得られないときは、内閣総理大臣は、直ちにその委員を罷免しなければならない。

第17条（委員の任期）

委員の任期は、三年とする。ただし、補欠の委員の任期は、前任者の残任期間とする。

2　委員は、再任されることができる。

3　委員の任期が満了したときは、当該委員は、後任者が任命されるまで引き続きその職務を行うものとする。

第18条（委員の罷免）

内閣総理大臣は、委員が心身の故障のため職務の執行ができないと認める場合又は委員に職務上の義務違反その他委員たるに適しない非行があると認める場合においては、両議院の同意を得て、これを罷免することができる。

第19条（委員の服務）

委員は、職務上知ることのできた秘密を漏らしてはならない。その職を退いた後も同様とする。

第20条（委員長）
委員会に委員長を置き、委員の互選によってこれを定める。
2　委員長は、会務を総理し、委員会を代表する。
3　委員長に故障あるときは、あらかじめその指名する委員が、その職務を代理する。

第21条（会議）
委員会は、委員長が召集する。
2　委員会は、委員長及び一〇人以上の委員の出席がなければ、会議を開き、議決することができない。
3　委員会の議事は、出席者の過半数でこれを決し、可否同数のときは、委員長の決するところによる。

第22条（事務局）
委員会の事務を処理させるため、委員会に事務局を置く。
2　事務局に、事務局長のほか、所要の職員を置く。
3　事務局長は、委員長の命を受けて、局務を掌理する。

第23条（政令への委任）
この章に規定するもののほか、委員会に関し必要な事項は、政令で定める。

第3章　病原体等実験施設の設置に係る施策等

第24条（環境に及ぼす影響への配慮）
ＢＳＬ２以上の実験室を有する病原体等実験施設は、病原体等の漏出事故による被害を避けるために、住宅地及び一般住民の生活圏から十分に離れた場所に設置しなければならない。
2　事業者は、ＢＳＬ２以上の病原体等実験施設を設置しようとする場合、事前に実験業務が周辺に及ぼす環境影響評価を行い、環境影響評価書を作成しなければならない。

第25条（施設設置の申請）
事業者は、病原体等実験施設を設置しようとする時は、次の事項を記載した申請書を関係大臣に提出しなければならない。
一　氏名及び住所
二　取り扱う病原体等の特性
三　拡散防止措置
四　安全管理規程
五　前4号に掲げるもののほか、主務省令で定める事項
2　前号に規定するもののほか、申請について必要な事項は、

主務省令で定める。

第26条（公聴会の開催）

ＢＳＬ２以上の病原体等実験施設の設置に際しては、委員会は当該施設の設置に関して国民の意見を聴取するために公聴会を開かねばならない。

第27条（近隣住民の同意）

事業者は、ＢＳＬ２以上の病原体等実験施設を設置しようとする時は、事前に近隣住民の同意を得なければならない。

第28条（病原体等実験施設の設置の許可）

第25条による申請があった場合には、関係大臣は委員会に審査事務を諮問し、その審査結果を尊重しなければならない。関係大臣は、委員会の審査により、安全基準を満たしていることが確認され、第27条に規定する住民の同意が得られた場合にのみ、これを許可する。申請の許可、不許可を事業者に書面で通知するものとする。

第４章　病原体等実験及び病原体等の管理に係る施策等

第29条（病原体等の危険度分類）

委員会は、病原体等の危険度分類を以下のように定める。

危険群１―ヒトに病気を引き起こす可能性がない。

危険群２―ヒトに病気を引き起こす可能性があり、従業員に対する危険物質であるかもしれない。地域社会に伝播する可能性はなく、通常は効果的な予防法または治療法がある。

危険群３―ヒトに重篤な病気を引き起こす可能性があり、従業員に対する重大な危険物質であるかもしれない。地域社会に伝播するかもしれないが、通常は効果的な予防法または治療法がある。

危険群４―ヒトに重篤な病気を引き起こし、従業員に対する重大な危険物質である。

地域社会に伝播する可能性があり、通常は効果的な予防法も治療法もない。

第30条（主務省令で定める拡散防止措置の実施）

病原体等の危険群に応じて、それらを使用する実験はそれぞれＢＳＬ１，ＢＳＬ２，ＢＳＬ３，ＢＳＬ４の実験室または実験施設で行うものとし、主務省令で定められている拡散防止措置を執らなければならない。

第31条（病原体等実験の届出および許可の申請）

事業者は、ＢＳＬ１及びＢＳＬ２の等級の実験の実施については、実験開始予定日の二〇日以上前に次の事項を記載した書面により、関係大臣に届出をしなければならない。ＢＳＬ３及びＢＳＬ４の等級の実験の実施については、実験開始予定日の六〇日以上前に次の事項を記載した書面により、関係大臣に申請をし、その許可を受けなければならない。

一　氏名及び住所
二　取り扱う病原体等の種類と特性
三　リスクアセスメントと拡散防止措置
四　モニタリング計画
五　前４号に掲げるもののほか、主務省令で定める事項

２　前号に規定するもののほか、申請について必要な事項は、主務省令で定める。

第32条（病原体等実験の許可）

前条による申請があった場合には、関係大臣は委員会の審査により、その計画が安全確保の指針の定める要件を満たしていることが証明された場合にのみ、これを許可する。

委員会の審査は、実験開始予定日までに終了するよう努めるものとする。

関係大臣は、申請の許可、不許可を申請者に書面で通知する。

第33条（病原体等の管理）

事業者は、病原体等実験の実施にあたっては許可要件に従い、病原体が施設外に漏出することのないようにこれを管理しなければならない。

第34条（病原体等の供与）

事業者が病原体等を施設外の者に供与するさいは、委員会の許可を受けるものとする。病原体等の輸出入に際しても、同様とする。

第35条（リスクアセスメントの実施）

事業者は、使用する病原体等のリスクアセスメントを実施し、それに基づいて適切な漏出予防策を実施しなければならない。

第36条（モニタリングの実施）

事業者は、病原体等が施設外への流出の有無を確認するために、モニタリングを実施し、必要な漏出防止策を実施しなければならない。

第37条（事故・災害の報告義務）

事業者は、感染事故または火災、システム異常が発生したときには、直ちに関係大臣と所在する地方自治体に報告しなければならない。

第38条（事業者の無過失責任）

事業者により、他人の生命、健康を害するか、環境を汚染・破壊した者は、これによって生じた損害を賠償する責任を負う。

破壊した環境は、これを修復しなければならない。

第5章　情報公開と対話

第39条（届出情報の公開）

事業者が関係大臣に届け出た事項は国民に公開することができる。

関係各大臣は病原体等実験施設の届出書に基づいて登録簿を作成し、これを国民に公開しなければならない。

第40条（対話の促進）

病原体等施設の安全性の確保に関する施策の策定にあたっては、当該施策の策定に国民の意見を反映し、並びにその過程の公正性及び透明性を確保するため、当該施策に関する情報の提供、当該施策について意見を述べる機会の付与その他関係者相互間の情報及び意見の交換の促進を図るために必要な措置が講じられなければならない。

第6章　措置の実施に関する基本的事項の決定及び公表

第41条

中央政府は、第２４条から前条までの規定により講じられる措置につき、それらの実施に関する基本的事項（以下「基本的事項」という。）を委員会の意見を聴いて、定めなければならない。

2　内閣総理大臣は、基本的事項を定めた場合、遅滞なくその内容を公表しなければならない。

3　前2項の規定は、基本的事項の変更について準用する。

第7章　罰則

第42条

第28条の許可なく病原体等実験施設を設置した者は、3年以下の懲役もしくは禁固、又は1000万円以下の罰金に処し、もしくはこれを併料する。

第43条

第32条の許可なく病原体実験をした者は、三年以下の懲役もしくは禁固、又は五〇〇万円以下の罰金に処し、もしくはこれを併料する。
病原体の管理に関し、第33条の規定に違反した者も、同様とする。

第44条
第12条に違反して立ち入り検査を拒み、妨げ、質問に回答せず、関係書類その他の資料の提出命令の応じない者は、五年以下の懲役もしくは禁固、又は五〇〇万円以下の罰金に処し、もしくはこれを併料する。第13条の閉鎖命令に違反した者も同様とする。

第45条
故意又は過失によって病原体実験に起因して他人の生命、健康を害するか、環境を汚染・破壊した者は、一〇年以下の懲役もしくは禁固、又は三〇〇〇万円以下の罰金に処し、もしくはこれを併料する。

年表

1979（昭和54）年

10・8　国立予防研究所「新庁舎建設計画の基本方針について」で、戸山移転が浮かび上がったと報告。

1981（昭和56）年

12月　戸山への移転構想、予研部長会で了承。

1986（昭和61）年

7月　予研戸山庁舎の建設計画公表。

8月　近隣住民への第一回建設説明会（研究内容には触れず）。

9月　近隣住民への第二回建設説明会（住民、日照問題で計画変更を要求）。

10月　住民合意のないまま、整地工事強行。

1987（昭和62）年

1・8　予研の「安全性」が問題になり、移転反対運動起こる。

2・9　住民第一回公開質問状提出。

2・10　住民説明会。早稲田大学、本工事着工反対を申し入れ。全厚生予研支部（労働組合）も、一方的着工反対を申し入れ。

2・27　早大総長、厚生大臣宛て要望書。

3・6　予研第一回回答書。

5・17　住民第二回公開質問状提出。

7・10　新宿区議会がＰ３実験室建設中止請願を全会一致で、採択。

8・10　予研第二回回答書（学友会名。）

9・13　住民第三回公開質問状提出。

10・1　住民第四回公開質問状提出。

10・18　住民第五回公開質問状提出。

12・8　予研第三回回答書。

1988（昭和63）年

2・7　住民第六回公開質問状提出。

2・28　住民第七回公開質問状提出。

3月　予研、準備工事着工を強行。

4月　住民第八回公開質問状提出。

4・19　住民第九回公開質問状提出。
7・21　予研第四回回答。
8・24　予研＝感染研による工事説明会。
8・25　工事説明会以後、座り込み開始。
8・25　『生命を守る方法』晩聲社刊行。
11・27　住民第一四回公開質問状提出。
12・13　予研、機動隊を動員して、着工を強行。

1989（昭和64、平成元）年

3・5　「予研裁判の会（原告団）」創立総会。
3・10　『予研裁判の会ニュース』第一号発刊。
3・22　東京地裁に一二八名の原告が提訴。移転差止めを要求。
6・5　予研裁判を支援する会、創立総会。
6・20　予研裁判東京地方裁判所民事第四部七階七〇九号法廷にて第一回口頭弁論。

1990（平成2）年

1・22　『論争・生物災害を防ぐ方法』晩聲社刊行。
12・2　早大文学部で「予研裁判講演会」。

1991（平成3）年

11・11　リフキン氏、「署名をすすめる会」主催で早大で講演会。

1992（平成4）年

2・4　市川定夫埼玉大学教授、原告側証人として出廷。以降四月七日、五月二六日、七月二一日に反対尋問計四回証言に立つ。
5・28　「今再び予研新宿移転に反対する署名」二万五〇〇〇筆を、厚相、予研所長に提出。
9・7　国立予防衛生研究所、新宿への移転を強行。
10・17　早大文学部教授会等六団体が、予研再移転を求めて、集会、抗議デモ。
10・20　本庄重男愛知大学教授原告側証人として出廷。一二月一五日第二回、翌年二月一六日反対尋問。
12・23　国立予防衛生研究所、P3実験開始を強行。

1993（平成5）年

7・10　早大文学部で、文学部教授会など七団体共催で「予研　危険な病原体実験凍結、再移転要求集会」が開かれ、約百名が参加した。
8・10　『バイオ裁判』晩聲社刊行。
10・15　新井秀雄主任研究官、原告側証人として出廷。翌年一月一八日同じく、五月二四日は反対尋問。

1994（平成6）年

2・5　早大文学部教室で、シンポジウム「『バイオ裁判』を読む」が開かれた。
6・12　予研裁判の会総会。
9・29　新宿区議会が、全会派一致で「住民の合意の無い実験の停止」を求めた請願を採択。
12・10　早大文学部教室で、「予研を裁く早稲田法廷」が開かれた。
12・17　区立障害者福祉センターで、「新井先生を励ます会」が五十余名参加して開かれた。

1995（平成7）年

1・17　阪神淡路大震災。
1・20　予研裁判の会新年会。
6・25　予研裁判の会総会。

1996（平成8）年

4月　三共消毒の「作業日誌」が、予研庁舎で、年間一五二六匹のゴキブリを捕獲と報告。
6・29　予研裁判の会総会。

1997（平成9）年

4・1　国立予防衛生研究所が「国立感染症研究所」と改称
6・14　コリンズ、ケネディ氏来日を機に、早大文学部教室で「国際シンポジウム」開催。
6・18　原告側推薦のコリンズ、ケネディ氏、国側推薦のオビアット、リッチモンド氏による国際査察が行われた。
9・13　総会にて会の名称を「予研＝感染研裁判の会」と改称。

1998（平成10）年

1・10　新年会。
2・15　早稲田大学富永厚教授、早稲田大学教授会代表として証言、同三月一三日にも。
5・29　天方宏純氏障害者代表として証言。
6・19　オビアット、リッチモンド査察報告書の署名偽造を東京地方検察庁に告発。
6・27　裁判の会総会。
10・10　芝田会長証人として出廷。反対尋問を含め以降計四回出廷。

1999（平成11）年

4・7　予研裁判支援コンサート開催。
6月　映画『科学者として―笑顔と告発―』完成。

6・30　予研＝感染研裁判の会総会。

2000（平成12）年

1・18　川本幸立氏原告側証人として出廷。
4・22　予研裁判支援コンサート、東京信愛教会で開催。
7・25　予研＝感染研裁判が東京地方裁判所で結審（原告二八一名となる）。結審を機に、一二年に及ぶ座り込みを中止。
10・7　予研＝感染研裁判の会総会。
11・10　『科学者として』（幻冬舎）発刊。

2001（平成13）年

1・4　国立感染症研究所、新井秀雄主任研究官に厳重注意処分。
1・15　『バイオハザード裁判』（緑風出版）発刊。
1・20　新年会を兼ねて、『科学者として』、『バイオハザード裁判』出版記念会。
1・25　新井秀雄さん提訴。
3・14　原告団長芝田進午氏逝去。
3・16　新井秀雄さん提訴の裁判第一回口頭弁論。
3・27　東京地裁判決、原告の請求を棄却。
3・30　臨時総会で地裁の判断を不服として控訴の意思を確認する。
4・7　予研＝感染研裁判と新井さん支援コンサート、一三〇余名参加。
4・10　一六三名の控訴人が東京高裁に控訴（控訴人代表芝田貞子）。
6・30　予研＝感染研裁判の会第一三回総会。武藤会長を選出。
10・6　「芝田進午さんを偲ぶ会」をペアーレ新宿で開催。
10・10　東京高等裁判所第一回口頭弁論。
12・5　東京高等裁判所第二回口頭弁論。
12・24　国立感染症研究所へのキャロリングデモ開始（参加16名）。

2002（平成14）年

2・20　第三回口頭弁論打ち合わせ会で、大藤判事が「科学裁判」との認識、事実審理に入る。
4・4　定例世話人会で、「大気拡散調査」実施を決める
4・24　第四回口頭弁論。
6・8　支援コンサートを東京信愛教会で開催。
6・15　『芝田進午の世界』（桐書房）刊行。
7・3　第五回口頭弁論。
9・25　第六回口頭弁論。
11・13　第七回口頭弁論「新宿区戸山国立感染症研究所周辺地域大気拡散調査報告書」提出。

12・24　国立感染症研究所へのキャロリングデモ。

2003（平成15）年

1・25　裁判の会新年会。

2・4　「厚生労働省戸山研究庁舎研究実験棟の耐震安全性について」提出。

2・26　予研＝感染研裁判が東京高等裁判所第八回口頭弁論（最終弁論）で結審。

6・7　第三回新井秀雄さん退官記念、芝田進午さん三周忌予研＝感染研裁判支援コンサート。

6・21　予研＝裁判の会総会。

7・16　予研＝感染研裁判が東京高等裁判所で法廷再開。第二次結審。

9・29　予研＝感染研裁判が東京高等裁判所で判決。危険性を認めるも、請求は棄却

10・12　予研＝感染研裁判で控訴人一一一名が最高裁に上告。

12・15　予研＝感染研東京高等裁判所上告理由書提出。

12・24　国立感染症研究所へのキャロリングデモ。

2004（平成16）年

1・26　最高裁が予研＝感染研判所を、第三小法廷で審理する旨、連絡。

1・31　午後、戸山ハイツ集会所において、予研＝感染研裁判の会の新年会を行う。

2・5　「ピースキャンドルナイト」に一〇名が参加。明治公園から防衛庁をデモ行進を行う。

3・22　倉田毅氏を国立感染研所長に任ずることのないよう、バイオハザード市民センター代表幹事本庄重男、予研＝感染研裁判の会会長武藤徹連名の要望書を厚生労働大臣あて発送。

3月下旬　「バイオハザード裁判」全戸ビラ配布。

4・3　倉田毅氏を国立感染研所長に任命したことに対し、バイオハザード市民センター代表幹事本庄重男、予研＝感染研裁判の会会長武藤徹連名の抗議文を厚生労働大臣あて発送。

4・6　若松地区町会常任理事・理事あてに、予研＝感染研裁判の会会長・副会長連名の要請書を送る。

5・19　地裁七一〇号法廷で新井さんの第一九回弁論が行われた。武藤会長が証言。

5・22　予研＝感染研裁判の会総会。

5・29　旬報法律事務所創立五〇周年記念レセプション。会員一〇名が参加。

6・12　第五回平和のためのコンサートを新宿区箪笥町区民センターで開催（最高裁上告に伴い事実審終了のため平和のためのコンサートに改称）。

6・30 地裁七一〇号法廷で新井さんの第二〇回弁論。本庄重男さんが証言。
7・11 東京信愛教会七〇周年を祝って、予研＝感染研裁判の会会長と中山副会長が表敬訪問。
同 永年、ニュースに俳句を寄稿された滝上蒔絵さんが逝去された。
9・22 地裁七一〇号法廷で新井さんの第二一回口頭弁論が行われた。川本さんが証言。
11・25 一八時三〇分より牛込箪笥区民ホールでコンサート『それぞれの秋』芝田さん、嶋田さんが出演。
12・15 一四時三〇分より七一〇号法廷で新井さん裁判。国立感染研倉田毅所長が証人に立った。
12・18 一三時三〇分より『バイオハザード原論』（緑風出版）出版記念会。こまばエミナースにて。
12・24 国立感染症研究所へのキャロリングデモ。

2005（平成17）年

1・16 一三時三〇分より　予研＝感染研裁判の会編集委員会。
1・22 一八時から、区立障害者福祉センター調理室において新年会。
3・2 高槻のＪＴ裁判で原告の勝訴が確定。（最高裁第三小法廷、藤岡、浜田、上田判事）。
3・9 一三時三〇分から東京地裁七二二号法廷で、新井さん裁判の第二三回法廷。新井さんが証人に立った。
4・26 最高裁が上告棄却、上告受理申立不受理を決定。
同 感染研が無届で遺伝子組み換えマウスを実験に使用していた件に関して、バイオハザード予防市民センター（本庄、新井）、予研＝感染研裁判の会（武藤）連名の抗議声明を発表した。
5・8 一九時から、臨時世話人会を開き、最高裁決定に対する声明を採択した。
5・17 早稲田大学文学学術院教授会が最高裁判決に遺憾の意を表明する声明を発表した。
5・26 一〇時三〇分より東京地裁七一〇号法廷で、新井さんの裁判、最終弁論。
6・4 第六回平和のためのコンサート。
6・18 予研＝感染研裁判の会第一七回総会　運動の継続を確認。
7・15 一七時より支援する会解散総会。
8・4 本江慶子さん逝去。
8・27 神田ふくさん逝去。
9・15 一三時一〇分より、新井さんの判決が東京地裁七一〇号法廷で言い渡された。訴えを却下。
11・26 一九時「予研＝感染研裁判を終えて—感謝をこめて　そして　これから」。

12・24　国立感染症研究所へのキャロリングデモ。

2006（平成18）年

1・26　予研＝感染研裁判の会新年会、新宿区障害者福祉センターで。
4・22　新宿御苑にて観桜会を催す。
6・1　予研＝感染研再移転要求ニュース縮刷版・はこねやま縮刷版刊行。
6・17　第七回平和のためのコンサート。
7・19　新井裁判東京高等裁判所控訴棄却。
9・16　国立感染症研究所の安全性を考える会設立総会。
12・24　国立感染症研究所へのキャロリングデモ。

2007（平成19）年

2・3　安全性を考える会新年会、新宿区障害者福祉センターで。
4・1　戸山公園にて花見会を催す。
6・10　第八回平和のためのコンサート。
9・14　新宿区議会へ「国立感染研の安全性確保の陳情書」を提出。
9・29　第二回国立感染症研究所の安全性を考える会総会。
12・24　国立感染症研究所へのキャロリングデモ。
12・25　新井裁判最高裁で上告棄却。

2008（平成20）年

1・17　安全性を考える会新年会、新宿区障害者福祉センターで。
5・11　学習院大学自然科学研究棟（仮称）建設に関する住民説明会に参加。
5・17　国立医薬品食品衛生研究所の移転に関する住民説明会に参加。
6・14　第九回平和のためのコンサート。
6・28　新井秀雄さんを支える会解散総会。
9・27　第三回国立感染症研究所の安全性を考える会総会。
10・13　「バイオハザード高裁版」出版の座談会。
12・24　国立感染症研究所へキャロリングデモ。

2009（平成21）年

1・24　国立感染症研究所の安全性を考える会新年会「新型インフルエンザ」学習会（講師＝臼田伸篤氏）。
6・20　第一〇回平和のためのコンサート。
9・10　国立感染症研究所と安全対策について交渉。
9・26　第四回国立感染症研究所の安全性を考える会総会。
12・24　国立感染症研究所へのキャロリングデモ。

＊なお、世話人会と戸山の環境を考える会（勉強会）は毎月第一木曜日に定例化している。

参考文献（ここでは入手・閲覧しやすい邦文の単行本に限った）

国立感染症研究所の沿革と七三一部隊
森村誠一『悪魔の飽食　新版　日本細菌戦部隊の恐怖の実像！』角川書店、一九八三年。

森村誠一『続悪魔の飽食――第七三一部隊の全貌！』角川書店、一九八三年。

森村誠一『悪魔の飽食第三部』角川書店、一九八五年。

広河隆一『エイズからの告発』徳間書店、一九九二年。

常石敬一『消えた細菌戦部隊――関東軍第七三一部隊』筑摩書房、一九九三年。

シェルダン・H・ハリス『死の工場――隠蔽された731部隊』柏書房、一九九九年。

西里扶甬子『生物戦部隊七三一部隊――アメリカが免罪した日本軍の戦争犯罪』草の根出版会、二〇〇二年。

ピーター・ウイリアムズ／デヴィド・ウォーレス『七三一部隊の生物兵器とアメリカ――バイオテロの系譜』西里扶甬子訳、かもがわ出版　二〇〇三年。

青木冨美子『731　石井四郎と細菌戦部隊の闇を暴く』新潮社、二〇〇八年。

国立予防衛生研究所＝国立感染症研究所実験差し止め裁判の経緯
芝田進午編『バイオ裁判―バイオ時代の人権と予研裁判―』晩聲社、一九九三年。
予研＝感染研裁判原告の会・予研＝感染研裁判弁護団編『バイオハザード裁判―予研＝感染研実験差し止めの法理―』緑風出版、二〇〇一年。

予研裁判を支援する会『予研裁判を支援する会　七年の軌跡』一九九七年。

予研裁判を支援する会『予研裁判を支援する会　六年の軌跡』二〇〇六年。

予研＝感染研裁判の会『予研＝感染研再移転要求ニュース縮刷版（一九八九・三〜二〇〇六・三）』二〇〇六年。

バイオハザード

大谷明・内田久雄・北村敬・山内一也編『バイオハザード対策ハンドブック』近代出版、一九八一年。

芝田進午編『生命を守る方法―バイオ時代の人間の権利―』晩聲社、一九八八年。

中原英臣・佐川峻『バイオ事故があぶない』ＫＫベストセラー、一九八八年。

芝田進午『論争　生物災害を防ぐ方法―バイオ時代の人間の権利Ⅱ―』晩聲社、一九九〇年。

ロビン・マランツ・ヘニッグ『ウィルスの反乱』青土社、一九九六年。

山内一也『エマージングウイルスの世紀―人畜共通感染症の恐怖を超えて―』河出書房新社、一九九七年。

第三世界ネットワーク著、本庄重男／芝田進午編訳『バイオテクノロジーの危険管理』技術と人間、一九九八年。

ケン・アリベック『バイオハザード』山本光伸訳　二見書房、一九九九年。

リチャード・プレストン『ホット・ゾーン』小学館、一九九九年。

メイワン・ホー『遺伝子を操作する―ばら色の約束が悪夢に変わるとき―』小沢元彦訳、三交社、二〇〇〇年。

新井秀雄『科学者として』幻冬舎、二〇〇〇年。

天笠啓祐・溝上憲文・粥川準二他『生物災害の悪夢――実録！バイオハザード』宝島社、二〇〇〇年。

エヴリン・フォックス・ケラー『遺伝子の世紀』長野敬・赤松真紀訳、青土社年。二〇〇一年。

エド・レジス『悪魔の生物学』柴田京子訳、山内一也監修、河出書房新社、二〇〇一年。

バイオハザード予防市民センター編『教えて！　バイオハザード―基礎から応用まで―』緑風出版、二〇〇三年。

本庄重男『バイオハザード原論』緑風出版、二〇〇四年。

バイオハザード予防市民センター編『法的な基盤整備を含めたバイオハザード対策の社会システム構築のための提言』二〇〇五年。

バイオテクノロジー
T・ハワード、J・リフキン『遺伝工学の時代』磯野直秀訳、岩波書店、一九七九年。

R・ハットン『遺伝子をあやつる』長野敬、他訳、一九八〇年。

福本英子『危機の遺伝子―蝕まれる生命、操られる生命―』技術と人間、一九八二年。

福田哲也『遺伝子操作を考える』三共出版、一九八二年。

柴谷篤弘『バイオテクノロジー批判』社会評論社、一九八二年。

DNA問題研究会編『市民による遺伝子操作白書』技術と人間、一九八三年。

中原英臣。佐川峻『遺伝子汚染』徳間書店、一九八七年。

生命操作辞典編集委員会『生命操作辞典』緑風出版、一九九八年。

天笠啓裕『遺伝子組み換え動物』現代書刊、一九九九年。

柳下登・塚平広志・杉田四郎『遺伝子組み換え作物に未来はあるか』本の泉社、一九九九年。

ジェレミー・リフキン『バイテク・センチュリー』鈴木主税訳、集英社、一九九九年。

大塚善樹『なぜ遺伝子組換え作物は開発されたか』明石書店、一九九九年。

佐野浩・山田康之編『遺伝子組み換え植物の光と影』学会出版センター、一九九九年。

藤原邦建・市川定夫・本谷勲・山口英昌『検証:遺伝子組み換え食品』家の光協会、二〇〇〇年。

池田清彦・金森修『遺伝子改造社会―あなたはどうする―』洋泉社、二〇〇一年。

岡田正彦『暴走する遺伝子―人類はパンドラの箱を開けてしまったのか―』平凡社、二〇〇二年。

岸本忠三監修　日刊工業新聞社特別取材班編『バイオの衝撃』B&Tブックス日刊工業新聞社、二〇〇三年。

バイオテロ・生物兵器
和気朗『科学生物兵器』中公新書、一九六六年。
S.ローズ編『生物化学兵器』須之部淑男・赤木昭夫訳、みすず書房、一九七〇年。

石倉俊治『オウムの生物化学兵器』読売新聞社、一九九六年。

ケン・アリベック『生物兵器　なぜ造ってしまったのか?』山本光伸訳、二見文庫（一九九九年同社出版の『バイオハザード』の改題文庫版）二〇〇一年。

杜祖健『生物兵器――テロとその対処法』じほう、二〇〇二年。

ジュディス・ミラー、スティーヴン・エンゲルバーグ、ウィリアム・ブロード『バイオテロ！――細菌兵器の恐怖が迫る』朝日新聞社、二〇〇二年。

リチャード・プレストン『デーモンズ・アイ――冷凍庫に眠るスーパー生物兵器の恐怖』小学館、二〇〇三年。

山内一也・三瀬勝利『忍びよるバイオテロ』ＮＨＫブックス、二〇〇三年。

井上尚英『生物兵器と化学兵器　種類・威力・防御法』中公新書、二〇〇三年。

その他

芝田進午さんを偲ぶ会「芝田進午の世界――核・バイオ時代の哲学を求めて」桐書房、二〇〇二年。
国立感染症研究所の安全性を考える会 http://www.geocities.jp/kansenkennokai/
バイオハザード予防市民センター http://homepage2.nifty.com/bio-anzenken/

あとがき

国立予防衛生研究所が早稲田大学文学部の真裏、閑静な住宅地である新宿区戸山に移転してくる、という話が突然周辺住民、早稲田大学に伝えられたのは一九八六年のことでした。まさに寝耳に水の話でした。その後この施設がどのような性格の研究所で、実際にどのような活動を行っているのか、ということが明らかになるにつれて、住民と早稲田大学教職員の疑念と不安は高まりました。この研究所の活動と施設の設備、立地条件にどんな問題があったか、そして依然あるかについては本書の各章を参照していただきたく思いますが、住民・早稲田大学当局、教職員の度重なる質問にも納得の行く回答は得られず、合意も得られぬまま八八年末には建設工事着工が強行されました。これに対して住民と早稲田大学教職員は国を相手に移転差し止めを求めて東京地裁に提訴を行いました。一二八名の原告が集まりました。一九八九年三月のことです。

それから今年で早いもので二〇年が過ぎました。この間一九九二年には「今再び予研新宿移転に反対する署名」が二万五〇〇〇人の賛同を得て厚生省・国立予防衛生研究所所長に提出されました。一九九五年には阪神淡路大震災が起こり、研究所の建築上の安全性に改めて疑念がもたれました。一九九七年には研究所の国際査察が行われましたが、その際に国側推薦のオビアット、リッチモンドの査察報告書の署名が偽造されていたことが見破られ、研究所の姿勢に改めて不信の目が向けられました。この九七年四月に国立予防衛生研究所は国立感染症研究所と改称されました。

一審の判決は二〇〇一年三月二七日に出され、原告の請求が棄却されましたが、それまで一貫して裁判闘争を指導し牽引してきた芝田進午は判決二週間前の三月十四日に癌を患い死去されました。その一ヶ月あまり前に事実上、芝田の最後の著書となった『バイオハザード裁判』が緑風出版から発刊されました。芝田の死と感染症研究所の移転との間に因果関係は立証できないものの、研究所の真裏に芝田の住まいがあったことには偶然といえないものが感じられるのです。

この判決を受けて同二〇〇一年四月一〇日に一六三人の控訴人が東京高等裁判所に上告をしました。その判決は二〇〇三年九月二九日に出されました。危険性は認められたものの請求は棄却されました。この棄却を受け、同二〇〇三年一〇月一二日に一一一名が最高裁に上告しました。翌二〇〇四年一月二六日に最高裁より第三小法廷で審理する旨連絡がありましたが、二〇〇五年四月二六日に最高裁が上告棄却、上告受理申立不受理を決定しました。

こうして長きに渡った国立予防衛生研究所＝国立感染症研究所を相手に闘った裁判闘争は幕を下ろしました。裁判に勝つことはできませんでしたが、最高裁が「取り返しのつかない惨禍」を生み出しかねない危険を指摘したことの意味は重いと言えるでしょう。その後全国で繰り広げられているバイオ施設、病原体研究施設の建設反対運動にこの予研＝感染研裁判の運動が蓄積してきた体験と知識は着実に生かされているのです。最高裁の決定が下された現在、地裁判決の前に出された『バイオハザード裁判』の成果を引き継ぎ、その後の私たちの闘いの軌跡をまとめ総括することには大きな意義があると考えるものです。

その後も二〇〇七年の柏崎刈羽原発事故は感染研の安全性を再考させるに十分な問題をはらんでいましたし、二〇〇一年九月一一日の同時多発テロを契機に泥沼化していったアフガニスタン、イラク情勢において細菌兵器の脅威が現実化していること、新型インフルエンザなどの爆発的感染拡大が語られる現在、バイオハザードの最も危険な元凶となりうる国立感染症研究所が東京都心で日夜活動を続けていることの恐ろしさに、読者の皆さんも本書を読まれてもう一度目を向けていただきたいのです。

本書の完成には副会長腰塚雄壽ご夫妻の献身的なご協力を受けました。記して感謝の意を表したいと思います。

なお、本書を故芝田進午先生の霊前に捧げたいと思います。芝田先生が存命でいらしたらこの本は先生が先頭に立って編集・出版されたはずのものでした。その意味で本書の出版はのこされた私たちに課せられた課題であったと考えています。奇しくも本年三月一四日は芝田先生の十回忌にあたります。

二〇一〇年三月

国立感染症研究所の安全性を考える会　副会長　伊東一郎

［執筆者一覧］五十音順

新井秀雄

バイオハザード予防市民センター代表幹事、元国立感染症研究所主任研究官

伊東一郎

国立感染症研究所の安全性を考える会副会長（編集委員長）、早稲田大学文学部教授

川本幸立

バイオハザード予防市民センター前事務局長、千葉県議会議員

腰塚雄壽

国立感染症研究所の安全性を考える会副会長（編集委員会事務局長）、ライター

島田修一

元予研＝感染研裁判弁護団長、弁護士

鈴木武仁

国立感染症研究所の安全性を考える会会長、日本キリスト教団牧師

長島功

バイオハザード予防市民センター事務局長、翻訳業

武藤徹

元予研＝感染研裁判の会会長、数学者

本田孝義

バイオハザード予防市民センター事務局次長、元新井秀雄さんを支える会事務局長、映画監督

本庄重男

バイオハザード予防市民センター顧問、国立感染症研究所名誉所員

［撮影協力］

大倉義胤

国立感染症研究所の安全性を考える会事務局次長、元編集者

吉川光

元新井秀雄さんを支える会会員、学習塾経営

［座談会］

内海弘

国立感染症研究所の安全性を考える会副会長、学習塾経営

田頭盛夫、

国立感染症研究所の安全性を考える会事務局長、会社員

中山英太郎

元予研＝感染研裁判の会副会長、元南日本新聞社記者

[編著者]

国立感染症研究所の安全性を考える会

国立感染症研究所の移転と遺伝子組換え実験の差し止めを求めた裁判「予研＝感染研裁判」が終結したことにより、裁判の原告団が形成した「予研＝感染研裁判の会」が、国立感染症研究所の安全性を検討し監視し続けることを目的に2006年名称変更した。本書は裁判終結時に会の事務局長だった腰塚雄壽の提案により、裁判活動支援を目的に設けられた「バイオ時代の人権擁護基金」を元に、裁判経過を総括し、バイオ時代を生きる市民のために発刊された。

［連絡先］〒162-0044　東京都新宿区喜久井町36　田頭方

電話＆ファックス：03-3232-1356　Eメールアドレス：xtbcm655@ybb.ne.jp

ホームページURL：http://www.geocities.jp/kansenkennokai/

国立感染研は安全か――バイオハザード裁判の予見するもの

2010年3月4日　初版第1刷発行　　定価4000円＋税

編著者　国立感染症研究所の安全性を考える会 ©

発行者　高須次郎

発行所　緑風出版

〒113-0033　東京都文京区本郷2-17-5　ツイン壱岐坂

［電話］03-3812-9420　［FAX］03-3812-7262

［E-mail］info@ryokufu.com

［郵便振替］00100-9-30776

［URL］http://www.ryokufu.com/

装　幀　斎藤あかね

制　作　R 企 画　　印　刷　シナノ・巣鴨美術印刷

製　本　シナノ　　用　紙　大宝紙業　　E1000

〈検印廃止〉乱丁・落丁は送料小社負担でお取り替えします。

Printed in Japan　　ISBN978-4-8461-0910-3　C0036

◎緑風出版の本

■全国どの書店でもご購入いただけます。
■店頭にない場合は、なるべく書店を通じてご注文ください。
■表示価格には消費税が加算されます。

バイオハザード裁判
予研＝感染研裁判実験室差し止めの法理
予研＝感染研裁判原告の会、予研＝感染研裁判弁護団 編著

A5版上製 三五六頁 4800円

日本ではバイオハザードを惹起しかねない病原体等を取り扱う国立感染研究所や遺伝子組み換え施設が都会のど真ん中に建設されている。予研＝感染研の移転と実験差し止めを求める裁判を通じ、問題点を明らかにした裁判の記録。

バイオハザード原論
本庄重男著

四六判上製 一九二頁 1900円

危険な病原体や遺伝子組み換え微生物が、実験室から環境へ漏出する危険が。。本書は、バイオハザードについて、その定義から現状分析、そして予防原則に基づいた対策までを、著者の経験を踏まえて、わかりやすく論じている。

教えて！バイオハザード
〔Q＆A〕基礎知識から予防まで
バイオハザード予防市民センター著

A5判変並製 二二四頁 1800円

米国の炭疸菌事件はバイオテロの恐怖を実感させ、遺伝子組み換え生物などバイオテクノロジーの発展は、関連施設の急増を招き、バイオハザード＝生物災害の危険を身近なものにしている。バイオハザードとは何かをQ＆Aで解説。

バイオパイラシー
グローバル化による生命と文化の略奪
バンダナ・シバ著／松本丈二訳

四六判上製 二六四頁 2400円

グローバル化は、世界貿易機関を媒介に「特許獲得」と「遺伝子工学」という新しい武器を使って、発展途上国の生活を破壊し、生態系までも脅かしている。世界的な環境科学者・物理学者の著者による反グローバル化の思想。